認知症の人の摂食障害
最短トラブルシューティング
食べられる環境, 食べられる食事がわかる

吉田貞夫 編

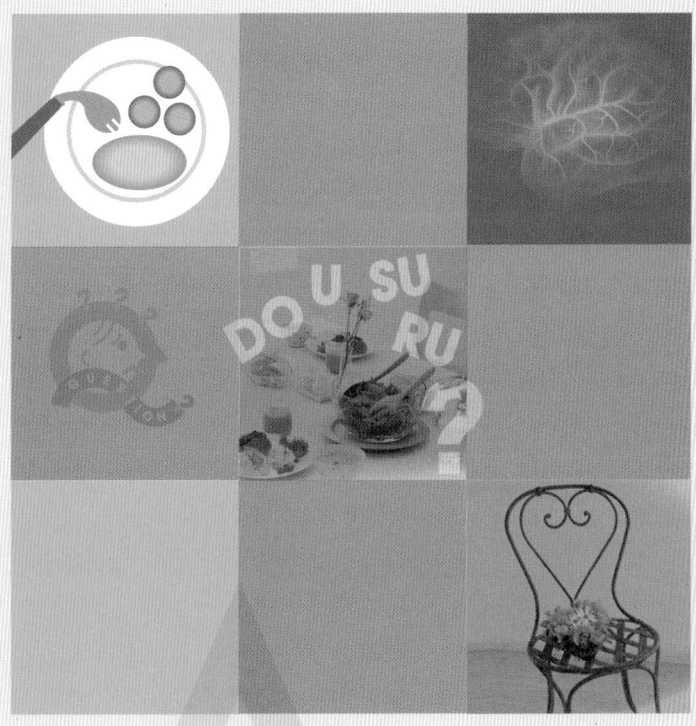

医歯薬出版株式会社

This book was originally published in Japanese
under the title of :

NINCHISYO-NO-HITO-NO-SESSYOKU-SYOGAI SAITAN TORABURU SHUTHINGU
(A Guidebook for Eating Disorder of Demented Persons)

YOSHIDA, Sadao
Department of Internal Medicine, Okinawa Rehabilitation Hospital

© 2014 1st ed.

ISHIYAKU PUBLISHERS, INC.
  7-10, Honkomagome 1 chome, Bunkyo-ku,
  Tokyo 113-8612, Japan

執筆者一覧 (執筆順)

吉田貞夫（よしだ さだお）	沖縄メディカル病院　副院長／金城大学　客員教授
房　晴美（ぼう はるみ）	堺温心会病院栄養部
小島真由美（こじま まゆみ）	西春日井福祉会
石岡拓得（いしおか たくえ）	弘前愛成会病院栄養科
山田律子（やまだ りつこ）	北海道医療大学看護福祉学部看護学科　教授
小澤公人（おざわ きみひと）	小田原市立病院看護部
嶋津さゆり（しまづ さゆり）	熊本リハビリテーション病院栄養管理部
石黒幸枝（いしぐろ ゆきえ）	米原市地域包括医療福祉センター「ふくしあ」
芳村直美（よしむら なおみ）	東名厚木病院摂食嚥下療法科
小山珠美（こやま たまみ）	NPO法人口から食べる幸せを守る会　理事長
髙橋清美（たかはし きよみ）	日本赤十字九州国際看護大学看護学部　教授
豊田義貞（とよだ よしさだ）	龍生堂薬局地域医療連携室
園井教裕（そのい のりひろ）	岡山大学歯学部歯学教育・国際交流推進センター
平野浩彦（ひらの ひろひこ）	東京都健康長寿医療センター歯科口腔外科　部長
枝広あや子（えだひろ あやこ）	東京都健康長寿医療センター研究所自立促進と介護予防研究チーム
門脇寛篤（かどわき ひろあつ）	吾妻さくら病院薬局
佐藤史枝（さとう ふみえ）	弘前中央病院栄養科
二田口佳子（にたぐち よしこ）	菊池郡市医師会立病院栄養科

認知症患者がいつまでも食べることを続けられるために

序文

　わが国では，すでに認知症高齢者が462万人，その予備軍ともいわれる軽度認知障害（MCI；mild cognitive impairment）と診断される高齢者が400万人にも達していると考えられている．認知症の症例では，食事に関する問題が見受けられることがしばしばある．なかなか食事を食べてくれない，食事を吐き出してしまう，食事に時間がかかる，誤嚥性肺炎を繰り返してしまう，などといった問題である．Mitchellら[1]が，ボストン近郊の施設に入所中の重度の認知症高齢者で研究を行ったところ，食事に関する問題が認められた症例は85.8％にものぼった．このような背景から推測すると，おそらく，わが国でも数百万人ほどの認知症高齢者が，食事に関する問題を抱え，それを医療・介護スタッフや家族が必死に支えている現状がみえてくる．

　こうした認知症高齢者の食事に関する問題は，なにも高齢者施設や在宅医療などに限ったものではない．肺炎や骨折など認知症以外の疾患で急性期の病棟に入院した高齢者が認知症を合併しており，その食事の問題で難渋したという話もよく耳にする．

　認知症症例の食事に関する問題を解決するためには，かなり専門的な知識や，ケアのスキルが必要である．しかし，上記のような，認知症以外の疾患で認知症高齢者が急性期の病棟に入院したような場合などでは，病棟のスタッフ全員が認知症ケアの専門的な知識やスキルを有しているとは限らない．むしろ，急性期病棟などの現場では，認知症高齢者がなぜ食事を食べてくれないのかわからず戸惑い，最終的には「この患者さんは認知症なので仕方がない…」と諦めてしまっていることはないのだろうか？ あるいは，どうしていいのかわからないと手をこまねいているうちに，1週間，2週間と経過し，その間にどんどん栄養状態が悪化してしまっているというようなことはないだろうか？ 栄養状態の悪化は，嚥下機能のさらなる低下を招き，認知症高齢者から食事を食べるという喜びを永遠に奪ってしまうことにつながる可能性もあるのである．

　この書籍は，このような問題点に対し，本来，認知症ケアを専門としていない環境でも，認知症の食事に関する問題を，できるだけ最短のルートで解決できることを目的に企画された．症例の栄養状態を維持するため，さらには，認知症による周辺症状

をより悪化させないためにも，認知症における食事の問題では，解決のスピードというものが要求されると考えたからである．そのため，ケアの現場でしばしば見受けられる具体的な問題を多数取り上げ，その問題の原因としてなにが考えられるかを列挙し，それぞれに対して対応策を解説するというスタイルをとった．読者は，同様の問題をみかけた際，その原因を絞り込み，短時間のうちに的確な対応をとることが可能となる．これによって，問題解決に要する時間を短縮し，栄養状態の悪化や，嚥下機能の低下，周辺症状の悪化などを防ぎ，認知症高齢者に対するケアの質を高めることができるのではないかと考えている．また，こうした取り組みを繰り返すことによって，「認知症の患者は食事を食べてくれなくて困る」といったネガティブな考え方から，「認知症の患者でも，このように工夫したら食事を食べてくれるようになった」といったポジティブな考え方への転換につながれば，編者にとってはこのうえない喜びである．

前述の Mitchell らの研究[1]によれば，摂食障害が認められた症例では，それらが認められなかった症例に比べ死亡率が高く，摂食障害発症後 6 カ月の死亡率は，38.6％に達した．これはきわめて高い数値である．また，認知症高齢者が死亡するまでの 3 カ月間について調べてみると，摂食障害が認められた症例は 90.4％とさらに増加しており，Ⅱ度以上の褥瘡，誤嚥などの症状を有する症例の割合も増加していることがわかった．褥瘡の発生に低栄養が関与している可能性が高いのはいうまでもない．また，近年，低栄養により嚥下筋の機能低下をきたすことによって発症する，サルコペニアによる嚥下障害も注目されており，食事をとれないということが，その後の認知症高齢者の生命予後や，生活の質（QOL）に大きな影響を与えていることがうかがわれる．認知症高齢者が安らかにその人らしい生活を送るという緩和的なケアを考えるうえでも，食事摂取や栄養ケアの役割はきわめて大きい．

認知症高齢者が食事をとれなくなった場合，経鼻胃管や胃瘻などによる経腸栄養を行うべきかについては，さまざまな意見がとり沙汰されている．経腸栄養によって十分なエネルギーやたんぱく質などを摂取することによって，褥瘡などの合併症をより早期に改善させることができるほか[2,3]，褥瘡のリスクの高い症例に経腸栄養を行うことによって，その発症を防止できたという報告もある[3]．また，認知症患者でも，経鼻胃管や胃瘻からの経腸栄養を行い，全身状態や栄養状態が改善し，ADL も改善するとともに，サルコペニアによる嚥下障害も改善し，ふたたび経口摂取が可能となる症例を経験することもある．胃瘻を造設したことで，栄養状態，意思疎通が改善し，表情が豊かになり，外出・外泊も可能となり，家族が胃瘻造設を決断してよかったと喜ぶような事例を経験することも少なくない．

しかしながら，米国の介護施設での報告[4]にあるように，胃瘻を造設した認知症高齢者のほうが，新たな褥瘡の発症リスクが2.27倍も高く，ステージⅡ以上の褥瘡を発症した場合も，胃瘻を造設した群のほうが治癒しにくいという逆説的な結果を招くこともある．これは，胃瘻造設を行うことによって，それ以上の経口摂取への取り組みや，ADLの改善などを行わなくなり，寝たきりとなるリスクが高まることで，褥瘡の発症や，治癒の遷延につながったものと考えられる．胃瘻などからの経腸栄養を行うことで，それ以上の経口摂取への取り組みや，ADLの改善などを行わないとすると，その患者は，口から食べる喜びを一生涯失ってしまうことにつながる．そのような不幸な結果を招かないために，近年では，ふたたび経口摂取の可能性のある患者を中心に胃瘻造設を検討する，いわゆる『食べるための胃瘻』という言葉を耳にする機会も増えている．

　食べるということは，栄養摂取の手段であるだけでなく，好きなもの，食べたいものを食べる，誰かと楽しく食べるということを通して，その人らしく生きること，人としての尊厳にもつながる重要な行為である．しかし，認知症高齢者が，食べるという行為を続けていくためには，認知症本来の症状に加えて，嚥下機能の低下，栄養状態の悪化，サルコペニア，そして，それらにともなうケアの困難さ，ケアに必要とされる膨大な時間やマンパワーなどといった多くの障壁が立ちはだかっている．その障壁に挑むには，さまざまなリスクとの戦いや日々の惜しみない努力が必要である．今日のわが国においては，今回ご執筆をいただいた著者の先生方をはじめ，多くのスタッフや家族が，この障壁に立ち向かい，少しずつ結果を出しはじめている．この書籍が，そうした努力とその結果を紹介することによって，同じ悩みをもっている現場スタッフに最短距離の道筋を示し，認知症高齢者が最後まで食べる幸せを享受できることを，心から願ってやまない．

2014年9月

吉田貞夫

参考文献

1) Mitchell SL, Teno JM, Kiely DK, et al. The clinical course of advanced dementia. N Engl J Med 2009；361（16）：1529-1538.
2) Ohura T, Nakajo T, Okada S, et al. Evaluation of effects of nutrition intervention on healing of pressure ulcers and nutritional states(randomized controlled trial). Wound Repair Regen 2011；19(3)：330-336.
3) Stratton RJ, Ek AC, Engfer M, et al. Enteral nutritional support in prevention and treatment of pressure ulcers：a systematic review and meta-analysis. Ageing Res Rev 2005；4（3）：422-450.
4) Teno JM, Gozalo P, Mitchell SL, et al. Feeding tubes and the prevention or healing of pressure ulcers. Arch Intern Med 2012；172（9）：697-701.

認知症の人の摂食障害 最短トラブルシューティング
食べられる環境，食べられる食事がわかる

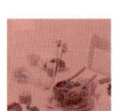
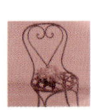

CONTENTS

序文　認知症患者がいつまでも食べることを続けられるために……　吉田貞夫　v

Part 1　認知症の人においしく食べてもらうためのレシピ

認知症高齢者に好まれる嚥下調整食……………………………　房　晴美　2
カラー口絵　嚥下調整食………………………………………　房　晴美　7
　　　　　　　なめらか食………………………………………　小島真由美　15
　　　　　　　デザート…………………………………………　石岡拓得　20

Part 2　こんなときどうする―症状に応じた対応 Q&A

- **Q1**　食事に手をつけてくれません……………………………　山田律子　24
- **Q2**　口を開けてくれません…………………………………　小澤公人　28
- **Q3**　笑顔ではっきりと食事を拒否しています………………　嶋津さゆり　31
- **Q4**　おびえた目つきで，食事や服薬，食事介助なども拒否しています（せん妄，幻覚などへの対応）……………………　山田律子　34
- **Q5-1**　食事を吐き出してしまいます―口腔内に問題がある場合…　石黒幸枝　37
- **Q5-2**　食事を吐き出してしまいます―幻覚・錯覚妄想，嗅覚・味覚障害などがある場合……………………………………　吉田貞夫　41
- **Q6**　食事の時間に目を開けてくれません……………………　芳村直美　44
- **Q7**　なかなか飲み込んでくれません…………………………　小山珠美　49
- **Q8**　むせてしまいます……………………………………………　小澤 公人　55
- **Q9**　落ち着いて座っていることができません―食事を中断してしまいます………………………………………………………　髙橋清美　61
- **Q10**　食べ残しがあったり，摂取量のムラがあります…………　嶋津さゆり　64
- **Q11**　口のなかに食べ物を詰め込み，窒息の危険があります……　髙橋清美　68

Q12	徐々に体重が減少していきます	吉田貞夫	71
Q13-1	お腹がいっぱいで食べられないといっています	髙橋清美	75
Q13-2	お腹がいっぱいで食べられない（お腹も張っています）	吉田貞夫	79
Q13-3	お腹がいっぱいで食べられない：薬剤師の視点から	豊田義貞	81
Q14	口のなかが渇いていて，痰などが付着しています	園井教裕	85
Q15	「もう死にたい」などといって食事を食べてくれません	吉田貞夫	90
COLUMN	認知症の人の摂食困難に対する取り組みの歴史	山田律子	93

Part 3　認知症の原因疾患に基づく対策

1	認知症の原因・疫学	平野浩彦	98
2	脳血管性認知症の摂食障害と身体的合併症の影響	平野浩彦	105
COLUMN	世界各国での認知症への取り組み	平野浩彦	110
3	変性性認知症概論	枝広あや子	113
COLUMN	「コリン仮説」と「グルタミン酸仮説」	豊田義貞	120
4	アルツハイマー型認知症	枝広あや子	123
COLUMN	認知症高齢者の胃瘻造設	吉田貞夫	129
5	レビー小体型認知症	枝広あや子	132
COLUMN	認知症とフレイルティ	吉田貞夫	137
6	前頭側頭型認知症	枝広あや子	140
COLUMN	認知症関連薬剤と転倒のリスク	門脇寛篤	146

Part 4　アプローチの実際──認知症の人の食事摂取量改善の試み

誤嚥性肺炎のリスクと対策	石岡拓得・佐藤史枝	150
認知症高齢者の摂食嚥下評価と食事介助	芳村直美・小山珠美	155
食事拒否をする認知症患者に経鼻経管栄養と経口栄養を併用し，食事摂取改善がみられた症例──チーム医療における精神科栄養士の役割	二田口佳子	163
嚥下食，介護食でも，視覚を生かし，食材の写真を見てもらうことで食事摂取量アップ──特別養護老人ホーム ありあけの里での取り組み	吉田貞夫	169

索引 ……… 173

Part 1

認知症の人に おいしく食べてもらう ためのレシピ

認知症高齢者に好まれる嚥下調整食

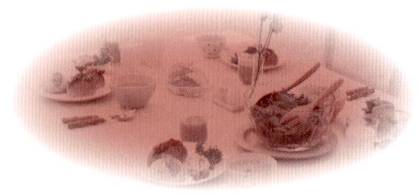

高齢化にともない高齢者の15%にまで増えている認知症患者に対して,「最後まで口から食べる」ことを支援するためには,誤嚥性肺炎や窒息などを予防した安全で尊厳のある食事の提供をしなければならない.しかし,認知症患者のもつ食行動の異常や嚥下障害は,認知症の原因となる疾患によってそれぞれ違った特徴があり,さらに個人の性格やこれまでの生活環境にも影響をうけるために症例によって多種多様である[1].

摂食嚥下障害患者への食支援で大切なことは,必ず患者の食事場面をよく観察し,先行期・準備期・口腔期・咽頭期・食道期のどのステージに障害があるかを見極め,その病態に応じた食形態に調整することである.とくに認知症例の場合,主食・主菜・副菜・汁・デザート・茶といったような一般食に準じた献立の品数で提供すると,患者はたくさんの品数がのったトレーを前にして,なにから食べはじめていいのか迷い続ける場合もあるので,提供する品数や量,色彩,盛りつけ,食器の色などにも考慮が必要となる.

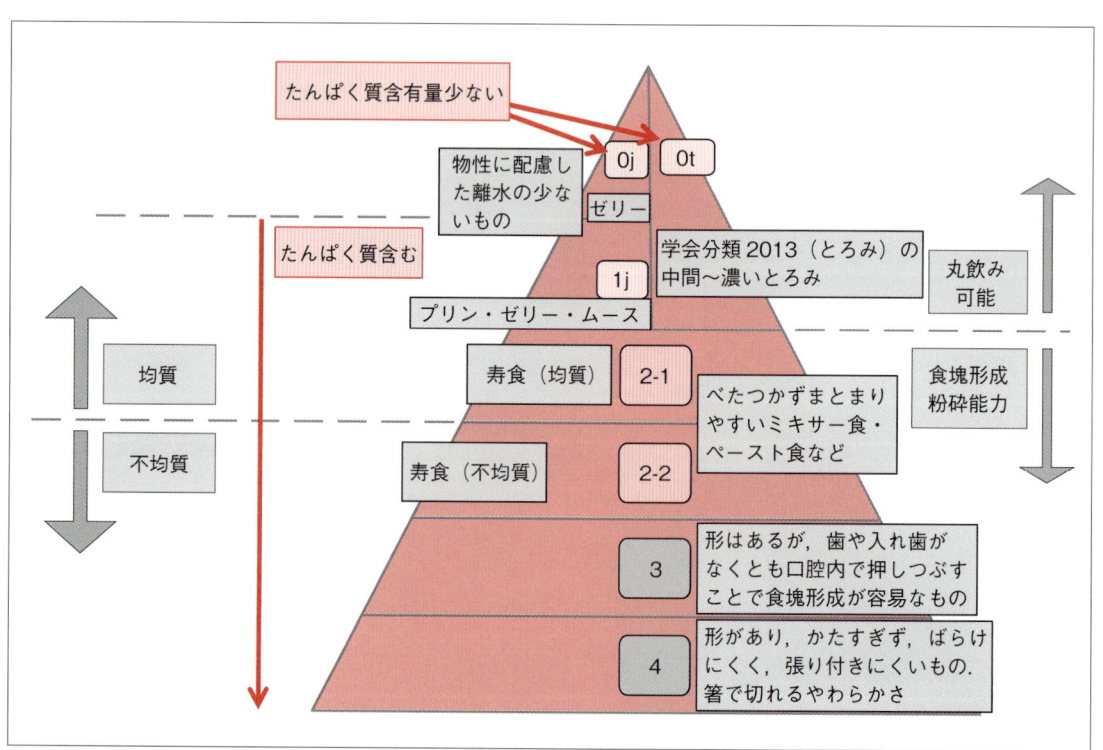

図1 嚥下調整食の全体像

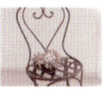

Part 1 認知症の人においしく食べてもらうためのレシピ

当院の嚥下調整食

当院の嚥下調整食の内容は『日本摂食嚥下リハビリテーション学会嚥下調整食分類 2013』[2]（**表 1**，p58 表 1 参照）を基準として作成した（**図 1・2，表 2**）．「嚥下訓練食品 0j」は，中間〜濃いとろみの程度に調整したたんぱく質含有が少ないグレープジュース，「嚥下訓練食品 0j」は，均質・低付着性・適度な凝集性・丸呑み可能なやわらかさ・内部離水が少ないゼリーで，たんぱく質を含まないもの，また，たんぱく質を含有するゼリー・プリン・ムース状の食品を「嚥下調整食 1j」として提供している．そして，「嚥下調整食 2-1」「嚥下調整食 2-2」に寿食を，「嚥下調整食 3」は形があるが，歯や入れ歯がなくとも口腔内で押しつぶすことで食塊形成が容易な形態に調整したものを，「嚥下調整食 4」には箸やスプーンで切れるやわらかさで，ばらけにくく，貼り付かないものを提供している．食事の回数，量，物性，栄養量などは個々の病態に応じて柔軟に対応している．

寿食の特徴

寿食は認知症患者が混乱しないように，品数を主食・主菜・副菜の 3 品にした（**表 3**）．食材（固形量）＋加水量を 1：1 の割合でミキサーにかけることを基本とし，主菜や副菜に，可能な限り加水量の半分の濃厚流動食（1 ml ＝ 2.5 kcal）を使用して栄養量を上げ，深みのあるおいしい味に仕上げた．さらに，主食の粥には味つきのたんぱく質強化パウダーを添加し，たんぱく質量の多い食べやすい粥に調整し，少量でも 1,400kcal，たんぱく質 60g の栄養量の提供が可能となった．寿食は，少量でおいしく必要栄養量を満たし，最後まで口から食べ続けてもらうことのできる患者の尊厳を護る食事であるといえる．

参考文献
1) 野原幹司編．認知症患者の摂食・嚥下リハビリテーション．南山堂，2011．
2) 日本摂食・嚥下リハビリテーション学会医療検討委員会嚥下調査特別委員会．日本摂食・嚥下リハビリテーション学会嚥下調整食分類 2013．日本摂食・嚥下リハビリテーション学会雑誌 2013；17：255-267．

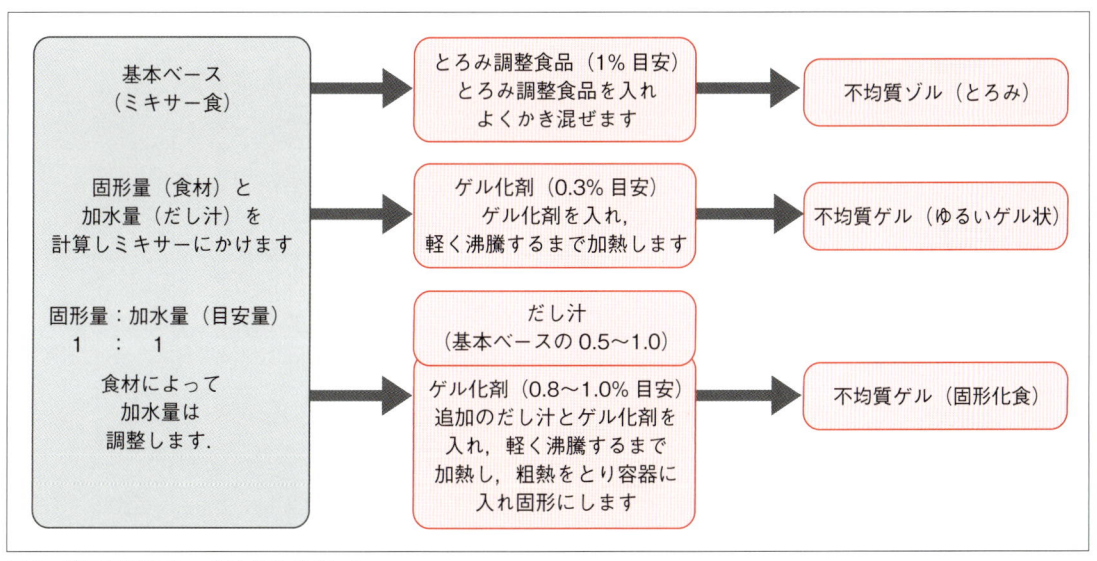

図 2　嚥下調整食のつくり方のポイント

表1 日本摂食・嚥下リハビリテーション学会嚥下調整食分類2013

コード		名称	形態	目的・特色	主食の例	必要な咀嚼力	他の分類との対応
0	j	嚥下訓練食品 0j	均質で、付着性・凝集性・硬さに配慮したゼリー 離水が少なく、スライス状にすくうことが可能なもの	重度の症例に対する評価・訓練用 少量をすくってそのまま丸呑み可能 残留した場合にも吸引が容易 たんぱく質含有量が少ない		（若干の送り込み能力）	嚥下食ピラミッドL0 えん下困難者用食品許可基準Ⅰ
0	t	嚥下訓練食品 0t	均質で、付着性・凝集性・硬さに配慮したとろみ水 （原則的には、中間のとろみあるいは濃いとろみのどちらかが適している）	重度の症例に対する評価・訓練用 少量ずつ飲むことを想定 ゼリー丸呑みで誤嚥したりゼリーが口中で溶けてしまう場合にも 適 たんぱく質含有量が少ない		（若干の送り込み能力）	嚥下食ピラミッドL3の一部（とろみ水）
1	j	嚥下調整食 1j	均質で、付着性、凝集性、硬さ、離水に配慮したゼリー・プリン・ムース状のもの	口腔外で既に適切な食塊状となっている（少量をすくってそのままほぼ丸呑み可能）送り込む際に多少意識して口蓋を舌で押し付ける必要がある0jに比し表面のざらつきあり	おもゆゼリー、ミキサー粥のゼリーなど	（若干の食塊保持と送り込み能力）	嚥下食ピラミッドL1・L2 えん下困難者用食品許可基準Ⅱ UDF区分4（ゼリー状） *UDF：ユニバーサルデザインフード
2	1	嚥下調整食 2-1	ピューレ・ペースト・ミキサー食など、均質でなめらかで、べたつかず、まとまりやすいもの スプーンですくって食べることが可能なもの	口腔内の簡単な操作で食塊状となるもの（咽頭では残留、誤嚥しにくいように配慮したもの）	粒がなく付着性の低いペースト状のおもゆや粥	（下顎と舌の運動による食塊形成能力および食塊保持能力）	嚥下食ピラミッドL3 えん下困難者用食品許可基準Ⅱ・Ⅲ UDF区分4
2	2	嚥下調整食 2-2	ピューレ・ペースト・ミキサー食などで、べたつかず、まとまりやすいもので不均質なものも含む スプーンですくって食べることが可能なもの		やや不均質（粒がある）でもやわらかく、離水もなく付着性も低い粥類	（下顎と舌の運動による食塊形成能力および食塊保持能力）	嚥下食ピラミッドL3 えん下困難者用食品許可基準Ⅱ・Ⅲ UDF区分4
3		嚥下調整食 3	形はあるが、押しつぶしが容易、食塊形成や移送が容易、咽頭ではらけず嚥下しやすいように配慮されたもの 多量の離水がない	舌と口蓋間で押しつぶしが可能なもの 押しつぶしや送り込みの口腔操作を要し（あるいはそれらの機能を賦活し）かつ誤嚥のリスク軽減に配慮がなされているもの	離水に配慮した粥など	舌と口蓋間の押しつぶし能力以上	嚥下食ピラミッドL4 高齢者ソフト食 UDF区分3
4		嚥下調整食 4	硬さ・ばらけやすさ・はりつきやすさなどのないもの 箸やスプーンで切れるやわらかさ	誤嚥と窒息のリスクを考慮して素材と調理方法を選んだもの、歯がなくても対応可能だが、上下の歯槽提間で押しつぶすあるいはすりつぶすことが必要で舌と口蓋間で押しつぶすことは困難	軟飯・全粥など	上下の歯槽提間の押しつぶし能力以上	嚥下食ピラミッドL4 高齢者ソフト食 UDF区分1・2

（文献2より）

Part 1 認知症の人においしく食べてもらうためのレシピ

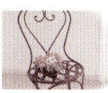

表2 嚥下調整食

学会分類 2013コード	0j	0t	1j	2-1	2-2	3	4
学会名称	嚥下訓練食品 j	嚥下訓練食品 t	嚥下調整食 1j	嚥下調整食 2A	嚥下調整食 2B	嚥下調整食 3	嚥下調整食 4
浜心会							
回数	1回量	1回量	1回量	3回食	3回食	3回食	3回食
	重度の症例に対する評価・訓練用少量で均質でたんぱく質含有量が少ない＊ゼリー丸飲みで誤嚥したり、口中で溶けてしまう場合はとろみ水で	均質なゼリー・プリン・ムース状、たんぱく質含有量は多い。送り込む際に多少意識して口蓋に舌を押し付ける必要がある	均質なゼリー状。たんぱく質含有量は多い。送り込む際に多少意識して口蓋に舌を押し付ける必要がある	ピューレ・ペースト・ミキサー食などで、均質でなめらかでスプーンですくって食べることが可能なもの。口腔内の簡単な操作で食塊状になる	やわらか食、ソフト食など舌と口蓋間で押しつぶしが可能なもの。押しつぶしや送り込みの口腔操作を要する	寿食（刻みとろみ）中間・濃いとろみあんをかける	硬さ・ばらけやすさ・はりつきやすさなどのないもの。箸やスプーンで切れるやわらかさで消化器全粥食に準じる
主食			ミキサー粥ゼリー 130	ミキサー粥 130	不均質 とろみ粥 130	とろみ粥 130	軟飯・全粥 130
エネルギー			120	120	120	120	120
たんぱく質			8	8	8	8	8
脂質			0.3	0.3	0.3	0.3	0.3
副食	エンゲリード とろみジュース（中間・濃いとろみ）	栄養補助食品 ゼリー コンソメ コンソメ たまごスープ たま豆腐	ミキサー食（ミキサーゲル） 個々に応じて調整	寿食（ミキサー食ゲル）	寿食（刻みとろみ）中間・濃いとろみあんをかける	潰瘍全粥食（刻刻みとろみ）中間・濃いとろみあんをかける	
量	70 70	73 150 100 100 80 100					
エネルギー	36 36	100 220 100 100 80					
たんぱく質	0.1 0.1	3.7 10 5.3 6 6					
脂質	0 0	2.8 8 6.4 5					
栄養量 1日の	エネルギー			1400	1400	1400	1400
たんぱく質				60	60	60	60
脂質				35	35	35	25

【提供方法】・嚥下開始、嚥下1 ⇒ 回数指定可能 ・嚥下2,3,4 ⇒ 3回食（症例に応じて回数指定可能）
【オーダー方法】（例）嚥下1を1回提供するとき ⇒ 嚥下1 1回　＊オーダリングは主食で選ぶ 1回（朝ダ） 2回（昼ダ） 3回（朝昼ダ）

表3 寿食

	日曜日	月曜日	火曜日	水曜日	木曜日	金曜日	土曜日
朝食	ミキサー粥 みそ汁 野菜ゼリー	ミキサー粥 みそ汁 野菜ゼリー	ミキサー粥 みそ汁 野菜ゼリー	ミキサー粥 みそ汁 野菜ゼリー	ミキサー粥 みそ汁 野菜ゼリー	ミキサー粥 みそ汁 野菜ゼリー	ミキサー粥 みそ汁 野菜ゼリー
昼食	ミキサー粥 *肉じゃが *炒り豆腐	ミキサー粥 *ハンバーグ 付合せ（にんじんのオレンジ煮） *きのこのポタージュ	ミキサー粥 *豚肉となすのみそ炒め 付合せ（にんじんのオレンジ煮） *豆腐の卵とじ	ミキサー粥 *焼肉（牛肉） さつまいもの甘煮りんごソース	ミキサー粥 *ポークチャップ かぼちゃの鶏そぼろあん	ミキサー粥 *サバの味噌煮 付合せ（大豆と昆布の煮物） 炒り豆腐	ミキサー粥 *鶏のしょうが煮 付合せ（にんじんのオレンジ煮） オレンジとヨーグルトのゼリー
夕食	ミキサー粥ときのこのノンソンデー *豚肉とさつまいものおしるこ	ミキサー粥 *たいの煮つけ 付合せ（さといもの煮つけ） フルーチェ	ミキサー粥 *蒸魚のグリーンソース 付合せ（にんじんのオレンジ煮） 付合せ（かぼちゃのミルク煮） *ひじき煮	ミキサー粥 *えびのしんじょういちごのムース	ミキサー粥 *親子焼き グレープとヨーグルトのゼリー	ミキサー粥 *豚肉のしょうが焼き 付合せ（ほうれん草ソテー） 水ようかん	ミキサー粥 *さけのムニエル 付合せ（さつまいものレモン煮） パンプキンスープ
栄養量	E 1394kcal P 60.8g	E 1434kcal P 71.4g	E 1398kcal P 61.3g	E 1558kcal P 60.2g	E 1409kcal P 66.1g	E 1365kcal P 62.3g	E 1349kcal P 60.5g

* ミキサー粥：たんぱくんパウダー®を入れてミキサーにかけた粥を酵素入りゲル化剤で調整
* 朝食のみそ汁は豆腐入りみそ汁にニュートリーコンク®を入れる
* *印のついたメニューはニュートリーコンク®を使用．だし汁：ニュートリーコンク®：食材量＝1：1：1になるように調整

カラー口絵

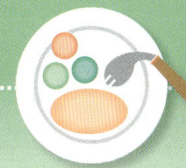
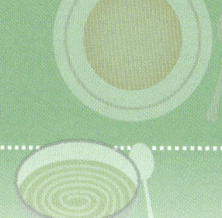

 嚥下調整食

嚥下訓練食品 0j　グレープゼリー

●材料（1人分）

グレープジュース	70ml
カラギーナンゲル化剤	1.05g (1.5%)

●栄養価

エ 43kcal　た 0.2g　脂 0.1g　炭 11.0g

●作り方

❶ 80℃以上に温めたグレープジュースにカラギーナンゲル化剤を加え，攪拌溶解して，器で冷やし固めます．

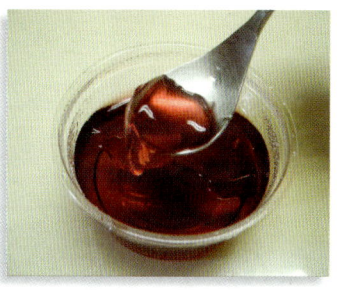

嚥下訓練食品 0t　とろみグレープジュース

●材料（1人分）

グレープジュース	70ml
とろみ調整食品	1.4g (2.0%)

●栄養価

エ 43kcal　た 0.2g　脂 0.1g　炭 11.0g

●作り方

❶ グレープジュースにとろみ調整食品を加えて攪拌溶解します．

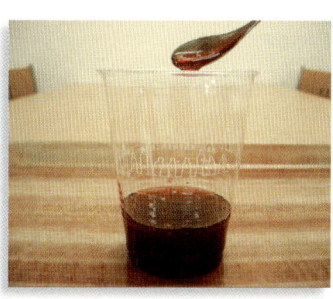

嚥下調整食 1j　ミキサー粥ゼリー

●材料（1人分）

全粥	130g
たんぱくんパウダー®	6g
ゲル化剤（でん粉分解酵素入り）	2.3g

●栄養価

エ 120kcal　た 3.7g　脂 0.3g　炭 13.0g

●作り方

❶ 温かい全粥（70℃以上）にたんぱくんパウダー®とゲル化剤（でん粉分解酵素入り）をミキサーに入れ，1分程度かけます．
❷ 器にもります．

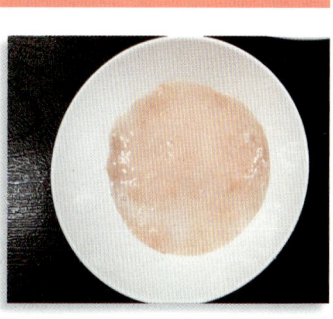

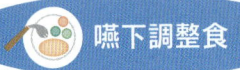 嚥下調整食

嚥下調整食 2-1

寿食（とろみ）/昼食： ミキサー粥ゼリー・牛焼肉，ほうれん草のソテー，さつまいもの甘煮りんごソースかけ）

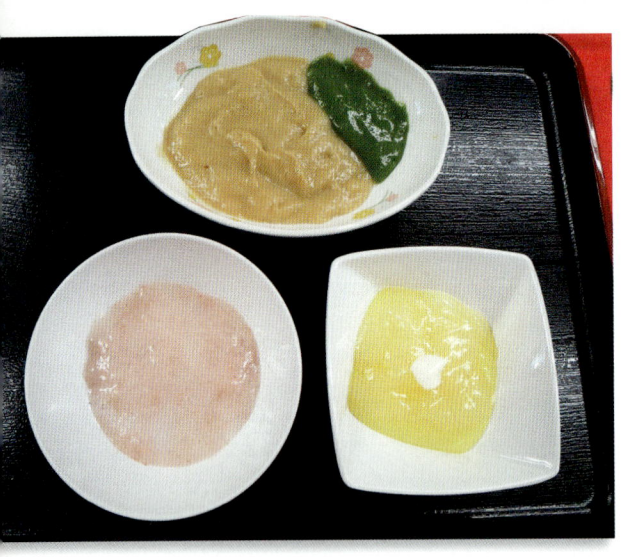

●材料（1人分）

【ミキサー粥】

全粥	130g
たんぱくんパウダー®	6g
ゲル化剤（でん粉分解酵素入り）	2.3g

【牛焼肉】

牛ももスライス肉	50g
たまねぎ	30g
ピーマン	10g
サラダ油	1g
ニュートリーコンク®	40g
だし汁	40g
とろみ調整食品	2.9g (1.7%)

＊ほうれん草のソテー（添え）：ほうれん草（葉先）…30g　スープ…30g　マーガリン…3g　こしょう…適量　とろみ調整食品…0.7g (1.2%)

【さつまいもの甘煮りんごソースかけ】

さつまいも	40g
砂糖	2g
レモン汁	2g
白湯	40g
とろみ調整食品	1.6g (2%)

＊りんごソース：おろしりんご…30g　砂糖…2g　水…20g　とろみ調整食品…0.5g (1%)

●栄養価

エ 495kcal　た 24.5g　脂 12.2g　炭 59.1g　塩 1.2g

●作り方

【ミキサー粥】

❶温かい全粥（70℃以上）にたんぱくんパウダー®とゲル化剤（でん粉分解酵素入り）をミキサーに入れ，1分程度かけます．

❷器に盛ります．

【牛焼肉】

❶牛ももスライス肉，たまねぎ，ピーマンをサラダ油で炒めます．

❷①をミキサーに入れ，ニュートリーコンク®，だし汁を加えてミキサーにかけます．

❸とろみ調整食品を入れ，よく混ぜ合わせます．

＊ほうれん草のソテー（添え）

❶ゆでたほうれん草とスープ，マーガリンを入れてミキサーにかけます．

❷こしょうなどで味を調え，とろみ調整食品を入れよく混ぜ合わせます．

❸牛肉を器にもり，ほうれん草を添えます．

【さつまいもの甘煮りんごソースかけ】

❶ゆでたさつまいもをミキサーに入れ，白湯，砂糖，レモン汁を加えてミキサーにかけます．

❷とろみ調整食品を入れよく混ぜ合わせます．

❸ボールにおろしりんご，砂糖，水を入れてよく混ぜ，とろみ調整食品を入れてよく混ぜ合わせます．

❹器にさつまいもを盛り，上からりんごソースをかけます．

Part 1　認知症の人においしく食べてもらうためのレシピ

嚥下調整食 2-1　寿食（とろみ）/夕食：ミキサー粥ゼリー・たいの煮つけ・フルーチェ

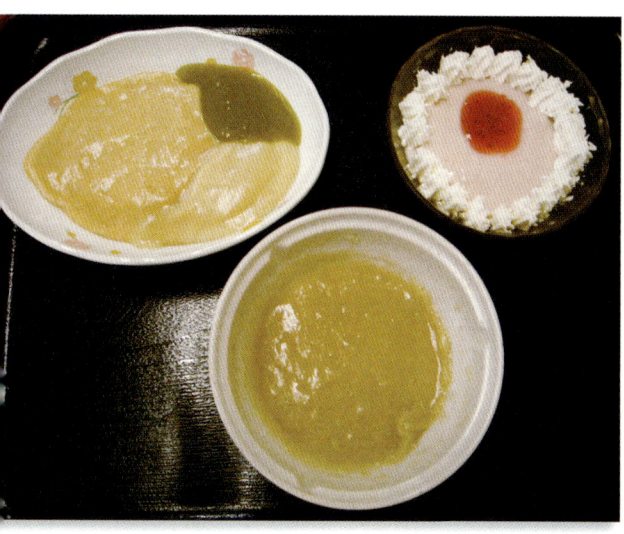

● 材料（1人分）

【ミキサー粥】

全粥	130g
たんぱくんパウダー®	6g
ゲル化剤（でん粉分解酵素入り）	2.3g

【たいの煮つけ】

たいフィレ	60g
ニュートリーコンク®	30g
だし汁	30g
とろみ調整食品	2.8g (2.3%)
しょうゆ・砂糖・みりん	
*さといものそぼろ煮（添え）：さといも…40g　鶏むね肉…30g　ニュートリーコンク®…30g　だし汁…40g　とろみ調整食品…3.2g（2.3%）	
しょうゆ・砂糖・みりん	
*にんじんの甘煮（添え）：にんじん…30g　だし汁…30g　砂糖…2g　みりん…1g　とろみ調整食品…0.7g（1.2%）	

【フルーチェ】

フルーチェベース	40g
牛乳	40g

● 栄養価

エ 555kcal　た 32.0g　脂 15.1g　炭 66.1g　塩 1.7g

● 作り方

【ミキサー粥】

❶温かい全粥（70℃以上）にたんぱくんパウダー®とゲル化剤（でん粉分解酵素入り）をミキサーに入れ，1分程度かけます．
❷器に盛ります．

【たいの煮つけ】

❶下処理したたいをしょうゆ・砂糖・みりんで煮ます．
❷①にニュートリーコンク®，だし汁を加えてミキサーにかけます．
❸とろみ調整食品を入れよく混ぜ合わせます．

＊さといものそぼろ煮（添え）

❶さといも，鶏肉をしょうゆ・砂糖・みりんで煮ます．
❷①をミキサーに入れ，ニュートリーコンク®，だし汁を加えてミキサーにかけます．
❸とろみ調整食品を入れ，よく混ぜ合わせます．

＊にんじんの甘煮（添え）

❶にんじんの甘煮をつくり，ミキサーにかけとろみ調整食品を入れ，よく混ぜ合わせます．
❷器にたいをもり，さといもとにんじんを添えます．

【フルーチェ】

❶ボールにフルーチェベースと牛乳を入れてよく撹拌します．
❷器にもり，ホイップクリームで飾りつけをします．

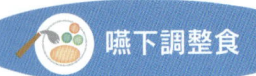 嚥下調整食

嚥下調整食 2-2
寿食（固形）/ 朝食：ミキサー粥ゼリー・コンクみそ汁・野菜ジュース

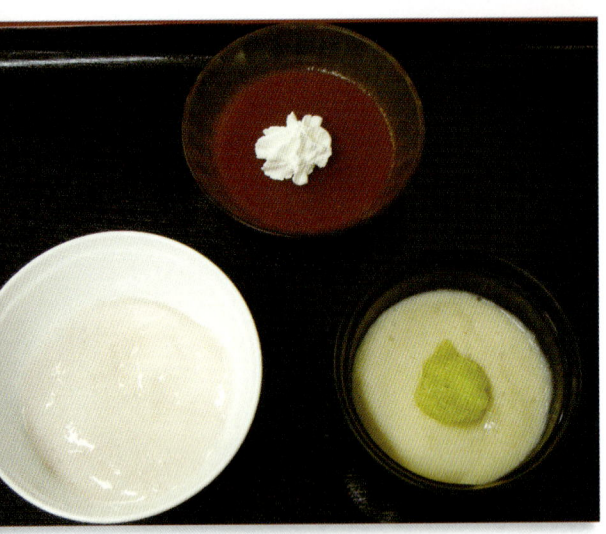

● 栄養価
エ 298kcal　た 11.1g　脂 5.0g　炭 39.3g　塩 1.7g

● 作り方

【ミキサー粥】

❶ミキサーに温かい全粥（70℃以上），たんぱくんパウダー®とゲル化剤（でん粉分解酵素入り）を入れ，1分程度かけます．

❷器に盛ります．

【コンクみそ汁】

❶加熱処理した絹ごし豆腐，だし汁，みそ，ニュートリーコンク®をミキサーにかけ，なめらかになったらゲル化剤を入れて，さらに30秒程度ミキサーにかけます．

❷器に流し，固めます．

【野菜ジュース】

❶野菜ジュースに砂糖を入れミキサーにかけ，なめらかになったらゲル化剤を入れて，さらに30秒程度ミキサーにかけます．

❷器に流し，固めます．

● 材料（1人分）

【ミキサー粥】

全粥	130g
たんぱくんパウダー®	6g
ゲル化剤（でん粉分解酵素入り）	2.3g

【コンクみそ汁】

絹ごし豆腐	60g
みそ	5g
ニュートリーコンク®	40g
だし汁	40g
ゲル化剤	2.8g (2.0%)

【とろみ野菜ジュース】

市販野菜ジュース（100%）	100g
砂糖	2g
ゲル化剤	2.0g (2.0%)

嚥下調整食 2-2　寿食（固形）/昼食：ミキサー粥ゼリー・牛焼肉，ほうれん草のソテー，さつまいもの甘煮りんごソースかけ

● 材料（1人分）

【ミキサー粥】
全粥	130g
たんぱくんパウダー®	6g
ゲル化剤（でん粉分解酵素入り）	2.3g

【牛焼肉】
牛ももスライス肉	50g
ニュートリーコンク®	40g
だし汁	20g
ゲル化剤	2.5g (2.3%)
たまねぎ	30g
だし汁	30g
ゲル化剤	0.9g (1.5%)
ピーマン	10g
だし汁	10g
ゲル化剤	0.3g (1.5%)
サラダ油	1g

＊ほうれん草のソテー（添え）：ほうれん草（葉先）…30g　スープ…30g　マーガリン…3g　こしょう 適量　ゲル化剤…0.9g（1.5%）

【さつまいもの甘煮りんごソースかけ】
さつまいも	40g
砂糖	2g
レモン汁	2g
白湯	40g
ゲル化剤	1.2g (1.5%)

＊りんごソース：おろしりんご…30g　砂糖…2g　水…20g　とろみ調整食品…0.5g（1%）

● 栄養価
エ 484kcal　た 23.8g　脂 11.2g　炭 59.7g　塩 1.1g

● 作り方

【ミキサー粥】
❶ミキサーに温かい全粥（70℃以上），たんぱくんパウダー®とゲル化剤（でん粉分解酵素入り）を入れ，1分程度かけます．
❷器にもります．

【牛焼肉】
❶牛ももスライス肉，たまねぎ，ピーマンをそれぞれサラダ油で炒めます．
❷牛肉とニュートリーコンク®，だし汁を入れてミキサーにかけ，なめらかになったらゲル化剤を入れて，さらに30秒程度ミキサーにかけます．
❸たまねぎ，ピーマンもそれぞれ同量のだし汁を入れてミキサーにかけ，なめらかになったらゲル化剤を入れて，さらに30秒程度ミキサーにかけます．
❹それぞれバットに流し，固まったら型を抜きます．

＊ほうれん草のソテー（添え）
❶ゆでたほうれん草とスープ，マーガリンをミキサーにかけ，なめらかになったらゲル化剤を入れて，さらに30秒程度ミキサーにかけます．
❷バットに流し，固まったら型を抜きます．
❸牛肉，たまねぎ，ピーマンを器に盛り，ほうれん草を添えます．

【さつまいもの甘煮りんごソースかけ】
❶ゆでたさつまいも，白湯，砂糖，レモン汁を入れてミキサーにかけ，なめらかになったらゲル化剤を入れて，さらに30秒程度ミキサーにかけます．
❷バットに流し，固まったら型を抜きます．
❸ボールにおろしりんご，砂糖，水を入れてよく混ぜ，とろみ調整食品を入れて撹拌溶解します．
❹器にさつまいもを盛り，上からりんごソースをかけます．

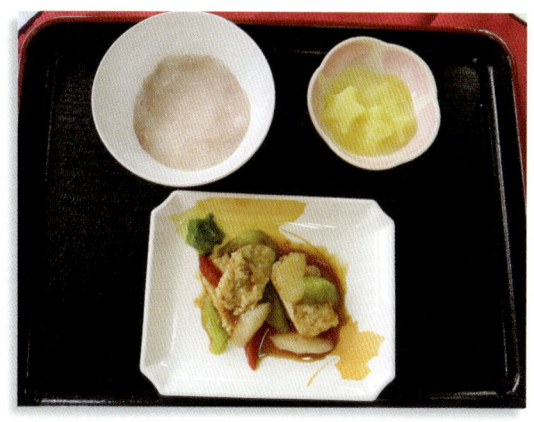

嚥下調整食

嚥下調整食 2-2
寿食（固形）：ミキサー粥ゼリー・蒸魚のグリーンソース・ひじき煮

●材料（1人分）

【ミキサー粥】
全粥	130g
たんぱくんパウダー®	6g
ゲル化剤（でん粉分解酵素入り）	2.3g

【蒸魚のグリーンソース】
たらフィレ	60g
キャベツ	10g
生クリーム	10g
塩・こしょう	
ニュートリーコンク®	30g
スープ	40g
ゲル化剤	2.9g
	(2.3%)
ほうれん草（葉先）	30g
マヨネーズ	10g
スープ	30g
*にんじんのオレンジ煮（添え）：にんじん…30g　オレンジジュース…30g　ゲル化剤…0.9g (1.5%)	

【かぼちゃのミルク煮】
かぼちゃ	30g
牛乳	20g
スープ	10g
塩・こしょう	
ゲル化剤	0.9g
	(1.5%)
牛乳	50g
バター	
塩・こしょう	
とろみ調整食品	0.5g
	(1.0%)

【ひじき煮】
干しひじき	2g
梅焼き	10g
にんじん	10g
しょうゆ	1g
砂糖適量	
ニュートリーコンク®	20g
だし汁	20g
ゲル化剤	2.8g
	(2.0%)

●栄養価

エ 548kcal　た 24.5g　脂 18.5g　炭 56.6g　塩 2.0g

●作り方

【ミキサー粥】
❶ミキサーに温かい全粥（70℃以上），たんぱくんパウダー®とゲル化剤（でん粉分解酵素入り）を入れ，1分程度かけます．
❷器にもります．

【蒸魚のグリーンソース】
❶蒸したたらフィレと，ゆでたキャベツをミキサーに入れ，生クリーム，ニュートリーコンク®，スープを入れてミキサーにかけ，塩・こしょうで味を調えます．

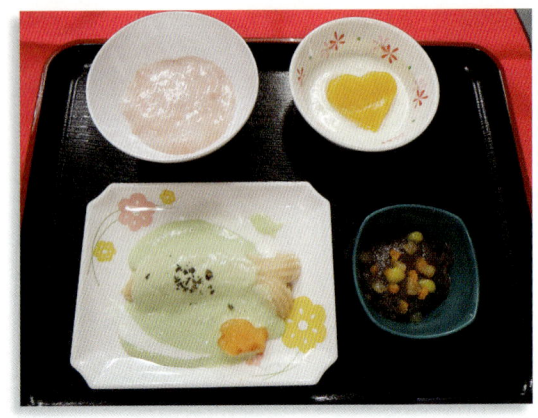

❷ゲル化剤を入れ，30秒程度ミキサーにかけます．
❸バットに流し，固まったら型を抜きます．
❹グリーンソースをつくります．ゆでたほうれん草とスープをミキサーにかけ，マヨネーズを入れてもう一度ミキサーにかけます．

*にんじんのオレンジ煮（添え）
❶にんじんをオレンジジュースで煮ます．
❷①をミキサーにかけ，なめらかになったらゲル化剤を入れ，さらに1分程度ミキサーにかけます．
❸バットに流し，固まったら型を抜きます．
❹器にたらをもり，上からグリーンソースをかけ，にんじんを添えます．

【かぼちゃのミルク煮】
❶ミキサーにゆでたかぼちゃを入れ，牛乳，スープを加えてミキサーにかけ，塩・こしょうで味を調えます．
❷なめらかになったらゲル化剤を入れ30秒程度ミキサーにかけます．
❸バットに流し，固まったら型を抜きます．
❹温めた牛乳にバター，塩，こしょうを加え味を調え，とろみ調整食品を入れてよくかき混ぜ，ホワイトソースをつくります．
❺器にかぼちゃを盛り，ホワイトソースをかけます．

【ひじき煮】
❶戻したひじき，梅焼き，にんじんを煮ます．
❷ひじき煮をミキサーに入れ，ニュートリーコンク®だし汁を加えミキサーにかけます．味をみて砂糖・しょうゆで味を調えます．
❸なめらかになったらゲル化剤を入れ1分程度ミキサーにかけます．
❹バットに流し，固まったら型を抜きます．
❺器に盛ります．

嚥下調整食 2-2　寿食（固形）：ミキサー粥ゼリー・鶏のしょうが煮・オレンジヨーグルト

●材料（1人分）

【ミキサー粥】

全粥	130g
たんぱくんパウダー®	6g
ゲル化剤（でん粉分解酵素入り）	2.3g

【鶏のしょうが煮】

鶏もも肉	60g
おろししょうが	2g
ニュートリーコンク®	40g
だし汁	20g
ゲル化剤	2.8g (2.3%)
だいこん	20g
だし汁	20g
ゲル化剤	0.6g (1.5%)
しょうゆ・みりん・酒	

＊にんじんのオレンジ煮（添え）：にんじん…30g　オレンジジュース…30g　ゲル化剤…0.9g（1%）

【オレンジヨーグルト】

プレーンヨーグルト	40g
牛乳	10g
砂糖	4g
ゲル化剤	1.5g (1.5%)
オレンジジュース	30g
レモン汁	50g
とろみ調整食品	0.3g (1%)

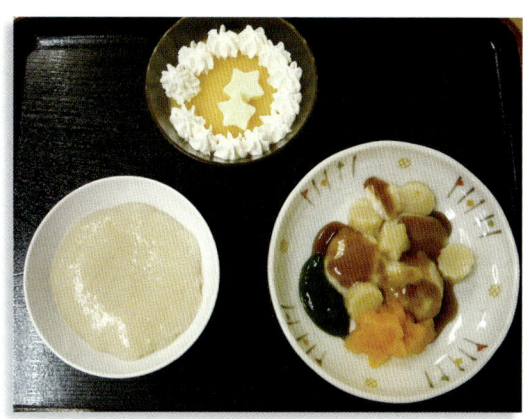

●栄養価
エ 467kcal　た 23.0g　脂 13.7g　炭 44.9g　塩 1.2g

●作り方

【ミキサー粥】
❶ミキサーに温かい全粥（70℃以上），たんぱくんパウダー®とゲル化剤（でん粉分解酵素入り）を入れ，1分程度かけます．
❷器にもります．

【鶏のしょうが煮】
❶鶏もも肉のしょうが煮をつくります．
❷①とニュートリーコンク®，だし汁を入れてミキサーにかけ，なめらかになったらゲル化剤を入れて，さらに30秒程度ミキサーにかけます．
❸だいこんも同量で加水しミキサーにかけ，なめらかになったらゲル化剤を入れて，さらに30秒程度ミキサーにかけます．
❹それぞれバットに流し，固まったら型を抜きます．

＊にんじんのオレンジ煮（添え）
❶にんじんをオレンジジュースで煮ます．
❷にんじんをミキサーにかけ，なめらかになったらゲル化剤を入れ，さらに30秒程度ミキサーにかけます．
❸バットに流し，固まったら型を抜きます．
❹器に鶏肉，だいこんを盛り，にんじんのオレンジ煮を添えます．

【オレンジヨーグルト】
❶プレーンヨーグルト，牛乳，砂糖，レモン汁をミキサーにかけ，なめらかになったらゲル化剤を入れて，さらに30秒程度ミキサーにかけます．
❷器にもります．
❸オレンジジュースにとろみ調整食品を入れてよくかき混ぜます．
❹ヨーグルトの上からオレンジソースをかけ，ホイップクリームで飾りつけをします．

嚥下調整食

嚥下調整食 2-2

寿食（固形）：ミキサー粥ゼリー・豚肉となすのみそ炒め・豆腐の卵とじ

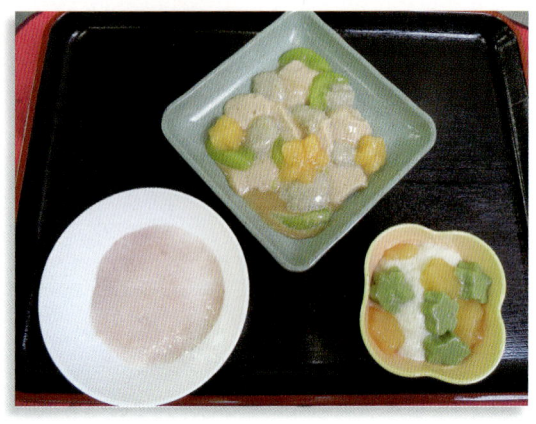

●材料（1人分）

【ミキサー粥】

全粥	130g
たんぱくんパウダー®	6g
ゲル化剤（でん粉分解酵素入り）	2.3g

【豚肉となすのみそ炒め】

豚もも肉	50g
ニュートリーコンク®	40g
だし汁	40g
ゲル化剤	2.5g
	(2.3%)
なす	20g
だし汁	20g
ゲル化剤	0.6g
	(1.5%)
ピーマン	10g
だし汁	10g
ゲル化剤	0.3g
	(1.5%)
にんじん	10g
だし汁	10g
ゲル化剤	0.3g
	(1.5%)
サラダ油	0.5g
赤みそ	3.0g
しょうゆ・こしょう	
＊にんじんのオレンジ煮（添え）：にんじん…30g　オレンジジュース…30g　ゲル化剤…0.9g（1.5%）	

【豆腐の卵とじ】

絹ごし豆腐	30g
卵	25g
練りごま	1.0g
ニュートリーコンク®	30g
だし汁	20g
ゲル化剤	2.4g
	(2.3%)
しょうゆ・みりん	
ほうれん草（葉先）	20g
だし汁	20g
ゲル化剤	0.6g
	(1.5%)
にんじん	20g
だし汁	20g
ゲル化剤	0.6g
	(1.5%)

●栄養価

エ 513kcal　た 25.6g　脂 17.9g　炭 59.1g　塩 1.7g

●作り方

【ミキサー粥】
❶ミキサーに温かい全粥（70℃以上），たんぱくんパウダー®とゲル化剤（でん粉分解酵素入り）を入れ，1分程度かけます．
❷器に盛ります．

【豚肉となすのみそ炒め】
❶豚もも肉，なす，ピーマン，にんじんをそれぞれ炒めます．
❷豚肉，ニュートリーコンク®，だし汁をミキサーにかけ，なめらかになったらゲル化剤を入れて，さらに30秒程度ミキサーにかけます．
❸なす，ピーマン，にんじんもそれぞれ同量のだし汁を入れてミキサーにかけ，なめらかになったらゲル化剤を入れて，さらに30秒程度ミキサーにかけます．
❹それぞれバットに流し，固まったら型を抜きます．

＊にんじんのオレンジ煮（添え）
❶にんじんをオレンジジュースで煮ます．
❷①をミキサーにかけ，なめらかになったらゲル化剤を入れ，さらに1分程度ミキサーにかけます．
❸バットに流し，固まったら型を抜きます．
❹器に豚肉，なす，ピーマン，にんじんをもり，にんじんのオレンジ煮を添えます．

【豆腐の卵とじ】
❶絹ごし豆腐の卵とじをつくります．
❷①と練りごま，ニュートリーコンク®，だし汁をミキサーにかけ，なめらかになったらゲル化剤を入れて，さらに30秒程度ミキサーにかけます．
❸ほうれん草，にんじんもそれぞれ同量のだし汁を入れてミキサーにかけ，なめらかになったらゲル化剤を入れて，さらに30秒程度ミキサーにかけます．
❹それぞれバットに流し，固まったら型を抜きます．
❹器に盛ります．

 なめらか食

肉じゃが

Recipeのポイント 牛肉はスプーンで削ぐと薄切り肉のようにみえます

●材料（1人分）

牛肉（肉じゃがの味付けしたもの）	30g
だし汁（材料の50%）	15ml
ゲル化剤（材料の1%）	0.3g
じゃがいも（肉じゃがの味付けしたもの）	60g
だし汁（材料の35%）	21ml
ゲル化剤（材料の0.8%）	0.5g
にんじん（肉じゃがの味付けしたもの）	15g
だし汁（材料と同量）	15ml
ゲル化剤（材料の1.2%）	0.2g
こんにゃく（肉じゃがの味付けしたもの）	20g
だし汁（材料の35%）	7ml
ゲル化剤（材料の1%）	0.2g

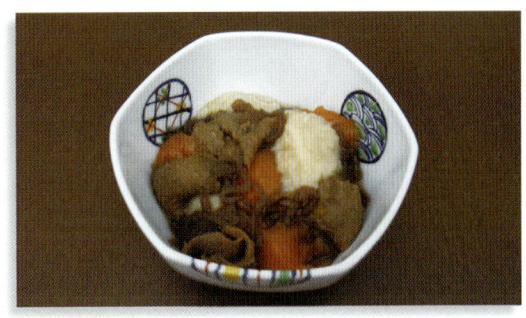

●栄養価
エ 178kcal　た 4.8g　脂 11.9g　炭 12.0g

●作り方
❶それぞれの材料に，だし汁を加えて，フードプロセッサーかミキサーにかける．
❷①にゲル化剤を加えて鍋に入れ，泡立て器で混ぜながら80℃以上に加熱する．
❸牛肉とこんにゃくは，バットまたは密閉容器に平らに流し込む．
❹じゃがいもはラップを敷いたお盆に流し込み，ラップの奥を両端から持ち，手前に引き寄せる．このとき，幅3cm×高さ2cmくらいにし，折りたたむ感じで成型する．
❺にんじんもじゃがいもと同様にラップで巻く．幅2cm×高さ1.5cmくらい．
❻③④⑤を冷蔵庫で冷やし固める．
❼じゃがいもとにんじんは包丁で乱切りに，こんにゃくはせん切りにして「糸こんにゃく」にする．
❽牛肉は薄切り肉にみえるようにスプーンなどを使って削ぐ．
❾肉じゃがのように，器に盛りつけて，60℃まで加熱する．

豚肉のしょうが焼き

Recipeのポイント トマトは型に流し入れ，ミニトマト風にしてもよいでしょう

●材料（1人分）

豚肉（しょうが焼きにしたもの）	60g
だし汁（材料の50%）	30ml
ゲル化剤（材料の1%）	0.6g
キャベツ（加熱したもの）	20g
コンソメスープ（材料の35%）	7ml
ゲル化剤（材料の1%）	0.2g
トマトジュース	50ml
砂糖	1g
ゲル化剤（材料の0.8%）	0.4g
※しょうが焼きたれ	適宜

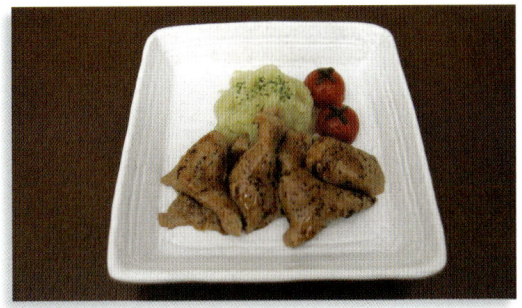

●栄養価
エ 169kcal　た 10.9g　脂 11.6g　炭 4.0g

●作り方
❶豚肉とキャベツに分量のだし汁とコンソメを加えて，フードプロセッサーかミキサーにかける．
❷①にゲル化剤を加えて鍋に入れ，泡立て器で混ぜながら80℃以上に加熱する．
❸トマトジュースに砂糖，ゲル化剤を加えて鍋に入れ，泡だて器で混ぜながら80℃以上に加熱する．
❹豚肉とキャベツをバットまたは密閉容器に平らに流し込む．
❺トマトジュースはドーム型のゼリーカップに流し込む．
❻④⑤を冷蔵庫で冷やし固める．
❼豚肉は薄切り肉にみえるようにスプーンなどを使って削ぎ，バーナーで焼き目をつける．
❽キャベツはせん切り，トマトはくし形切りになるように切る．
❾器に盛りつけて60℃まで加熱する．
❿豚肉にしょうが焼のたれを塗る．

 なめらか食

さけの照り焼き〜若竹煮添え〜

Recipeのポイント バーナーで焼き目をつけたとき柔らかくなり崩れやすいので，冷ましてから取り扱います

●材料（1人分）

さけ（照り焼きにしたもの）	50g
だし汁（材料の50%）	25ml
ゲル化剤（材料の1%）	0.1g
たけのこ（調理したもの）	15g
だし汁（材料の35%）	5ml
ゲル化剤（材料の1%）	0.2g
わかめ（調理したもの）	10g
だし汁（材料の35%）	3ml
ゲル化剤（材料1%）	0.1g
※照り焼きのたれ	適宜

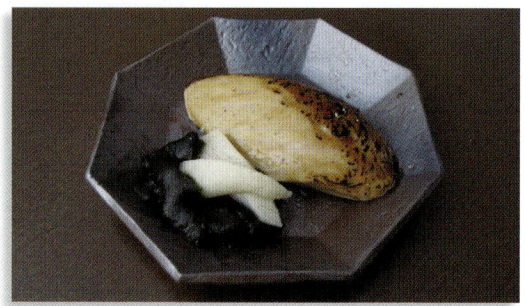

●栄養価
エ 93kcal　た 15.3g　脂 2.6g　炭 1.5g

●作り方
❶それぞれの材料に，だし汁を加えて，フードプロセッサーかミキサーにかける．
❷①にゲル化剤を加えて鍋に入れ，泡立て器で混ぜながら80℃以上に加熱する．
❸さけはラップを敷いたお盆に流し込み，ラップの奥を両端から持ち，手前に引き寄せる．
　このとき，幅10cm×高さ3cmくらいにして折りたたむようにして，魚のフィレ状に成型する．
❹たけのこもさけと同様に，ラップで巻く．幅2cm×高さ1.5cmくらい．
❺わかめは，バットまたは密閉容器に平らに流し込む．
❻③④⑤を冷蔵庫で冷やし固める．
❼さけは切り身にみえるように切って，バーナーで焼き目をつける．
❽たけのこは適宜に切り，わかめはスプーンなどを使って削ぐ．
❾器に盛りつけて60℃まで加熱する．
❿さけに照り焼きのたれを塗る．

さばのみそ煮

Recipeのポイント しょうゆあんにすると煮つけになります

●材料（1人分）

さば（加熱したもの）	50g
だし汁（材料の50%）	25ml
ゲル化剤（材料の1%）	0.5g
あわせみそ	7.5g
砂糖	2g
酒	2g
しょうゆ	2g
とろみ剤	少々
※おろししょうが	適宜

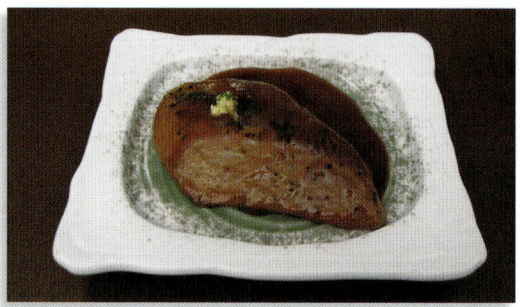

●栄養価
エ 172kcal　た 13.0g　脂 11.3g　炭 2.8g

●作り方
❶さばに，だし汁を加えて，フードプロセッサーかミキサーにかける．
❷①にゲル化剤を加えて鍋に入れ，泡立て器で混ぜながら80℃以上に加熱する．
❸さばはラップを敷いたお盆に流し込み，ラップの奥を両端から持ち，手前に引き寄せる．
　このとき，幅10cm×高さ3cmくらいにして折りたたむようにして，魚のフィレ状に成型する．
❹③を冷蔵庫で冷やし固める．
❺さばは切り身にみえるように切って，バーナーで焼き目をつける．
❻器にさばを盛りつけて60℃まで加熱する．
❼作ったみそだれを上からかけて，しょうがを添える．

Part 1 認知症の人においしく食べてもらうためのレシピ

カレー

Recipeのポイント ソースを変えるだけで，いろいろな料理にアレンジできます

●材料（1人分）

鶏肉（加熱したもの）	30g
コンソメスープ（材料の50%）	15ml
ゲル化剤（材料の1%）	0.3g
じゃがいも（加熱したもの）	50g
コンソメスープ（材料の35%）	18ml
ゲル化剤（材料の0.8%）	0.4g
にんじん（加熱したもの）	15g
コンソメスープ（材料と同量）	15ml
ゲル化剤（材料の1.2%）	0.2g
ブロッコリー（加熱したもの）	20g
コンソメスープ（材料の35%）	7ml
ゲル化剤（材料の1%）	0.2g
※市販カレールウ	適宜

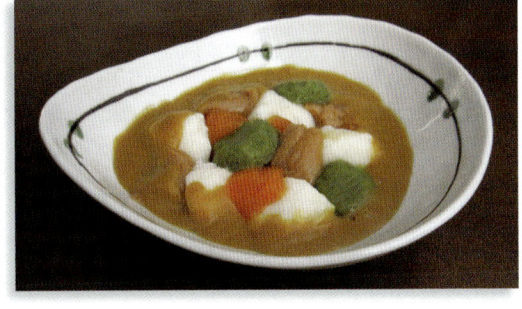

●栄養価
エ 246kcal　た 9.9g　脂 13.3g　炭 21.8g

●作り方
❶それぞれの材料に，コンソメスープを加えて，フードプロセッサーかミキサーにかける．
❷①にゲル化剤を加えて鍋に入れ，泡立て器で混ぜながら80℃以上に加熱する．
❸鶏肉とじゃがいもはラップを敷いたお盆に流し込み，ラップの奥を両端から持ち，手前に引き寄せる．このとき，幅3cm×高さ2cmくらいにし，折りたたむ感じで成型する．
❹にんじんもじゃがいもと同様に，ラップで巻く．幅2cm×高さ1.5cmくらい．
❺ブロッコリーは，バットまたは密閉容器に高さ1.5cmくらいになるように平らに流し込む．
❻③④⑤すべて冷蔵庫で冷やし固める．
❼鶏肉とじゃがいも，にんじんは乱切りにする．ブロッコリーは丸い型抜きで抜く．
❽器に盛りつけて，作ったカレーソースを上からかける．
❾60℃まで加熱する．

かぼちゃの煮物

Recipeのポイント 面取りして盛りつけると，おいしそうに演出できます

●材料（1人分）

かぼちゃ（調理したもの）	50g
だし汁（材料の35%）	18ml
ゲル化剤（材料の0.8%）	0.4g
青菜（加熱したもの）	10g
だし汁（材料の35%）	4ml
ゲル化剤（材料の1%）	0.1g

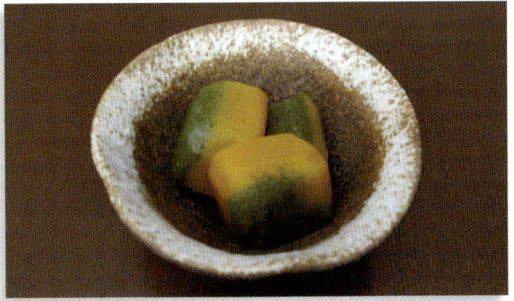

●栄養価
エ 50kcal　た 1.1g　脂 0.3g　炭 11.1g

●作り方
❶それぞれの材料に，だし汁を加えて，フードプロセッサーかミキサーにかける．
❷①にゲル化剤を加えて鍋に入れ，泡立て器で混ぜながら80℃以上に加熱する．
❸青菜を密閉容器に流し込み，冷蔵庫で冷やし固める．
❹③の上にかぼちゃを流し込み，冷蔵庫で冷やし固める．
❺適宜切り分け，器に盛りつけて60℃まで加熱する．

 なめらか食

オムレツ～トマトクリームソース～

Recipeのポイント
ソースをアレンジしたり，飾りつけを工夫するだけで，簡単で豪華な行事食になります

●材料（1人分）

鶏卵（炒り卵にしたもの）	80g
コンソメスープ（材料の35%）	30ml
ゲル化剤（材料の1%）	0.8g
市販のクリームルウ	適宜
トマトジュース	適宜
（青菜）	適宜
（トマトジュース）	適宜

●栄養価
エ 191kcal　た 11.6g　脂 12.3g　炭 6.8g

●作り方
❶卵にコンソメスープを加えて，フードプロセッサーかミキサーにかける．
❷①にゲル化剤を加えて鍋に入れ，泡立て器で混ぜながら80℃以上に加熱する．
❸ラップに卵を一人分のせる．
❹ラップの両端を絞り，オムレツの形になるよう成形する．
❺冷蔵庫で冷やし固める．
❻クリームルウに少量のトマトジュースを加えてトマトクリームスープをつくる．
❼器にオムレツを盛りつけて⑥のソースをかける．トマトジュースやミキサーにかけた青菜に，とろみをつけて飾りつけする．
❽60℃まで加熱する．

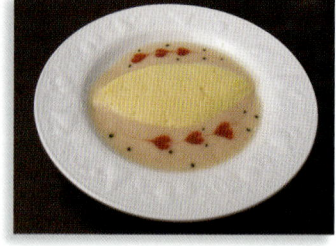

う巻き

Recipeのポイント
卵の荒熱をとってからうなぎをのせないと，うなぎが溶け出すので注意

●材料（1人分）

鶏卵（炒り卵にしたもの）	70g
だし汁（材料の35%）	25ml
ゲル化剤（材料の1%）	0.7g
うなぎかば焼	15g
だし汁（材料の35%）	5ml
ゲル化剤（材料の1%）	0.2g

●栄養価
エ 150kcal　た 11.1g　脂 9.6g　炭 5.0g

●作り方
❶それぞれの材料に，だし汁を加えて，フードプロセッサーかミキサーにかける．
❷①にゲル化剤を加えて鍋に入れ，泡立て器で混ぜながら80℃以上に加熱する．
❸うなぎのかば焼きはラップを敷いたお盆に幅3cm×高さ1cmくらいに流し込み，冷蔵庫で冷やし固める．
❹荒熱がとれた卵をラップを敷いたお盆に流し込み，中央に③のうなぎをのせて，ラップの奥を両端から持ち，うなぎを巻き込みながら手前に引き寄せる．
❺④を冷蔵庫で冷やし固める．
❻適宜切り分け，器に盛りつけて60℃まで加熱する．

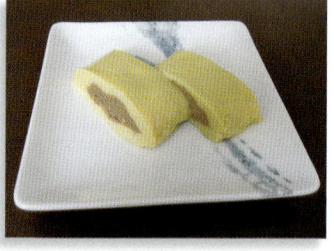

切干しだいこんの煮物

Recipeのポイント
仕上げにあおのりを添えると色どりよくなります

●材料（1人分）

切干しだいこん（調理したもの）	35g
だし汁（材料の35%）	12ml
ゲル化剤（材料の1%）	0.4g
にんじん（調理したもの）	15g
だし汁（材料と同量）	15ml
ゲル化剤（材料の1.2%）	0.2g

●栄養価
エ 24kcal　た 0.4g　脂 0g　炭 5.7g

●作り方
❶それぞれの材料に，だし汁を加えて，フードプロセッサーかミキサーにかける．
❷①にゲル化剤を加えて鍋に入れ，泡立て器で混ぜながら80℃以上に加熱する．
❸バットまたは密閉容器に平らに流し込む．
❹③を冷蔵庫で冷やし固め，包丁でせん切りにする．
❺器に盛りつけて60℃まで加熱する．

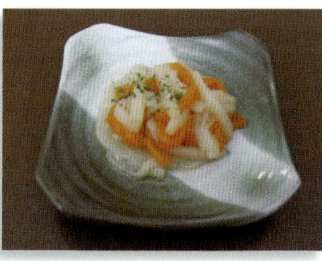

Part 1　認知症の人においしく食べてもらうためのレシピ

湯豆腐

Recipeのポイント　豆腐の空き容器を使用すると，リアルな成型になります

●材料（1人分）

豆腐（加熱したもの）	100g
だし汁（材料の35％）	35ml
ゲル化剤（材料の1％）	1g
青菜（加熱したもの）	15g
だし汁（材料の35％）	5g
ゲル化剤（材料の1％）	0.2g
しいたけ（加熱したもの）	20g
だし汁（材料の35％）	7ml
ゲル化剤（材料の1％）	0.2g
にんじん（加熱したもの）	10g
だし汁（材料と同量）	10ml
ゲル化剤（材料の1.2％）	0.1g
うすくちしょうゆ	12g
みりん	12g
だし汁	適宜
とろみ剤	適宜

●栄養価
エ 84kcal　た 7.7g　脂 4.4g　炭 4.2g

●作り方
❶それぞれの材料に，だし汁を加えて，フードプロセッサーかミキサーにかける．
❷①にゲル化剤を加えて鍋に入れ，泡立て器で混ぜながら80℃以上に加熱する．
❸豆腐は空き容器に流し込む．
❹青菜とにんじんは，バットまたは密閉容器に平らに流し込む．
❺しいたけは，バットまたは密閉容器に高さ1.5cmくらいになるように平らに流し込む．
❻③④⑤を冷蔵庫で冷やし固める．
❼豆腐は適宜に切り，青菜はスプーンなどを使って削ぐ．
❽にんじんは花の型抜き，しいたけは丸い型抜きで抜く．
❾⑦⑧を器に盛りつけて，つゆを作ってかけ，60℃まで加熱する．

いか焼き

Recipeのポイント　お祭りなどの行事で活躍します

●材料（1人分）

いか（加熱したもの）	70g
だし汁（材料の35％）	2.5g
ゲル化剤（材料の1％）	0.7g
しょうゆ	適宜

●栄養価
エ 76kcal　た 16.5g　脂 0.7g　炭 0.1g

●作り方
❶いかにだし汁を加えて，フードプロセッサーかミキサーにかける．
❷①にゲル化剤を加えて鍋に入れ，泡立て器で混ぜながら80℃以上に加熱する．
❸いかをバットまたは密閉容器に高さ1.5cmくらいになるように平らに流し込み，冷蔵庫で冷やし固める．
❹表面を飾り切りして，バーナーで焼き目をつける．
❺適宜切り分け，器に盛りつけて60℃まで加熱する．
❻いかにしょうゆを塗る．

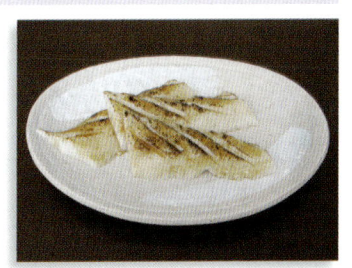

お好み焼き

Recipeのポイント　お祭りなどの行事で活躍します

●材料（1人分）

冷凍お好み焼き（加熱したもの）	150g
だし汁（材料の35％）	53ml
ゲル化剤（材料の1％）	1.5g
お好みソース	適宜
マヨネーズ	適宜
あおのり	適宜

●栄養価
エ 203kcal　た 7.9g　脂 8.9g　炭 22.7g

●作り方
❶お好み焼きに，だし汁を加えて，フードプロセッサーかミキサーにかける．
❷①にゲル化剤を加えて鍋に入れ，泡立て器で混ぜながら80℃以上に加熱する．
❸粗熱がとれたら，ラップに一人分を，お好み焼きのように丸くのせて成型する．冷蔵庫で冷やし固める．
❹バーナーで表面に焼き目をつける．
❺60℃まで加熱して，ソースやマヨネーズ，あおのりをかける．

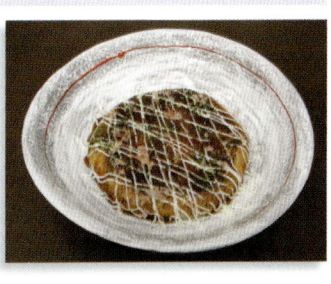

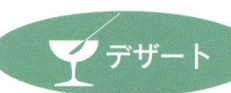 デザート

いちごムース

Recipeのポイント
簡単!! 手軽に混ぜるだけ!!

●材料（1人分）

飲むヨーグルト	80ml
メイバランス®ムースミックス	50g
アイソカル®ジェリーArg アルジネード（きいちご味）	20g

●栄養価
エ 276kcal　た 11.9g　脂 5.8g　炭 42.1g　塩 0.5g

●作り方
❶飲むヨーグルトとムースミックスをよく混ぜ器に盛りつける.
❷アイソカル®ジェリーArg, アルジネード（きいちご味）をなめらかになるまでよく撹拌し①の上にかける.

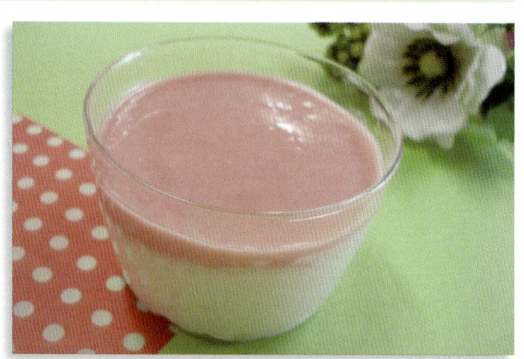

ティラミス

Recipeのポイント
ココアの代わりにミロ®でもOK!!

●材料（1人分）

飲むヨーグルト	80ml
メイバランス®ムースミックス	50g
ココアパウダー	3g

●栄養価
エ 260kcal　た 11.3g　脂 6.0g　炭 38.3g　塩 0.5g

●作り方
❶飲むヨーグルトとムースミックスをよく撹拌し器に盛りつける.
❷①の上に茶こしでココアを振りかける.

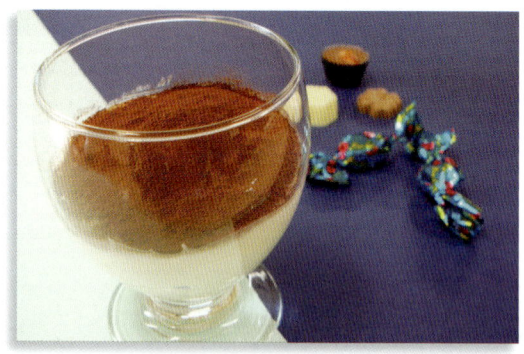

あんこムース

Recipeのポイント
牛乳を使うと硬さが変化しやすいので注意!!

●材料（1人分）

牛乳	80ml
メイバランス®ムースミックス	50g
あん	20g

●栄養価
エ 303kcal　た 12.1g　脂 8.1g　炭 44.3g　塩 0.5g

●作り方
❶牛乳とムースミックスをよく撹拌し, 器に盛りつける.
❷①にあんをのせる.
※あんの代わりに水ようかんを撹拌し, ソースとして上からかけるとなめらかに仕上がります.

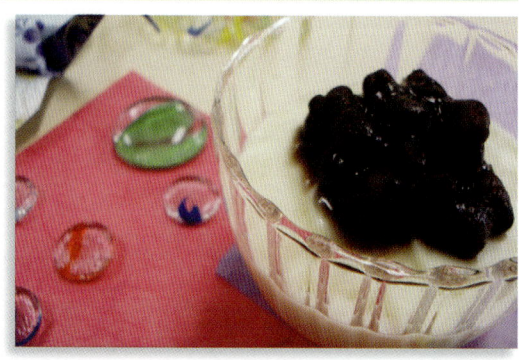

Part 1　認知症の人においしく食べてもらうためのレシピ

エンジョイムース

Recipeのポイント　ブラマンジェのような食感になります!!

●材料（1人分）

エンジョイゼリー®	100ml
メイバランス®ムースミックス	7g
ポチプラス®	30ml
つるりんこ®	1.3g

●栄養価
エ 186kcal　た 6.4g　脂 4.5g　炭 29.7g　塩 0.2g

●作り方
❶溶かしたエンジョイゼリー®とムースミックスをよく撹拌したら，器に流し入れて冷やし固める．
❷ポチプラス®につるりんこ®を加えてよく撹拌し，トロミがついたら①にソースとしてかける．

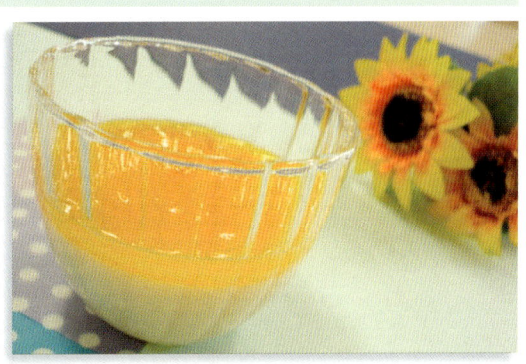

黒蜜豆腐

Recipeのポイント　黒蜜は食べる直前にかけましょう!!

●材料（1人分）

豆乳	80ml
メイバランス®ムースミックス	50g
黒蜜	5g

●栄養価
エ 261kcal　た 11.1g　脂 7.9g　炭 33.7g　塩 0.5g

●作り方
❶豆乳とムースミックスをよく撹拌し，器に盛りつける．
❷①の上に黒蜜をかける．

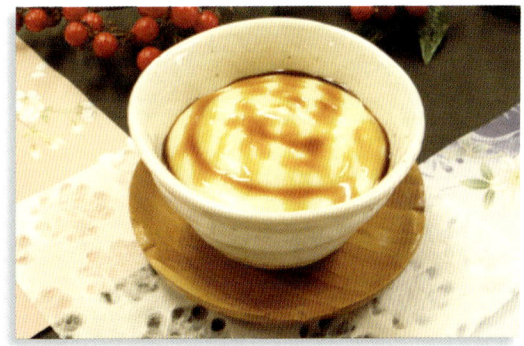

コーンポタージュ

Recipeのポイント　黒こしょうをふりかけてもおいしいです!!

●材料（1人分）

リソースグルコパル®	125ml
メイバランス®ムースミックス	35g
ドライパセリ	適宜
オリーブ油	3g

●栄養価
エ 293kcal　た 10.4g　脂 12.1g　炭 33.8g　塩 0.5g

●作り方
❶グルコパル®とムースミックスをよく撹拌し器に盛りつける．
❷①の上にオリーブ油をかけ，ドライパセリを散らす．
※患者の好みに合わせて温めたり，コーンをトッピングしてもおいしく召し上がることができます．

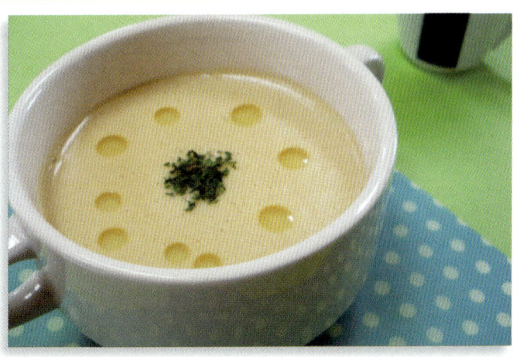

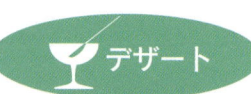
デザート

甘酒ゼリー
Recipeのポイント：高齢者が好きな甘酒をサッパリと!!

●材料（1人分）

甘酒	100ml
ウイダーinゼリー® マルチビタミン（グレープフルーツ味）	30g
粉ゼラチンまたは粉寒天	適宜

●栄養価
エ 96kcal　た 1.7g　脂 0.1g　炭 22.1g　塩 0.2g

●作り方
❶甘酒を電子レンジ600wで1分温め、粉ゼラチンまたは粉寒天を加えよく撹拌し、器に入れて冷やし固める.
❷①が固まったら、そのうえにウイダー in ゼリー®をのせ2層にする.
※粉ゼラチン，粉寒天は適宜水で戻す.

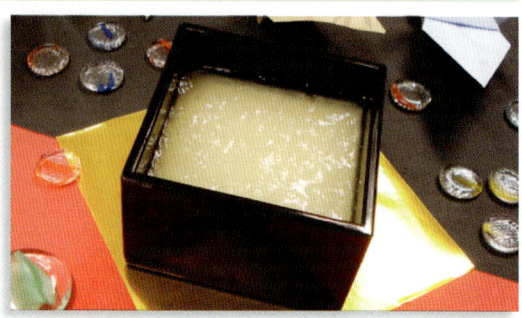

うめ〜いも
Recipeのポイント：うめの酸味がアクセントです!!

●材料（1人分）

さつまいも	25g
アイソカルプラス®	25ml
メイバランス®ムースミックス	5g
うめペースト	1g
オリゴ糖	5g
砂糖	1g

●栄養価
エ 109kcal　た 2.5g　脂 2.3g　炭 19.5g　塩 0.3g

●作り方
❶さつまいもの皮をむきラップで包み、200Wの電子レンジで15〜25分加熱する.
❷さつまいもに火が通り軟らかくなったら熱いうちに裏ごしをして、アイソカルプラス®とムースミックスをよく混ぜ合わせ器に盛る.
❸うめペースト・オリゴ糖・砂糖を混ぜ合わせてソースをつくり②にかける.

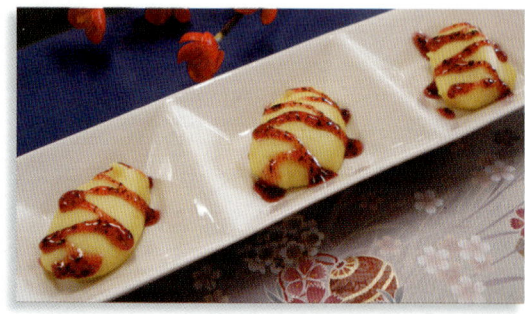

スイートポテト
Recipeのポイント：バターの風味が効いています!!

●材料（1人分）

さつまいも	40g
無塩バター	3g
アイソカルプラス®	15ml
牛乳	15ml
メイバランス®ムースミックス	5g
オリゴ糖	2g

●栄養価
エ 135kcal　た 2.6g　脂 4.7g　炭 19.9g　塩 0.1g

●作り方
❶さつまいもの皮をむきラップで包み、200Wの電子レンジで15〜25分加熱する.
❷軟らかくなったら熱いうちに裏ごしし、アイソカルプラスを入れてかき混ぜる.
❸つぎに、ムースミックスと溶かした無塩バターを②に加え、よく混ぜ合わせたら絞り袋に入れる.
❹③を絞り袋に入れてカップに絞りガスバーナーで焦げ目をつける.
❺水でといたオリゴ糖を表面に塗り、照りを出す.

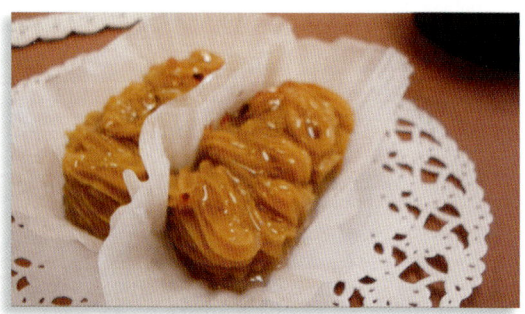

Part 2

こんなときどうする
──症状に応じた対応
Q&A

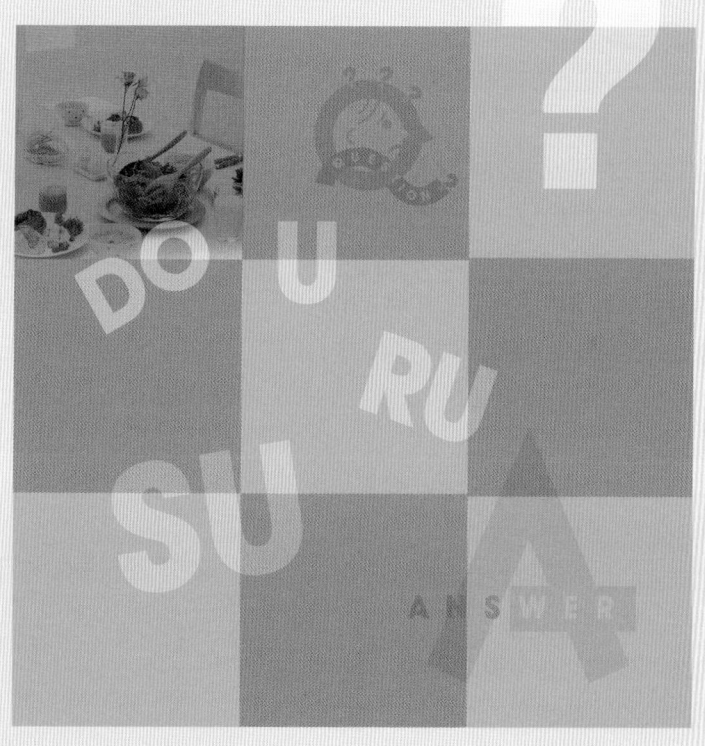

Q1 食事に手をつけてくれません

考えられる要因

1) じっと座ったまま，食事に手をつけない
 - 覚醒状態や体調が悪く，ぼんやりとしている
   →対応1
 - 失認により，食べ物を「食べる対象物」として認知できない →対応2
 - 失行により，どのように食べてよいのかわからない →対応3
 - 料理の品数が多いことで情報量が多く，混乱している →対応4
 - 視空間認知障害や視覚の低下により，箸などの食具を探すことができない →対応5
 - 食欲がない，食べたい気分にない →対応6
 - 理解力や聴力の低下により，「○○さんのお食事です」などの言葉が伝わらず，なにをしてよいかわからない
   →対応7

2) 食べること以外の行為をはじめ，食事に手をつけない
 - 注意障害により，テレビなど食事以外のものを見つめている →対応8
 - 注意障害と視空間認知障害により，食器やテーブルクロスの模様や凹凸などが気になり，指でカリカリとひっかくような行為を繰り返す →対応9
 - 失行により，食具を逆さに持ったり，眺めたりしている →対応10
 - 失行により，食器内の食べ物を別な食器へと移したり，混ぜたりする →対応11

原因を見極める際のポイント

まずは，表1に示す食べる前の準備が整っているか確認してください．食べるための「からだの準備」として，排泄を事前にすませているか，対象者の覚醒状態が良好か，背景に隠れた疾患や痛みなどがないかを確認し，整っていない場合には対処することが先決です．

体調も良好で，すっきりと目覚めている場合，食べることに集中できる環境や，図1に示すような食べやすい姿勢となっているかを確認します．そのうえで，対象者の目の前に配膳したときの様子を観察し，「じっと座ったままなのか」「食べること以外の行為をはじめることで食事に手をつけないのか」を判別します[1]．じっと座ったままの場合に，認知症の程度が軽度・中等度の場合，実際に食べ物を見せながら食事であることを伝えたり，食べない理由について

表1 食事前の準備状況に関する確認項目

□食べるためのからだの準備は整っていますか？
□食前に排泄をすませていますか？ □疲れていたり，睡眠覚醒リズムが乱れていたりしませんか？ □発熱していたり，痛みがあったりしませんか？
□食べることに注意を維持できる環境ですか？
□食べたいと思える食べ物が提供されていますか？ □食卓に食べ物以外の物がおかれていませんか？ □気になる環境内の刺激（物音，動く物や人の往来，においなど）はありませんか？
□食べやすい姿勢や場ですか？
□姿勢は崩れていませんか？ □食卓とからだとの距離，食卓や椅子の高さは適切ですか？ □座る位置や食事場所は適切ですか？

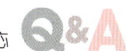

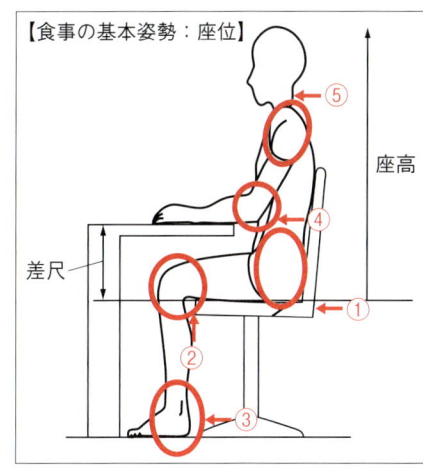
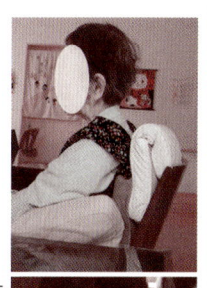
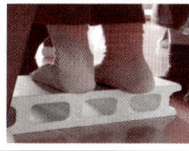

図1　食事の姿勢
（大滝篤　1 日常生活と運動―日常生活への支援がそのままリハビリテーション　1　食事，鈴木愉編，ナースのためのリハビリテーションレクチュア，1996．p6 を参考に作成）

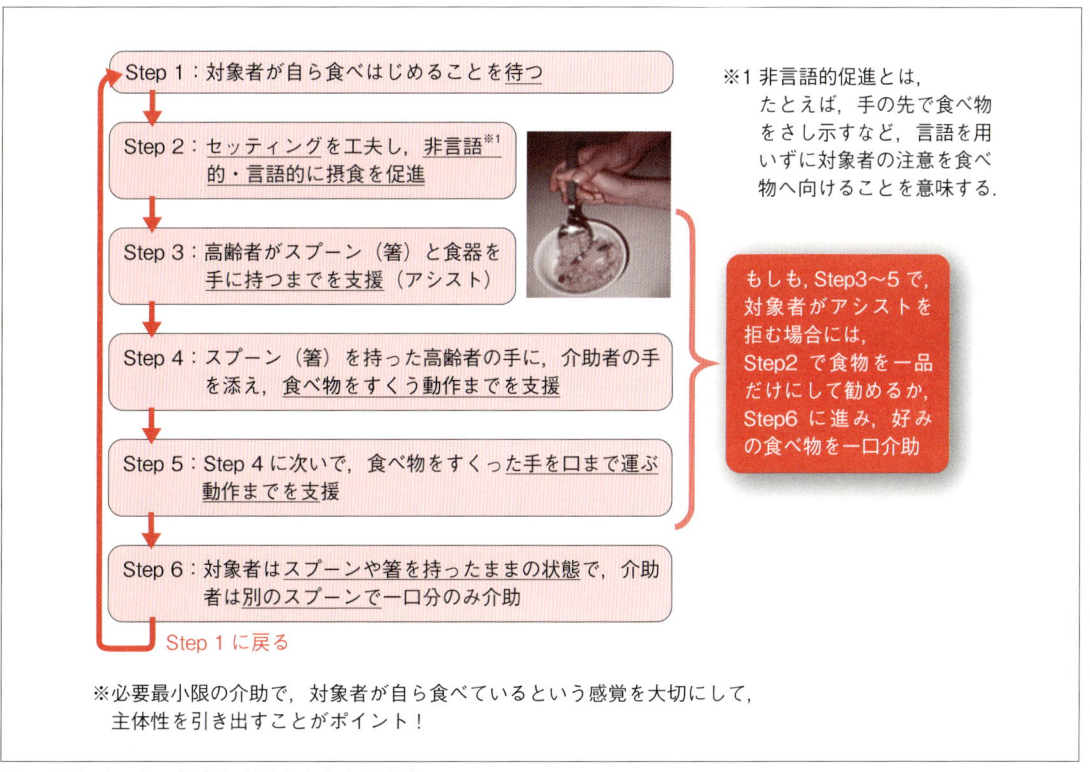

図2　認知症の人の摂食力を引き出す介助方法
（山田律子：認知症の人の食事支援BOOK―食べる力を発揮できる環境づくり，中央法規，2013．p44）

尋ねてみます．認知症が重度の場合には，図2に示す手順で，徐々に介助を加えて，食べる行為が開始できるように促します．また，食べること以外の行為をはじめた場合には，それがどのような行為であり，食事へ専念できるようにするためには，さらにどのように環境を整える必要があるのかを見極めます．

対 応

対応1 覚醒状態や体調が悪く，ぼんやりとしている場合への対応

　食べるための基盤となる身体を整えます．すっきりと覚醒していることは，食べるための前提条件です．認知症の人は睡眠・覚醒リズムが乱れやすいメカニズムをもっていますので，光環境や社会的交流など同調因子を活用して睡眠・覚醒リズムを整えたり[2]，また高齢で活動耐性が低い場合には活動と休息のバランスも見直すことが必要です．さらに，服用薬が眠気に影響していないか確認します．

　また，「いつもと違って元気がない」「食欲がない」といった背景に，他の疾患や苦痛が隠れていることがあります．とくに高齢者では，典型的な症状が出ないことがあります．いつもと様子が異なる場合には，体温や血圧などのバイタルサインや他の症状も併せて確認し，早期発見・早期治療へとつなげます．また苦痛がある場合には，除去・緩和に向けて対応するようにしましょう．

対応2 失認により，食べ物を「食べる対象物」として認知できない場合への対応

　覚醒しているが，目の前に食事があっても食べはじめずに，じっと座っている場合，食べ物を「食べる対象物」として認知していないことがあります．五感を活用して，食事への認知を助ける支援を行いましょう．

a 五感の活用：味覚（一口摂取できるよう支援し，食べ物であることを認識．一口目は対象者がおいしいと思える食べ物を用意），嗅覚（そばやうどん，ラーメンなど香りたつ食材の活用），視覚（食器と食べ物のコントラストをつけて，盛りつけでおいしそうと思える工夫），聴覚（麺をすする音や，調理の炒める音など）の活用．

b 好物の活用：好物は認知しやすいため，多くの好物を把握して活用

c 記憶の継続性：なじみの食具（箸や湯飲み，茶碗など）の活用．

対応3 失行により，どのように食べてよいのかわからない場合への対応

　日本の食文化的習性を活かして，利き手に食具（箸やスプーン），もう一方の手に食器を持つことを支援すると，食べる構えがつくられて，スイッチが入ったかのように食べはじめることがあります．食器を持っている感覚は注意の維持にもつながり，食器内の食物が空になるまで食べ続ける人もいるほか，視空間認知障害がある人にも有効な方法です[3]．

　認知症が重度になり，食具の使用がむずかしい場合には，おにぎりやサンドイッチなど食具を使わずに食べられる食形態を用意すると，目と手と口の協調運動によって食べやすいとともに，むせにくく，自分で食べることによる喜びにもつながります．

対応4 料理の品数が多いことにより，情報量が多く混乱している場合への対応

　配膳方法を以下のように工夫してみましょう[3]．

a コース料理方式：選択的注意障害がある場合，一品ずつ料理を出すことも有効です．

b ワンプレート方式：カレーライスのように大皿1つに主食と副食を盛りつけたり，ミニどんぶりを用意します（認知症の人が手に持ち食べ続けられるサイズにも配慮します）．

c 弁当箱の活用：弁当箱の仕切りが探索行動を助けます．

対応5 視空間認知障害や視覚の低下により，箸などを探すことができない場合への対応

トレイやテーブルクロスと箸などの食具の色とが類似していたり，置き場所が悪いと，食具をみつけられずに食べはじめられないことがあります．食具を手渡すのもよいでしょう．

対応6 食欲がない，食べたい気分にない場合への対応

食欲がない原因として，合併症の発症，薬物の副作用，空腹ではない状態，便秘，ストレスや不安な状態，嫌いなものが配膳されていないか確認し，食欲を低下させる原因・要因に対応します．とくに，レビー小体型認知症の人では，食べられるときと食べられないときとの変動があり，週単位，月単位で摂食状況をとらえることが必要です．また，終末期にある認知症の人では，基礎代謝量を下回るエネルギー摂取量になり，次第に食べられるときと食べられないときの変動が生じるようになり，最期は数口となっていくプロセスも考慮しましょう．

対応7 聴力の低下や理解力の障害により，食事であることが伝わっていない場合への対応

認知症の人が理解できるように，食べ物を指し示すなど非言語的なコミュニケーション手段を活用しながら，食事であることを伝えます．難聴がある場合には，補聴器を使う，聞きやすい耳の側から話しかけるなどの配慮も必要です．また血管性認知症の人では，記憶の再生や行動を起こすまでに時間を要することがあり，「待つこと」も必要な場合もあります．

対応8 注意障害により，テレビなど食事以外のものを見つめている場合への対応

摂食中断時の認知症の人の視線の先に，注意を阻害する刺激（突発的な物音や通行人など）があれば調整します．一方，彩りのよい盛りつけ，食欲をそそる香り，食事ペースが同程度の気の合う仲間の同席，好物など，楽しい雰囲気で食べ続けられるように環境を整えます．なお，注意が食事から逸れた場合，手で食材をさし示しながら「つぎは○○を食べますか」など話しかけたり，認知症の人の手に触れたりして視線を食事へ戻してください．

対応9 視空間認知障害により，食器の柄などが気になっている場合への対応

食器の凹凸や模様が気になる場合には，凹凸がない無地のものを選びましょう．人によっては，抗認知症薬の調整によって，このような行動がみられなくなることもあります．

対応10 失行により，食具を逆さに持ったり，眺めたりしている場合への対応

→ 対応3 参照

対応11 食器内の食べ物を別な食器へと移したり，混ぜたりする場合への対応

なじみの茶碗に変更したり，まずは一品だけ配膳して，最初の一口を食べられるように支援します．食べはじめることができると，他の食器を戻しても食べられることがあります．

参考文献
1) 山田律子．食事の看護．高山成子編集．認知症の人の生活行動を支える看護―エビデンスに基づいた看護プロトコル．医歯薬出版，2014．p34-41．
2) 萩野悦子，山田律子，井出訓．睡眠に障害をもつ認知症高齢者の生活の場における光環境の実態とケアの方向性．日本認知症ケア学会誌 2006；5（1）：9-20．
3) 山田律子．認知症の人の食事支援BOOK―食べる力を発揮できる環境づくり．中央法規出版，2013．p76-80．

Q2 口を開けてくれません

考えられる原因

- 食べ物を認識できない（食事に対する注意が向いていない）→ 対応1
- 目が開いていなく，食事であることを認識していない→ 対応1
- 目が覚めていない→ 対応1
- 口腔内が不快な状態であるため，食べようとしない→ 対応2
- 口腔・口唇への刺激に対して過度に緊張してしまう→ 対応3
- ふだんの食べる環境と違う→ 対応4
- 食べるペースがあわない→ 対応4
- 本人の食べたいものがなく，食べたくないという意思表示→ 対応5

原因を見極める際のポイント

- 覚醒レベルが悪い（目を閉じていることが多い）
- 声をかけても目を開けない，返答がない
- 吸引や口腔ケアなど，本人の意思に沿わない生活環境（突然の入院・苦痛な処置の連続）
- 顔面や口唇に触れると，口をギュっと閉じる．または，表情が険しくなる
- 義歯が入っていない，合っていない（不安定な義歯）
- 口腔内が乾燥し，舌苔や喀痰・血液などが付着している
- 口腔内の汚染が強い
- 食事動作を誘導しても，緊張が強く，動作がはじまらない（止まってしまう）
- 食事介助などの日常生活動作を介助しようとすると，嫌がったり，反応がなかったりする

対応

対応1　目が覚めていない　食事を認識していない

ふだんの生活で食事をするときには，手を洗い，食事をする場所に移動し，「いただきます」とあいさつをして，水やみそ汁などを飲んで口を潤わせます．このような食事をするときの一連の習慣は，食事をするために心身の準備をしている状態です．認知症の患者さんにとってもこのような習慣づけられた行動が必要であり，目を覚まし，食事であることを認識するもっとも大切なことであるといえます．病院などの施設においても，目が覚めていない場合には，まず寝ている状態から抜け出すことが必要であり，食べる頭と心と体の準備をすることが必要です．ベッド上に寝ている状態であれば，食事をすることを説明しながら，ベッド上で座位にするためにギャッチアップをする．つぎに手を洗う（拭く）身なりを整えるなどの刺激を与えることが食べる準備をしているのです．そのうえで，口唇をやさしく潤し口腔ケアを行うことで，口腔機能を活性化させることができます．その際に注意することは，このときの口腔ケアは口腔内を潤わせることが目的ですので，患者さんが不快に感じない程度に行うことが重要です．

または，食事の前に少しの間，話をして過ご

すことも覚醒を促す機会にもなりますので，患者さんと話すことは，決して無駄なことではありません．とくに家族の面会の時間を食事の時間に合わせるなどの協力を仰ぐことも重要です．

食事の時間を覚醒状態のよいときを選んで介助することもあります．朝ご飯は覚醒状態がわるく，口を開けてくれない，食べようとしないなどの行動があっても，昼ご飯や夕ご飯はしっかりと覚醒しているなど，患者さんによってさまざまです．食事の時間を15分ほど遅くするだけでも覚醒状態が変わることがありますので，必ず決まった時間に食べようとする意識を少しだけ変えてみるのも，食べることにつながると考えます．

対応2 口腔内が不快な状態であるため，食べようとしない

口腔内が汚染されていると，誰でも食事をおいしく食べることができません．まず，食べる口をつくることが大切です．とくに加齢が進むと安静時唾液の分泌が低下し，口腔内が乾燥しやすい状態になっています（唾液分泌には，安静時唾液：食べたり飲んだりしていないときや刺激を受けていないときに分泌される唾液と，刺激唾液：食事や味覚などの刺激に対して分泌される唾液がある）．刺激唾液の分泌を促し，口腔内の湿潤環境を整えることが重要です．ここでも，食事の前にしっかりと覚醒を促し，会話をするなどの刺激をすることも重要なケアの一つです．

また，義歯を装着していない状態での食事や，不用意に入れ歯安定剤を使用して，入れ歯の装着が不快なものになっている場合も，食べようとしないことがあります．このような場合は，義歯を洗浄し適切な量の入れ歯安定剤を使用して義歯の安定を図ることが，口腔内の不快を取り除く大切なケアになります．義歯の安定のためには，24時間装着が基本であり，義歯を取り外すのは洗浄するときだけでもよいと考えています．入れ歯安定剤の使用は，応急的処置的なものであり，義歯が不安定なときはできるだけ早く歯科医師の診察を受けることをお勧めします．

対応3 口腔・口唇への刺激に対して過度に緊張してしまう

認知症の患者さんは，刺激に対して過敏に反応してしまうことが多く，とくに不快な刺激に対しては緊張が強く，口を固く閉じてしまったりすることが多くあります．このようなときには，食事を不快な刺激として認識しないようにする配慮が必要です．食事介助でいきなり食べさせようとするのではなく，手を拭いたり，姿勢を整えたりすることが重要です．方法としては，覚醒を促してから姿勢や衣類を整え，手を洗う（拭く）など口に遠いところから刺激をはじめ，口唇を軽く濡らしたり，マッサージをするなどして，食べる刺激が強すぎないようにしてから食事をはじめるようにします．このときに，顔面の体操（嚥下体操や健口体操など：口唇・舌・顎などの運動）を行うことも有効な手段です．刺激に対する過度な緊張は一度のケアで解決しようとするのではなく，日ごろからのケアを継続することにより症状を未然に防いだり，緩和することが大切です．

対応4 ふだんの食べる環境と違う，食べるペースがあわない

人それぞれの食事の習慣があり，食事動作は幼少時よりの成長発達のなかで培われた動作です．そのため，介助をしてもらうことそのものも，できるだけ自分で食べる動作の再現をする必要があります．とくに，認知症の患者さんは，新しい環境に適応したり，ふだん慣れないことを行うことが非常に困難になっていることが多

く，介助をされるだけでも不快に感じることがあります．食事をするときには，ふだん自分で食べている動作を再現することを心がけてください．

　自分で行う食事動作は，食事が見える位置に食器を運び，食べ物を目で見て認識して，食器を持って体に近づけ，箸やスプーンで掬ってから，自分の口に運びます．そして，咀嚼をしながらつぎの一口をスプーンや箸にとって，口に近づけてきたときに嚥下運動を行っています．この，サイクルを再現することが重要であると考えています．食事介助をする場面においても，食器を患者から見える位置に近づけ，箸やスプーンでとった食材を口の正面から徐々に近づけ，嚥下運動を確認してから，下唇に食材をふれるように介助すると口を開けてくれることがあります．また，箸やスプーンを自分で持っていただいたり，茶碗を持っていただくなど，自分で食べることを認識しやすくすることも大切です．食事介助は早すぎても遅すぎても，本人のペースに合わないと，食べることに対する意欲が低下し，口を開かなくなってしまうこともあるので，自分で食べる動作を再現する視点をもつことがもっとも重要です．

対応5　本人の食べたいものがなく，食べたくないという意思表示

　私たちでも，いまは食べたくないと思うときは，食欲がないと感じることもあります．認知症の患者さんも食べたくないときもあるのです．3食決められた時間に食べるということは，思ったより不自然なことであることも考えておく必要があります．食事の前に環境を整え，義歯の調整を行い，口腔ケアもしているのに食べようとしないときには，少し時間をおいてから再度食事を勧めてみるのも一つの方法です．いま食べなければいけないと一方的に考えるのではなく，食事の前の出来事や，本人の体調などを観察して，本人が食事をしたいと思っている時間を探すことも行ってみてください．

　また，食事の内容が本人の嗜好に合わないときもあります．在宅の食事では患者さんの好みにあわせた食事内容や慣れ親しんだ食器，盛りつけ方などさまざまです．本人の好きなものを1品用意しておき，それを食べることで食べたいという気持ちになることもありますので，家族の方などに協力をしていただき，可能な範囲で本人の嗜好に合わせた食材や食器・食具などを調整してください．

Q3 笑顔ではっきりと食事を拒否しています

考えられる原因

- 食べ物の認知ができていない：認知障害
  → 対応1
- 食べたのを忘れた：記憶障害 → 対応2
- 食べ物自体を認識していない：認知障害・失認 → 対応1
- お腹がすかない，空腹感がない：記憶障害・消化器症状 対応2 対応3
- うつ病（仮性認知症）によるものではないか？
  → 認知症との鑑別（p91参照）
- 嗜好に合わない，食べたことがない：食環境の問題 → 対応4

原因を見極める際のポイント

「食べられない」状態なのか，「食べまいとしている」状態なのかを区別し，認知症以外の病態もつねに鑑別にあげるようにします．

1.「食べられない」状態

- お腹がすかない
  通常でもみられる：食べすぎ，間食，便秘
  認知症：意欲低下，妄想，抑うつなどの周辺症状，空腹中枢の障害
  その他の病態：消化器疾患，うつ病，他の脳疾患，点滴（TPN）
- 嗜好に合わない
  通常でもみられる：好き嫌い
  認知症：嗜好変化，偏食などの周辺症状
  その他の病態：嗅覚異常，味覚異常，口腔環境の悪化（舌苔，歯垢）
- 飲み込みにくい
  認知症：抑うつ
  その他の病態：咽頭の器質的疾患（咽頭炎，悪性腫瘍），義歯不適合，嚥下障害
- 遠慮している
  通常でもみられる：遠慮深い（軽度認知症かも）
  認知症：幻覚・妄想（「あなたがお食べ」的な），見当識低下など
  その他の病態：前述したような病態
- 食べ物を認識できない
  認知症：記憶，注意，幻覚・妄想
  その他の病態：意識障害，視覚障害（白内障，糖尿病性網膜症など）
- 食べる時間だと認識できない
  認知症：見当識障害，記憶，注意，幻覚・妄想
  その他の病態：意識障害，他の脳疾患

2.「食べまいとしている」状態

- 死にたいと思っている
  認知症：幻覚・妄想，抑うつなどの周辺症状
  その他の病態：精神疾患（うつ病，統合失調症），器質的精神疾患

対応

認知症の食事の障害は，大きく分けると「口に入れるまで＝食行動の障害」と「口に入れてから＝嚥下障害」に分けられる．認知症が軽度の場合には，主に食行動の障害が目立ち，重度になると嚥下障害が目立つようになる．障害に対して個々に応じたアプローチが必要となる．この際，必ず患者とその家族または近親者の協

力は必須であり，各医療スタッフが協力し，個々の専門性を発揮してアプローチ内容についての情報共有ならびにディスカッションを行いながら，根気よく続けていくことが重要である．

対応1　食べ物を認知できない

・視空間認知障害によるものであれば情報量を少なくするため，ワンプレート（一皿にもりつける）や弁当箱にもりつける．また，コース料理のように1品ずつ配膳する．

・料理の色によって見えにくいことも想定されるため，ご飯を白い器によそわない，といった工夫がある．

・使い慣れた食器に変えてみる．

・食べ物の認知を高める工夫として五感を用いた内容を試してみる．

「視覚」
　・盛りつけの彩りを工夫する．
　・「食べましょう」「食べ物です」と書いたカードを置く．
　・目の前で同じものを食べてみる．

「嗅覚」
　・食欲をわかせるようなにおい．（焼肉，うなぎの蒲焼，焼きたてのパンなど）

「聴覚」
　・揚げ物を揚げる音
　・グラスに氷を入れ，炭酸飲料を注ぐ音

「味覚」
　・少し濃い味，メリハリのある味つけをする．

「触覚」
　・まんじゅうやおにぎりを手に持たせてみる．

対応2　記憶障害

・長期記憶は保たれている場合が多いため，子供の頃よく食べていたもの，慣れ親しんだ食べ物や味つけを出してみる．

・使い慣れていた食器に変えてみる．

対応3　消化器症状に関する問題

・空腹にならないと食欲はでないため，まずは消化器に問題がないかの確認を行う．とくに向精神薬を内服している場合は便秘に陥りやすく，腹部膨満感がないかを確認して食事を勧める．

・口腔内衛生が保たれているか確認する．

対応3　嗜好にあわない，食べたことがない

・患者の生活全般をもっとも理解している介護者に協力を依頼して，まず，いままでの食および生活習慣の再調査を実施する．家族構成，出身地，性格，趣味，嗜好品の有無，食事回数，時間，食事環境，喫食者，好物だけでなく偏食内容までを調査する．そして，可能なかぎりどの方向からアプローチしたほうがいいのか家族の協力を含めた多職種による検討を行う．

・患者本人への働きかけと同等あるいはそれ以上にふだん患者に接している介護者に対する教育の重要性が強調されており，超高齢社会にむけての対応として今後も必須である．

筆者の病棟経験のなかで，食事を食べさせることができた例をあげる．

・思い出のある料理やお菓子などから勧めた．
・本人の好む人形を置いたら一緒に食事をするようになった．
・毎日同じ時間に本人の好物を持参して促した．
・あまり干渉せずに食べ物を無造作に置いてみた．
・気に入ったエプロンをかけた．
・食事時間に童謡を流した．

いずれもなに気ないことだが，なにが本人の記憶の鍵を開けられるか試すことと，なにかをしてあげたいという気持ちが必要なのではないのかと思う．

参考文献
1) 清原龍夫, ほか. 老年期痴呆患者の食事行動の異常；拒食の類型化の試み. 老年精神医学雑誌 1995;6(5):603.
2) 徳原淳史, ほか. 拒食を主訴としてもの忘れ外来を受診した4症例について. 老年精神医学雑誌 2010;21(増刊-2):106.
3) 長屋政博. 食欲不振と食行動の異常, Geriat Med 2009;47(5):631-634.
4) 野原幹司編. 認知症患者の摂食・嚥下リハビリテーション. 南山堂, 2011.

Q4 おびえた目つきで食事や服薬，食事介助なども拒みます

考えられる要因

- せん妄 →対応1
- 口腔顔面失行により，口を開けることなどが意図的にできない →対応2
- 食事介助や服薬介助されていることが認知できず，なにか口に押し込まれるような恐怖を感じている →対応3
- 幻視により，食べ物に虫などが入っているかのように見えている →対応4
- 食欲がない，嫌いな食べ物であるなど，食べたくないという意思表示 →対応5

原因を見極める際のポイント

図1に示すような因子を参考に，せん妄が発生していないかアセスメントします．とくに認知症の人では，急激な環境の変化，寂しさによる不安な状態，睡眠障害が続くことでせん妄を発生しやすいので注意します．

せん妄ではない場合，認知症の人の視点に立ち，どのような状態にあるのか認知症の病態も踏まえてアセスメントし，どのように環境を整えるとよいのか見極めます．なお，食事はするものの服薬を拒む場合には，薬自体や服薬介助方法の改善が必要です．薬の大きさや剤形，味，服薬時刻，援助方法などの観点からアセスメントし，対応方法を検討します．

対応

対応1 せん妄への対応

せん妄（delirium）とは，脳機能の失調によって起こる注意の障害をともなう意識混濁に加えて，幻覚や錯覚がみられるような状態をいいます．認知症と違う点は，1）発症が急激である，2）朝と夜でまったく違うなど症状が1日のうちでも変動（日内変動）する，3）醒めると元に戻るといった可塑性があるなどです[1]．図1に示すように認知症は準備因子（せん妄が起こりやすい背景因子）の1つでもあることから，せん妄の発生時には，直接因子の早期治療と誘発因子に早期対処するとともに，予防に努めます．

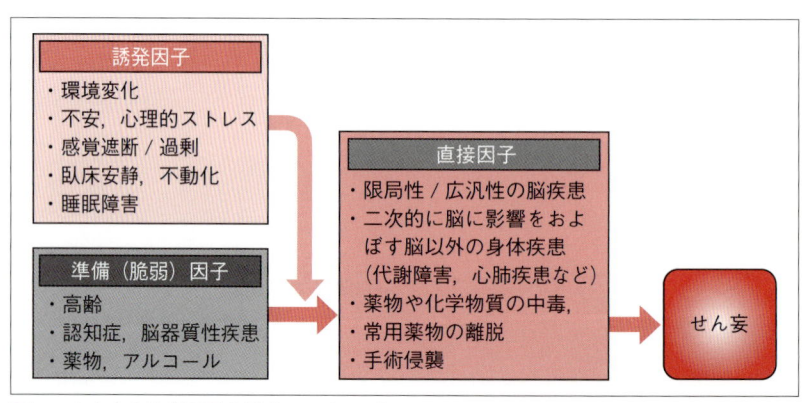

図1 せん妄の発生因子と発生のメカニズム

誘発因子
- 環境変化
- 不安，心理的ストレス
- 感覚遮断／過剰
- 臥床安静，不動化
- 睡眠障害

準備（脆弱）因子
- 高齢
- 認知症，脳器質性疾患
- 薬物，アルコール

直接因子
- 限局性／広汎性の脳疾患
- 二次的に脳に影響をおよぼす脳以外の身体疾患（代謝障害，心肺疾患など）
- 薬物や化学物質の中毒，常用薬物の離脱
- 手術侵襲

→ せん妄

対応2　口腔顔面失行への対応

アルツハイマー型認知症の人では，口を開ける，舌を出すなどの動作が日常的には可能であるにもかかわらず，認知症が重度になると口腔顔面失行によって意図的にはできなくなります．このため，「口を開けて下さい」と言葉で伝えると，かえって口が開けられなくなります．

五感（嗅覚，視覚，味覚など）や好物の活用によって，自然な開閉口・咀嚼・嚥下が可能な状態をつくります．食事介助する際には，食べ物をすくったスプーンや箸，もしくは汁ものはお椀やコップを下口唇につけることによって，口が開くこともあります．また，手を口元まで運ぶことのできる上肢の運動機能があるならば，手に持って食べられるサンドイッチやおにぎりなど食形態を工夫することで，手と目と口の協調運動によって自然な摂食行為につながります．

対応3　なにかを口に押し込まれるような恐怖感への対応

食事や服薬を介助されていることを認知していなければ，無理矢理，なにかを口に押しつけられているように感じ，恐怖すら覚えることもあります．すなわち，認知症の人からすれば，口に入れまいと必死に食い止めようとする行為の現れであることがあります．

このような場合には，認知症の人が恐怖感をもたないように，最初のかかわり方が大切です．まずは，援助者が優しい笑顔で認知症の人の目を見つめ，認知症の人の緊張をほぐしてください．その後，食事であることを認知しやすいように食べはじめに好物を用意したり，自分の手を使って食べることができるよう支援します．これによって，手と目と口の強調運動による自然な開口が促され（Q1に示す対応），恐怖感をもたなくなることがあります．

食事はするものの服薬を拒む場合，つぎのようなことが考えられます．すなわち，活動耐性が低下している認知症の高齢者では，食後は疲れてしまい，さらに嚥下関連筋群も疲労して誤嚥しやすい状態になることで，ますます薬が飲めなくなっていることがあります．薬剤師と相談することで，食後薬となっていても食前に服用が可能な薬物もあったりします．また，錠剤のサイズが大きく飲めなかったり，味が苦手という場合に，変更することで服用できることがあります．散剤などは少量のはちみつと混ぜて服用したり，味のついた水ゼリーと一緒だと服薬しやすい場合もあります[2]．さらには，認知症と診断される以前の服薬の仕方にヒントがある場合もあり，手のひらに薬をのせたり，薬杯を使うなど，身についた服薬習慣によって自然に服薬できることがあります．いずれにしても，なぜ服薬を拒むのか，認知症の人の視点に立って検討してみると，支援方法がみつかります．

なお，決して食事には薬物を混ぜないようにしてください．食事まで食べられなくなることがあります．

対応4　幻視への対応

レビー小体型認知症の中核症状の一つに，幻視があります．幻視の内容を確認し，本人の不安・苦痛に対処します．たとえば，ご飯に虫や鳥の羽などが入っていれば不快ですから，本人と一緒に食事を盛りつけ直すなど，本人が安心・納得できる対応を心がけます．ふりかけやごま塩などが小さな虫にみえる場合には，事前にご飯にかけないようにします．照明によって生じる影が影響していることもあり，座る位置を見直すなど環境を整えることが有効な場合もあります．さらに幻視は，パーキンソン病治療薬の副作用で生じる場合もあるため，幻視の出現頻度が高い場合には，主治医への相談も必要です．

対応5 食べたくないという本人の意思表示への対応

以下のような理由によって，食べたくないという本人の意思表示である場合こともあります．

【食べたくない理由】
1) 空腹を感じていない（エネルギー摂取量の過剰を含む）
2) 眠気が強い
3) 嫌いな食べ物
4) 薬物による影響
5) 精神的ストレス
6) 痛みなど身体的苦痛（義歯の不適合や口内炎など口腔内の痛みを含む）や合併症
7) レビー小体型認知症による意欲の変動
8) 終末期による食欲の低下

上記の理由1) と2) に関しては，休息と活動，睡眠・覚醒リズムを見直すともに，食事時間をずらすことで食べられる人もいます．理由3) に関しては，嫌いな食べ物と好物を把握して対応します．理由4)～6) に関しては，まずは原因を除去するように対応しましょう．理由7) と8) に関しては，日内変動，週内変動，月内変動がありますので，1週間から数カ月の単位でエネルギー摂取量をとらえながら，無理のない対応を心がけます[2]．とくに理由7) の場合には，薬物による影響もありますので，主治医との連絡・調整が必要になる人もいます．

参考文献
1) 一瀬邦弘，太田喜久子，堀川直史．せん妄 すぐに見つけて！すぐに対応！．照林社，2002．p8-19．
2) 山田律子．認知症の人の食事支援BOOK ―食べる力を発揮できる環境づくり．中央法規出版，2013．p66-74．

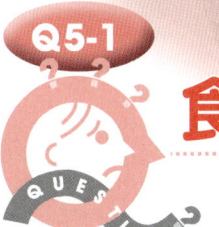

Q5-1 食事を吐き出してしまいます —口腔内に問題がある場合

考えられる原因

・口腔内に痛みがある→ 対応1 対応10
・義歯が合っていない→ 対応2
・舌で押し出す→ 対応3 対応10
・口が閉じない→ 対応4 対応10
・咀嚼できない，飲み込めない
　　→ 対応5 対応10
・食事が異常感覚として認知される
　　→ 対応6 対応10
・味覚障害の疑いがある→ 対応7 対応10
・どんどん詰め込み，あふれてしまう
　　→ 対応8
・熱いものを冷まさず，やけどになる
　　→ 対応9 対応10

原因を見極める際のポイント

口に入れたものを「吐き出す」または「出す」という行為は，食の好みや味覚，口腔機能との不一致が考えられます．いくつかの原因が重なる場合もあり，日頃の観察がとても大切になります．また，口腔機能の低下から，食塊形成が困難になるとスムーズに嚥下できません．無理に飲み込むことで，窒息するリスクもあることから，口から出すという行為はある意味安全でもあります．そして，口から吐き出す機能が残っているということです．どういうものを，どういうときに出すかの記録をとるなど，その原因を探る材料を集めます（図1，2）．

口腔内に問題がある場合は，口のなかを精査する必要があります．しかし口唇や口腔内はデリケートな部分であるため，容易に観察できないことがあります．口腔ケア時に，歯や歯ぐき，上あごや舌や頬の粘膜の異常に気づくような観察力，口を開いてもらえる信頼関係ができているとよいでしょう．とくに痛みを痛みとして訴えることが困難な場合が多いので，正常な口腔内や補綴物について知識をもち，必要に応じて歯科受診できる体制を整えます．

対応

対応1　口腔内の痛みへの対応

まずは，痛みの原因を探ります．

a むし歯：痛みがないまま歯が折れたり抜け

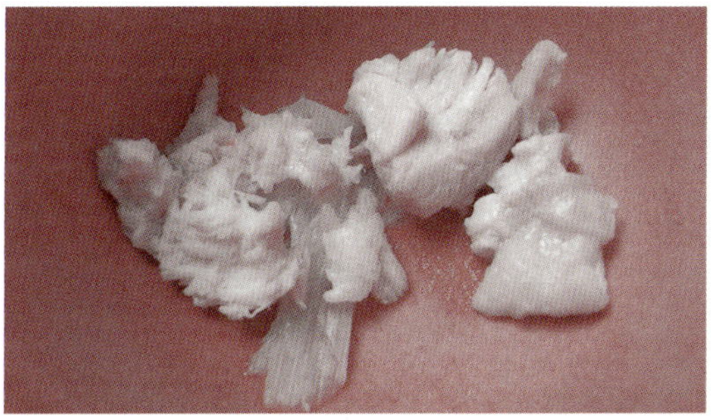

図1　右：鶏肉の原型．左：噛んでも飲み込めず，お椀に出していた鶏肉とねぎ

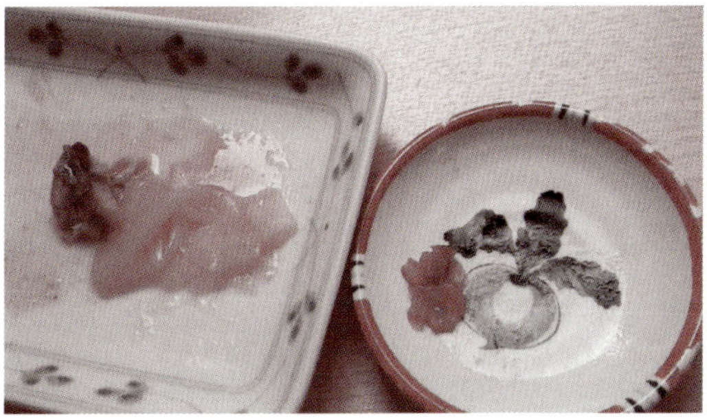

図2　右：口から出された金時豆の皮．左：手をつけなかったねぎと魚の皮

てしまうことがあります．症状がないままむし歯が進行し，歯の神経が腐り根の先に膿みがたまったことが原因で，ひどく歯肉が腫れ，そのせいで痛くて義歯を外してしまう，ときには熱が出たりします．

ⓑ 歯周病：歯肉の腫脹・出血・排膿，歯がグラグラになり，動くことが気になって食べることに集中できないことがあります．

ⓒ 口内炎：舌の辺縁や先端，頬粘膜，口唇の内側にでき，ひどくしみる場合があります（図3）．

ⓓ 義歯による傷：義歯が強く当たる部分の内側や辺縁に潰瘍ができます．最初は赤身を帯び，ひどくなると黄白色で深くなります．また，クラスプ（残っている歯にかける金属のバネ）の形が変わり，義歯が不安定になったり，金属が粘膜に当たり傷をつくることがあります．

ⓔ 粘膜の傷：むし歯が放置され尖ったままだったり，噛み合わせが悪いために口唇や頬粘膜を噛み込んでいることがあります．以上のようなケースは，できるだけ早く歯科受診につなぎます．通院できるかどうか，通院は無理でも病院・施設・在宅のどこでも，歯科の治療は可能です．

対応2　義歯不適合への対応

体重が減り，歯槽骨や粘膜も痩せて小さくなった口では，若いときにつくった義歯は使いづらく，動いたり落ちてきたり，食事に集中できない場面をみます．義歯が合っているかどうかの判断は難しく，歯科受診し相談します．明らかに義歯が割れている，欠けている，ヒビが入っている，残渣が多い，傷ができるなどの問題があれば歯科受診し治療につなぎます．新しくつくり直さなくても，修理や調整でそれまでより安定した義歯に変えることができます（図4）．部分義歯で金属のバネでもたせていた歯が，折れたり抜けたりしたときも同じで，修理が必要です．

どうしても歯科受診できず，不適合のまま義歯を使い続ける場合は，応急的に義歯安定剤を使うことがあります．使用にあたっては，歯科の意見を聞くとよいでしょう．

対応3　舌の動きへの対応

食べたくない意志の現れで，舌で押し出すのであれば，テクスチャーや環境で調整します．

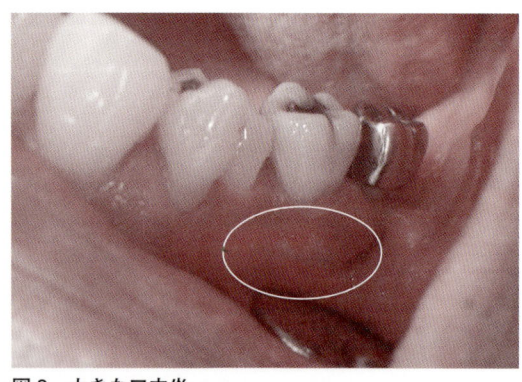

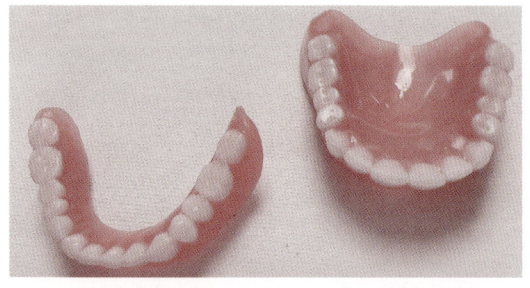

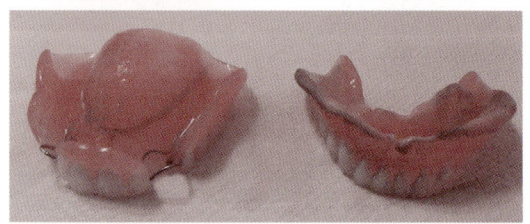

図3　大きな口内炎
頬粘膜を広げないと見えない

図4　義歯の調整
（上）長年使い込んで，咬合面がすり減ってツルツルになった義歯．（下）金属のバネがゆるくなり，調整した上義歯内側のすいた部分に裏打ちをして，調整した下義歯

舌の動き・機能の問題で，食べ物を取り込めない，送り込めなくてこぼれてくるのであれば，舌機能をアセスメントします．その結果，舌のストレッチ等を行いますが，口腔ケア時に清掃に加え舌を刺激するなどの工夫をします．また，食事介助の際に，食べ物を奥舌に置くようにしたり，送り込みを助けるために，姿勢（リクライニングにするなど）を検討します．まれに舌のディスキネジアがあり，不随意運動のため食べ物がこぼれる場合があります．動きがありながらも上手にタイミングをとって召し上がることもあり，その程度やこぼれ具合いをみます．摂取量に支障がでるほどこぼれるときは薬剤の影響によることがあるので，主治医との相談が必要になります．

対応4 口唇閉鎖不十分への対応

脳血管性認知症で顔面に麻痺があったり，口輪筋や口を閉じる筋力の低下や廃用により，口に入れたものがこぼれることがあります．食事介助の際に，口を閉じるよう介助者が上口唇や下顎に手を添え，動きを誘導する方法もあります．

対応5 咀嚼・送り込み不十分への対応

咀嚼できる力と食形態が合っていない場合，食塊形成がつくれず嚥下困難となります．無理に飲み込むことで，窒息や誤嚥のリスクが高まります．まずは，咀嚼できる臼歯があるかどうか，咬合できている義歯かどうかを確認します．

また，咀嚼・唾液と混和・食塊形成をし，食塊を舌で送り込む，この一連の動きがスムーズにできないことがあります．認知症の後期では，口腔顔面失行が出現するようになります．これは「いつまでも咀嚼し続ける」など，「飲み込んでください」と言葉で伝えてもそのとおりに実行できず，機能はあるけれど，意図的に行動を起こせないことをいいます．したがって，リラックスでき，食事に集中できる環境を整え，自然な飲み込みが起こるように工夫をします．

対応6 過敏への対応

食事を食事として認知できず，異常感覚として感じられてしまうことがあります．認知機能に障害はありますが，吐き出すということは口腔内圧を高められる機能があります．口腔の感覚もよいと考えられることから，過敏な感覚を取り除くため，脱感作を試みます．口から遠いところからリラックスできるようなマッサージをする，ゆっくりと顔に触れるなど，安心できる環境を整えます．

対応7 味覚障害への対応

舌苔の付着や強度な口腔乾燥がある場合，または亜鉛不足などにより味覚障害が出現することがあります．まずは口腔環境を改善し，とくに舌のケアや乾燥対策を行います．程度により，内科的な治療が必要な場合もあります．

対応8 ペーシングへの対応

飲み込む前に，どんどん食べ物を口に入れ，むせて吐き出してしまう場合があります．ペーシングが速い場合，窒息や誤嚥の危険があります．食器や食具，出し方の工夫，声のかけ方，食形態など環境を見直します．

対応9 感覚低下への対応

加齢による口腔の温度感覚や，触覚などの感覚低下が考えられます．食事に時間がかかると，食べ物の温度が下がってぬるくなり刺激として入りにくくなりますが，冷ます行為ができない場合は安全な温度で提供します．また，唾液の減少も加わり，味覚の変化も現れます．風味・味付け・形態の工夫で対応します．

対応10 口腔ケア

口腔内の観察，清潔保持や唾液分泌の促し，心地よい刺激の挿入という点で，口腔ケアはどのケースにも対応すると思われます．1回で

100%きれいにできなくても,毎日触ることで口腔内の変化に早く気づくことができます.

参考文献
1) Jacqueline Kindell. 認知症と食べる障害―食の評価・食の実践（金子芳洋訳）. 医歯薬出版, 2005. p4, 18, 58-61.
2) 山脇正永, 小谷泰子, 山根由起子, ほか. 認知症患者の摂食・嚥下リハビリテーション（野原幹司編）. 南山堂, 2011. p147-151.
3) 山田律子. 認知症の人の食事支援BOOK 食べる力を発揮できる環境づくり. 中央法規出版, 2013. p81-85, p95.
4) 枝広あや子. 実践食事ケア入門 認知症ケア最前線（平野浩彦監修）. QOLサービス, 2012. vol.35. p128, vol.36. p104.

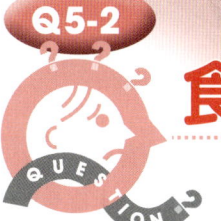

Q5-2 食事を吐き出してしまいます
—幻覚・錯覚・妄想,嗅覚・味覚障害などがある場合

考えられる原因

- 食事に虫がたかっているといったような幻覚・錯視がある場合→ 対応1
- 誰かが食事に毒を入れているといったような妄想がある場合→ 対応2
- 嗅覚・味覚障害がある場合→ 対応3
- 食感に違和感を覚えている場合→ 対応4
- 食事が飲み込みにくい形態である場合
→ 対応5

原因を見極める際のポイント

認知症患者が食事を吐き出してしまう場合,幻覚や妄想,味覚障害,食感に対する違和感,嚥下困難など,さまざまな原因が関与している可能性があると考えられます.患者さんは,食べ物自体や,食べること自体を嫌がって拒否しているわけではなく,食べることができない理由があるということです.たんなる「拒食」として片付けずに,問題となる原因はなにか,一つひとつ確認して,的確な対応をとる必要があります.

対 応

対応1 幻覚への対応

認知症患者では,食事に虫がたかっているといった幻覚がみられることがしばしばあります.とくに,レビー小体型認知症やアルツハイマー型認知症では,こうした幻覚が認められることが多いといわれています.1匹,2匹の虫ではなく,小さな虫の群れがたかっているようにみえることが多いようです.レビー小体型認知症では,ゴマなどが虫にみえてしまう錯視という現象もしばしばみられます.夕食時などで,食事をとる部屋が暗いと,錯視を起こす可能性も高くなるともいわれています.

このような幻覚・錯視が原因と考えられる場合には,まず,ゴマやふりかけのような錯視の原因となるものは取り除くようにし,食事の環境をより明るくし,幻覚・錯視を引き起こさないように工夫する必要があります.食器の模様,小さなキズやシミがこのような幻覚・錯視を引き起こすこともあるので注意が必要です.幻覚・錯視が出現した場合は,それをむやみに否定せず,いったん受け入れてから,ほかのことに注意をそらすなどの対応を行います.詳しくは,「Q4.おびえた目つきで食事や服薬,食事介助なども拒否しています」(p34)を参照してください.

対応2 妄想への対応

やむをえず,食事に内服薬を混ぜるようなケアを行う施設もありますが,このような行為が毒を入れられているという妄想につながることもあります.食事に内服薬を混ぜることは,なるべく避けるほうがよいでしょう.近年は,内服薬を安全に服用するための専用のゼリーなども市販されるようになりました.

栄養状態を改善するために,食事にたんぱく質や中鎖脂肪酸(MCT)の粉末を混ぜることもありますが,これが妄想の原因になる可能性もあります.栄養管理のためにやむをえずこのような粉末を混ぜる場合は,本人の見ていない

ところで調整をするようにしましょう．

認知症患者がリラックスして食事ができるように，日頃から，ケアを行う人との信頼関係を築いていくことも大切です．「Q4」（p34）も参照してください．

対応3 味覚障害への対応

認知症症例では，味覚障害を合併することも少なくありません．実際に，味覚障害はMMSE（Mini-Mental State Examination）の点数とも関連性があり，また，食事摂取量の少ない症例の約3分の2で味覚障害が認められたという報告もあります[1]．

これは，感覚自体が鈍麻することに加えて，加齢や薬剤の影響で，唾液分泌が低下したり，偏食などの影響で，微量元素，とくに，亜鉛の欠乏が生じたり，口腔内の不衛生や，カンジダ症などの感染症を発症したりすることで，さらに助長されることがあります．

低栄養や偏食などが認められる症例では，血中亜鉛濃度を測定し，亜鉛欠乏がないかを確認します．また，唾液が十分分泌されているか，口腔内が衛生的に保たれているかも確認します．詳しくは，p37を参照してください．

味覚障害が疑われる場合は，甘みの強い食品や，塩味などの味つけをしっかりした食品を試してみます[2,3]．甘みの強い食品をよく食べるような場合，食事摂取量ばかりに気をとられていると，血糖値が上昇してしまうことがあります．糖尿病の既往がある場合は，ときおり血糖値を測定し，必要に応じて内服を追加するなどの血糖管理が必要です．また，塩味がしっかりした食品をよく食べるような場合は，血圧上昇や浮腫などに注意が必要です．実際に，肉みそを追加することで食事をとれるようになったため，毎食10g程度の肉みそを追加していたところ，血圧が上昇し，心不全症状が出現し，入院してきた事例もありました．

認知症患者では，しばしば嗅覚障害もともなうことが知られています．食事を摂取するうえで，嗅覚はきわめて重要な役割をしています．かつおだしなど，認知症高齢者が好む香りをしっかりつけることによって，食事摂取量が改善する可能性もあります．

対応4 食事のテクスチャーへの対策

認知症患者では，コーンや豆のような粒状の食品を吐き出してしまうことがあります[2,3]．原因は不明ですが，内服薬などと勘違いするのか，小石のような異物と勘違いしてしまうのかなど，いくつかの理由が考えられます．このような事例では，粒状の食材を取り除くだけで，スムーズに食事が摂取できるようになることがあります．

また，認知症患者では，口に入った食材がなにかわからずに，吐き出してしまう場合もあるようです．とくに，ミキサーなどを用いて調整した食品は，元の材料がなにかわからないことも多いようです．第3章「フードピクチャー」（ありあけの里の事例）で紹介したように，元の食材の写真などの視覚情報を利用することによって，スムーズに食べられる場合も多いようです．

対応5 摂食・嚥下困難への対応

認知症高齢者のなかには，摂食・嚥下障害を合併している症例も少なくありません．とくに，脳血管性認知症や，レビー小体型認知症などでは，摂食・嚥下障害に注意が必要です．

食べ物を吐き出してしまう場合，このような嚥下障害によって，嚥下が困難で，長時間口腔内に溜め込み，やがて吐き出してしまっているという可能性も否定できません．食事の形態が，その症例の摂食・嚥下機能に合致しているかの再確認が必要です．詳しくは，「Q8．むせてしまいます」（p55）を参照してください．

症例

食事内容の調整により食事摂取量が改善した症例を紹介します[3]．

75歳女性，アルツハイマー型認知症，うつ状態で入院していました．もともと食欲旺盛でしたが，向精神薬の用量調節中，転倒を繰り返し，ほぼ寝たきりとなり，食事摂取困難となりました．食事は1日平均約700 kcalしか摂取できていませんでした．

食事摂取状況を把握するため，毎食のメニューとその摂取量，介助時間を書き込む表を作成し，各勤務時間帯の食事介助担当者に記入してもらいました．すると，砕いたハンバーグやかまぼこ，油みそ（アンダンスー）がついたおにぎりなどはよく食べるが，コーンや豆類は，プッと口から出すなど，嗜好や味覚による影響が強く，細かい注意によって，摂食量に大きな違いがあることがわかりました．

食事内容を改善し，数日経過すると，摂取不良の日はみられなくなり，毎回の食事摂取量も安定してきました．最終的には，1日平均で1,100 kcal程度摂取できるようになり，食事摂取量は有意に増加しました．

それまで，食事中もまったく表情の変化や，声かけに対する反応がなかった症例でしたが，対応を変えることで食事摂取量が増え，栄養状態，全身状態も改善し，やがては，笑顔や発語がみられるようになりました．

食事の形態や味つけにおける細やかな注意が，認知症高齢者の食事摂取量に与える影響の大きさを改めて感じさせられました．

参考文献

1) Suto T, et al. Disorders of "taste cognition" are associated with insular involvement in patients with Alzheimer's disease and vascular dementia : "memory of food is impaired in dementia and responsible for poor diet". Int Psychogeriatr 2014 ; 26（7）: 1127-1138.
2) 吉田貞夫, ほか. 認知症患者の栄養ケアとそのピットフォール. 臨床栄養 2007 ; 110（6）: 778-783.
3) 山城春美, 吉田貞夫. チーム・アプローチによる栄養ケア・マネジメント～栄養アセスメントと観察表による個別対応で"栄養改善"をめざす. コミュニティケア 2008 ; 10（5）: 30-33.

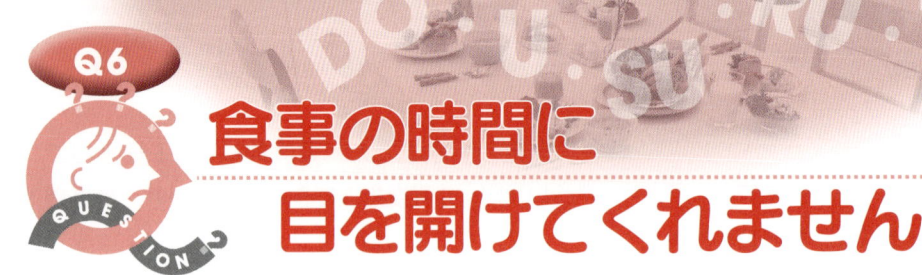

Q6 食事の時間に目を開けてくれません

考えられる原因

- 意識レベル低下 → 対応1
- 覚醒不良 → 対応2
- 開眼維持が困難 → 対応3

原因を見極める際のポイント

私たちは，目で見て，食べ物を認知しながら食事をしています．この食物を認知する段階は，摂食・嚥下の先行期にあたり，食事を摂取する際のスタート段階といえます．目が開いていなければ食物の認知が困難となるため，誤嚥や窒息のリスクが高まります．一方，目が開いていれば，目の前の食べ物がなんなのか，どうやって食べるかを判断し，摂食動作や安定した嚥下へとつながります．つまり，目を開けて，食物を見ながら食事をすることは，ふだんまったく意識せずに行っていることですが，摂食・嚥下ケアにとっては大切なことなのです．

「食事の時間に目を開けてくれません」といった相談を受けることがあります．私も食事介助において，目を開けてくれない患者さんにしばしば出会うことがあります．目を開けてくれない理由として考えられる原因はいくつかあり，その原因を探り，その人に合ったアプローチを行う必要があります．そして，開眼しない原因を見極めるには，病状や生活状況，薬剤の影響，周囲の人びとのかかわりなど，情報を多角的に集める必要があります．表1に，目を開けない原因とそれらを見極めるポイントをまとめました．

対応

対応1 意識レベル低下への対応

意識障害による意識レベルの低下は病状の進行による可能性が高いため，食事はいったん中止する必要があります．まず，バイタルサインの測定と一般状態の観察を行います．その際，1人で対応するのではなく，必ず複数人で状態を確認し，医師への報告を行います．"いつもと違う""おかしいな"と感じたときは，1人で判断せず，いったん食事介助を中止し，必ず周囲の人に声をかけて一緒に対応することが大切です．

対応2 覚醒不良への対応

意識障害との判別をしたうえで，つぎに覚醒不良の要因を探ります．覚醒不良の状況にもよりますが，刺激が少なくて覚醒不良なのかどうかをまずみてください．寝たきり状態は，刺激が少ないために覚醒不良になりやすいといえます．

ⓐ 離床：重力に抗した姿勢（座位や立位）をとらないと目は覚めないため，全身状態に問題がなければできるだけ離床を勧めます．ベッドに臥床している患者をベッドアップして車いすに乗せるだけでも覚醒へとつながることもあります．また，車いすに移乗する際，いったんベッドサイドで端座位をとる，立位になってもらうなどの動作を意図的に加えることも覚醒を促すことにつながります．私たちが覚醒不良の患者にかかわる際には，できるだけ体を起こし，離床時間を増やしていっ

て耐久力を高めるようにしています．
- **b** 口腔ケア：口の中の知覚，味覚が脳の覚醒を非常に活発にするので，口腔ケアや口腔内の冷圧刺激，味覚の刺激を行うことも効果が期待できます．ベッドを起こして，温かいタオルで顔や手を拭く，歯磨きをするといった基本的なケアを丁寧に行います．口腔ケアでは歯ブラシを自分で持てるように手を添える，水を使った口腔ケアを行うなどが脳への刺激となって覚醒へとつながります．
- **c** 開眼アシスト：口腔ケアや車いすに座らせるなどの刺激を与えても，なかなか開眼しないケースもあります．この場合は，徒手的に開眼を助け，視覚情報を与えながら食事介助をすることが有効です．開眼のアシストは無理に行うのではなく，介助者の掌で優しく眼瞼を持ち上げ，目線の位置でしっかりと食べ物を見せます．また，見せると同時に「見てください．おいしいぶどう味のゼリーですよ」などの声かけも行います．これから口に入るものがなんなのかが視覚情報として脳に伝われば，食物認知を助け，捕食動作へとつながります．私たちは覚醒不良の患者へのアプローチの一つとして，徒手的に開眼をアシストすることが有効であることを経験しています．
- **d** 特殊感覚を刺激しながら摂食動作を取り入れる：食べるものを見せる，匂いを嗅がせる，声かけをする，おいしいものを口に入れる，器やスプーンを手に持たせるといった援助は，視覚，嗅覚，聴覚，味覚といった特殊感覚へ刺激を与えます．これらを複合的に組み合わせながらアプローチすることは，脳への刺激を高めることになります．さらに，摂食動作を組み入れることも大切です．たとえば，器やスプーンに手を添えて，把持させながら食べ物を口まで運ばせるなどの摂食動作を加えることも覚醒へとつながります．目を開けな

表1 食事の時間に目を開けない原因と見極めのポイント

目を開けない原因	見極めのポイント
意識レベル低下	もっとも重要なことは，意識レベル低下と覚醒不良の違いを見極めることです．目を開けない場合，まずは病状の進行や一般状態の変化がないことを確認する必要があります． とくに，脳卒中急性期においては，脳浮腫による意識レベルの変動がみられることがあるため注意が必要です．バイタルサイン，食事前の様子，瞳孔不同の有無，呼吸変化などを観察します．そして，意識レベルの低下を疑う場合は，緊急の対応が必要になります．
覚醒不良	まず，意識障害による意識レベルの低下ではないことを確認する必要があります．意識障害との判別をしたうえで，つぎに覚醒不良の要因を探ります．覚醒不良にはさまざまな要因があり，代表例として，昼夜逆転，睡眠薬の影響，刺激不足などがあげられます． ①昼夜逆転：睡眠パターンの把握が必要です．夜間の様子，日中どのように過ごしていたか情報収集します．日中傾眠傾向で，夜間になると目を覚ましているといった状態がないか，数日間の様子を知ることが大切です． ②睡眠薬の影響：睡眠薬を使用している場合は，薬剤の種類，使用量，使用時間などを把握する必要があります．薬を朝方に使用した場合，睡眠薬の作用効果が朝食時にまだ残っていることがあります．高齢者の場合はとくに注意が必要です． ③刺激不足：寝たきり状態になっていないか，座位や離床は行っているか，生活のリズム（メリハリ）がついているかなどを把握する必要があります．寝たきり状態は，天井を見ているだけで視覚刺激も少ないため，脳への刺激が不足し覚醒不良に陥りやすいといえます．
開眼維持が困難	開眼維持が困難とは，覚醒しているが目を開け続けていることができない状態をいいます．認知症高齢者や脳損傷における前頭葉症状の一つとしてみられることがあります． 顔面や口唇周囲に触れると筋緊張が高まり，目を強く閉じてしまう，食事介助をはじめるとだんだんと開眼の維持ができなくなり目を閉じてしまうなどの状態がみられます．また，受け答えはできるが，開眼することはできない，口は開くが，開口と同時に開眼が行えないといった複合的な動きができないことも特徴の一つです．

いから食事ができないと考えるのではなく，食事を通じて特殊感覚を刺激し，覚醒を促すといった発想をもつことも必要です．

図1は，覚醒を促すアプローチの一例です．離床，口腔ケア，摂食訓練を組み合わせることで覚醒し食事へとつながります．図2は，徒手的な開眼アシストの方法を示しました．

対応3 開眼維持が困難な場合への対応

開眼維持が困難な場合とは，「覚醒しているが目を開け続けていることができない状態」だ

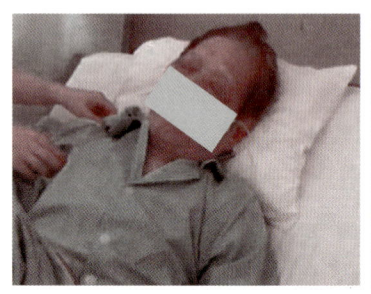

脳梗塞発症12日目，病状は安定している．
ベッド上では，声をかけて，からだを揺さぶっても，まったく覚醒しない．

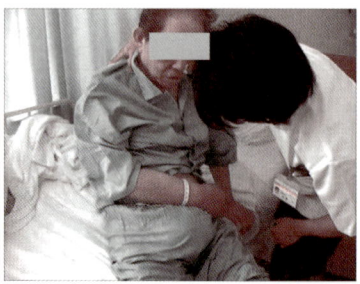

上体を起こして，ベッドサイドに介助にて端座位をとる．支えながら端座位保持を行う．まだ開眼しない．

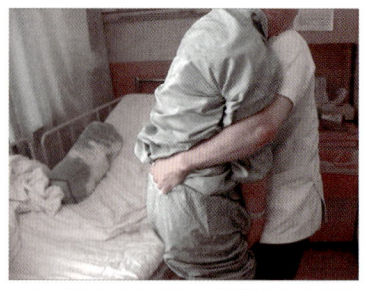

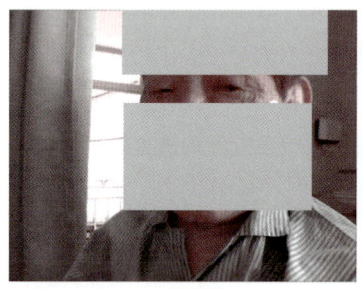

からだを支えながら，端座位から立位をとる．足底を床に付け，支えながら立位保持を行う．

立位から車いすへ移乗する．移乗した直後，自ら開眼できた．抗重力位をとることが開眼につながった．

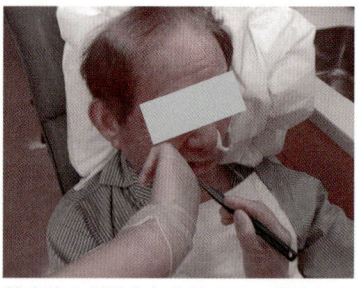

離床後も刺激を与え続ける．離床によるダイナミックな動きと口腔ケアを組み合わせ，脳への刺激を図る．

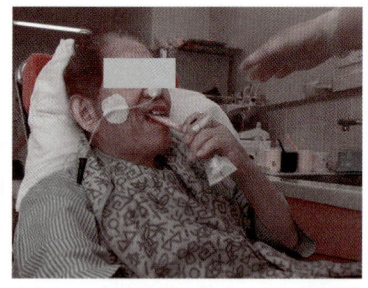

さらに，食物を手に持たせる，歯で噛むといった味覚刺激や口腔内の感覚刺激を与え，覚醒のサイクルをつくる．

図1　覚醒を促すアプローチの一例
　　　（離床，口腔ケア，摂食訓練を組み合わせながら覚醒のサイクルをつくり出す）

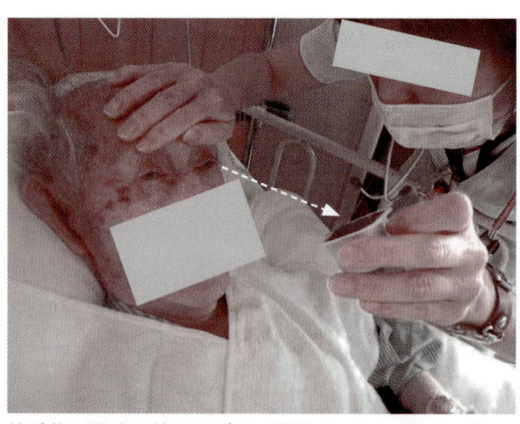

徒手的に眼瞼を持ち上げて，開眼をアシストしながら，食べ物（ゼリー）を見せる．患者の目線の位置で，しっかりと静止させて見せることが大切．
図2　開眼アシストの方法（よい例，よくない例）

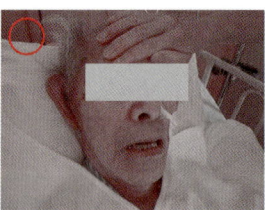

＜よい例＞
開眼のアシストは，前額面から眼瞼の上に掌を接地し，優しく上方向に持ち上げる．
苦痛を与えない愛護的な配慮が大切．

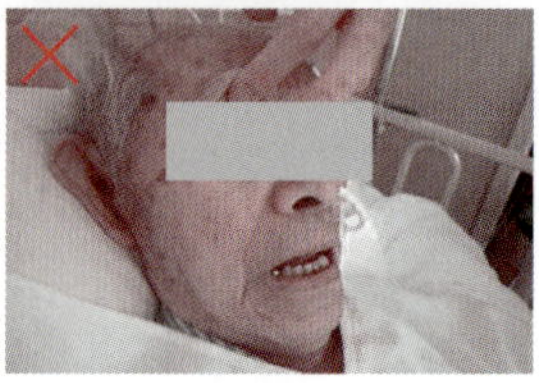

＜よくない例＞
眼瞼を指だけで持ち上げて開眼させようとするのは，眼瞼を圧迫し苦痛や緊張につながるため，行わないようにする．

とここでは考えて説明を行います．このような状態は，認知症高齢者や脳損傷における前頭葉症状の一つとしてみられることがあります．具体的には，顔面や口唇周囲に触れると筋緊張が高まる，目を強く閉じてしまうなどがみられます．また，食事介助をはじめるとだんだんと開眼の維持ができなくなり，目を閉じてしまうなどの状態もみられます．受け答えはできるが自力で開眼することはできない，開口と同時に開眼が行えないといった複合的な動きができないことも特徴の一つです．

これらのケースにおいては，たんに開眼ができないだけではなく，筋緊張や複合的な動作が行えないなどの問題も混在しているため，「こうやれば必ず成功する！」といった単純な対応ではありません．開眼アシストが有効な場合もありますが，筋緊張をかえって強めてしまうこともあるため注意が必要です．

前頭葉症状により開眼維持が困難な患者に対して，有効と思われる援助として，以下のa～cがあります．

a リラクゼーション：顔面の筋緊張が強い場合は，いきなり開眼アシストするのではなく，まずはリラクゼーションを図ります．実施者の掌の面を用いて，緊張をほぐすことを意識しながら，肩，頸部，顔面の順番で優しく触ります．つぎに，患者の手で上肢や肩，顔面を触れさせるなどのアプローチを行います．そして，緊張が緩んできたら優しく開眼をアシストします．

b 動作を誘導する声がけ：開口と開眼といった複合的な動作を同時に行えない場合は，一つひとつの動作を声かけで指示します．たとえば，「目を開けて」「これを見て」「口を開けて」「口を閉じて」「飲み込んで」というふうに，単純かつ明快な言葉を用い，声にもメリハリをつけるようにします．この声かけに合わせて動作が行えるようになったら，つぎのステップでは「目を開けて，これを見ながら口も開けて」というふうに，複数の動作を指示しながら少しでも開眼が維持できるように意図的にかかわっていきます．

c 口唇への刺激：開眼が困難な場合，声かけをしながら下口唇にスプーン（食べ物）を接地し，開口を促す方法があります．開眼が可能であれば「見せる」ことで視覚刺激を与えることができますが，目を開けない場合は視覚情報以外で開口を促すことも必要です．図3は開眼維持が困難な患者に対して，口唇での捕食を意識した食事介助の例です．下口唇に

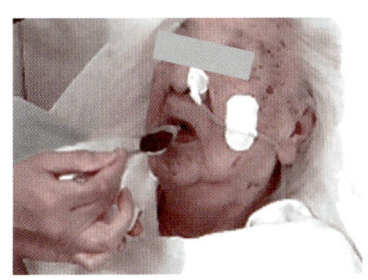

下口唇にスプーンを接地し開口するのを待つ．
このとき，スプーンの先で唇をつついたりの刺激は行わない．

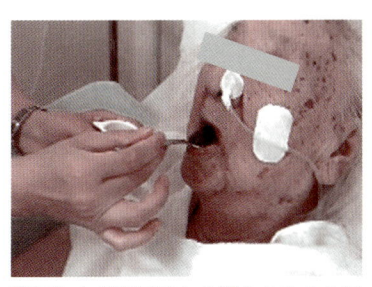

開口したら下口唇から滑らせるようにして舌上にスプーンを接地する．
下口唇を少し下方へ押すようにしてスプーンを滑らせるとよい．

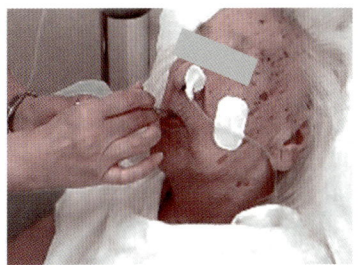

口唇閉鎖したら，上口唇にスプーンホールを触れさせながら，滑らせるようにしてやや上方向にスプーンを引き抜く．

図3 開眼維持が困難な患者に対してのアプローチ
（口唇での捕食を意識した食事介助の例）

スプーンを接地し開口を促し，開口したところでスプーンを舌中央に接地し，上口唇での捕食を誘導します．口唇へ伝わる感覚刺激を食事介助に生かした方法です．食事場面で，口唇をスプーンで突いて開口を促そうとする人がいますが，これは筋緊張が高い人には逆効果となり，かえって開眼，開口を妨げてしまいます．

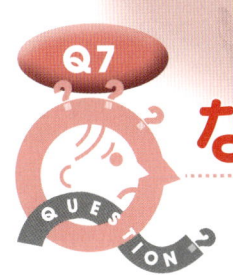

Q7 なかなか飲み込んでくれません

❗考えられる原因

1. 先行期での原因
・**食べ物として認識していない，もしくは食べることの行為そのものを忘れている**

　認知症が進行すると，視覚・聴覚・味覚・嗅覚など全般的な脳機能が低下していきます．そのため，食べ物を食べ物として認識できず，得体のしれない異物と判断することがあります．日頃食べ慣れないゼリーやトロミ水などは，口に入れても吐き出し，飲み込んでくれないことが往々にしてあります．とくに，味がうすく，原形のわからないゼリー，ペーストなどは食事と認識しづらくなります．また，食べる・飲みこむ動作が想起できず，環境に不適応をおこしている場合も多くみられます．実際の食べ物だけでなく，介助が必要な場合は介助者が器からすくっている行為も含めて視覚・聴覚・味覚・嗅覚情報を適切に提供することが肝要です．さらに，日頃慣れていない姿勢や食物を提供されることで，重力に抗した姿勢をとる機会が少ないため覚醒不良となり，食べ物を口に入れても飲み込めません．できるだけベッドのリクライニング角度を高くしたり，離床を進めて安定した座位姿勢の食事に変更することで食べる準備が整います．
　→ 対応1

・**嗜好にあわない（おいしくない）**

　味が薄く色合いも変化がないようなペーストやゼリーのみでは食欲がわきません．本人の嗜好をご家族から聞き取り，味も濃くはっきりとしているもの，視覚的においしそうなもの，咀嚼しておいしい味になるような食物形態を提供するとよいでしょう．また，おいしく食べて満足できるような食事内容と環境設定，食事時間や回数などを調整します．食べないからその都度経管栄養から栄養を入れることを継続すると，血糖の血中濃度が低下せず，食欲がわきません（図1）．
　→ 対応2

2. 先行期・準備期での原因
・**前頭葉症状により口唇周囲に過度な緊張が入り捕食から嚥下ができない**

　認知症による前頭葉症状が重度になると口唇周囲に過度な緊張が入り，開口や舌で送り込むという行為を起こすことがむずかしくなります．その結果，口腔内にため込み，頬が膨らんでしまって飲み込めません．しかし，視覚情報や咀嚼嚥下を誘導し，嚥下運動が起こったらタイミングよくつぎの一口を入れるなどの介助方法を行うことで，改善できる症例が数多くあります（図2）．→ 対応3

3. 準備期・口腔期・咽頭期での原因
・**口唇や舌の運動麻痺，廃用症候群による全般的な口腔周囲の筋力低下がある**

　脳卒中による顔面神経麻痺や舌下神経麻痺により，口唇閉鎖や送り込み運動が困難となり嚥下反射を起こすことがむずかしくなります．また，口腔周囲の全般的な機能低下があると送り込みが困難で，嚥下反射を起こすた

49

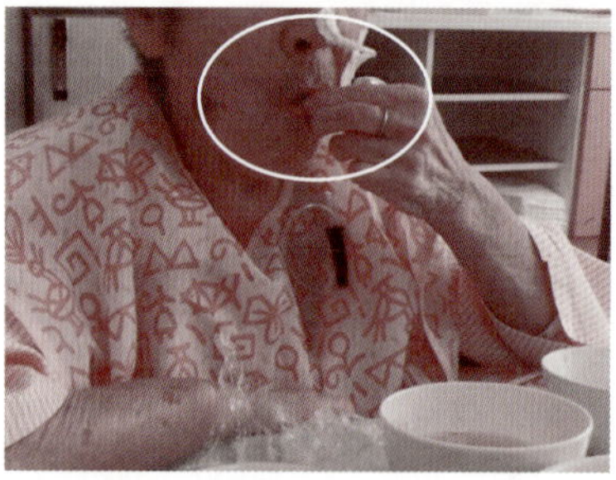

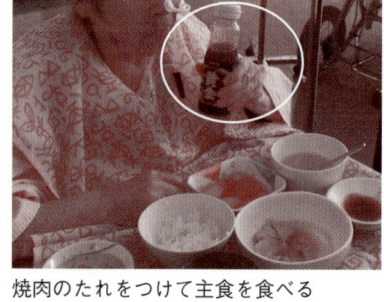

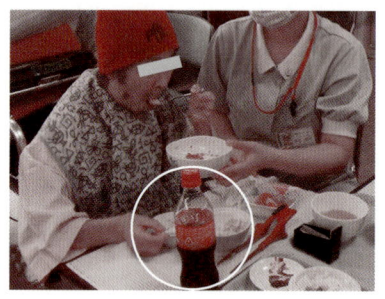

手でつまんで食べる　　　　　　　　　焼肉のたれをつけて主食を食べる

コーラが嚥下反射のトリガーに 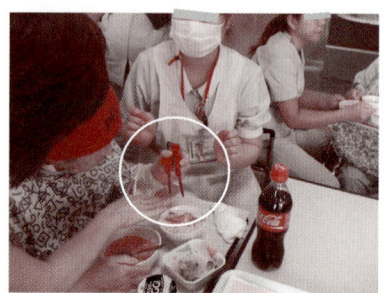　　　　箸を使って食べるとスムーズな捕食から嚥下運動へ

図1　手でつまむ，嗜好品・箸を使用　対応2

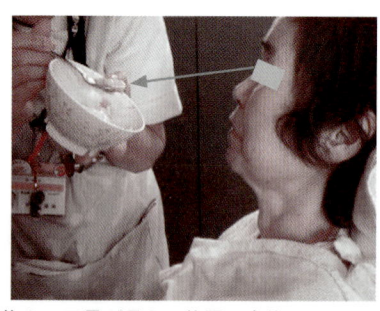

・食べ物や一口量が見える位置に食物をいったん静止する
・視覚情報を確実に提供する
・眼球からスプーンの距離は20～30cmとする

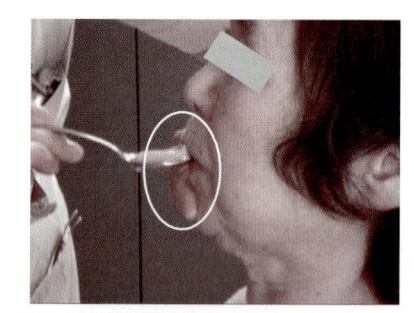

・下口唇に介助者の第2指全体を面で当てる
・開口を促すよう下顎全体を下方に下げるようなアシストをする
・口唇にスプーンを接地し，口唇周囲の緊張が緩み開口のタイミングがつかめるまで待つ
・スプーンを口唇から離さない

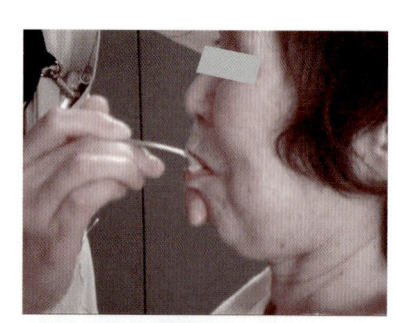

・口唇の緊張が緩んだ瞬間に下口唇に当てた指を下方に引き，すばやくスプーンを入れる
・下口唇に当てた指は離さない

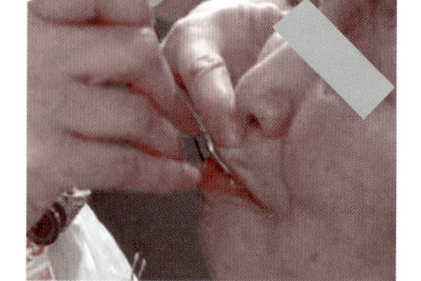

・スプーンホール全体を舌杯に載せたら，すぐに左指を上口唇にもっていく
・上口唇でスプーンホール全体を捕食できるようにする
・スプーンを上口唇で舐めるような動きを誘導

図2　前頭葉障害による唇口周囲の筋緊張が強く口を開けない場合の介助法　対応3

めの口腔内圧を高めることがむずかしくなります（図3）．→ 対応4

・口・顔面失行や嚥下失行により飲み込む行為を起こすことが困難な状態

　失行とは，執行器官の運動や知覚に問題がないにもかかわらず，行為の遂行が困難な状態をさします．この症状は，認知症全般や大脳皮質の（左）頭頂葉から前頭葉の障害による高次脳機能障害によって起こってきます．口顔面失行や嚥下失行があると，開けた口を閉じることが困難になり，舌に力が入って口腔内で丸まってしまうなどの症状が観察されます．その結果，押しつぶし・咀嚼などの行為をスムーズに行うことや，飲食物を咽頭に送り込んで飲み込む行為ができなくなります．
→ 対応5

・ディスキネジアにより舌で食べ物を押し出す行為があるため嚥下できない

　認知症によるディスキネジアがあると，舌が不随意に前方に突出したり，スプーンを口腔内に入れようとすると舌でスプーンを押し出すような動きが出てくることがあります．まるで意図して食べ物を押し出しているような動きをするため，食べ物は口からこぼれ落ち，介助者は食べたくないと判断されがちです．→ 対応6

・一口量が少ない（多い）ため嚥下反射が起こらない

　高齢者や認知機能が低下している場合は，口腔内や咽頭の知覚や味覚が低下するため，一口量が少ないと嚥下反射の惹起が起こりにくくなります．一方口腔全般の機能低下や咽頭通過障害がある場合，一口量が多すぎて口腔内での処理が困難になっている場合もありますので，一口量を少なくすることも必要です．→ 対応7

原因を見極める際のポイント

　嚥下反射の惹起遅延（なかなか飲み込まない・飲み込めない），咽頭残留，むせなどは，先行期・準備期・口腔期が混在し引き起こされやすい側面があることを理解しておく必要があります．飲み込めないという口腔や嚥下機能の部分のみでみるのではなく，環境や嗜好など人間が食するということを包括的にみていくことが大事です．どこに原因があるのか，この人はなにを求

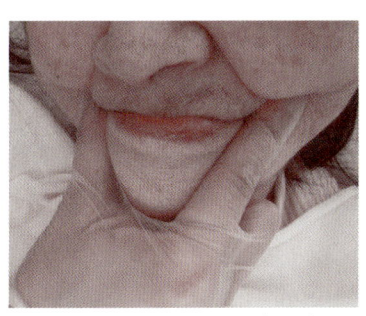

・口輪筋の走行に添って口角を引き上げ（麻痺側）口唇閉鎖のアシスト
・下顎の挙上も低い場合はオトガイ舌骨筋を引き上げるように下顎の挙上をアシスト

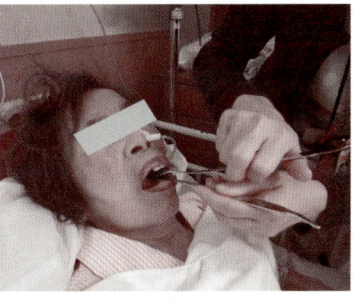

・閉口が困難な場合はスプーンを2本用いてゼリーを奥舌へ接地
・すぐに口唇閉鎖をアシスト
・頸部が後屈しないように注意

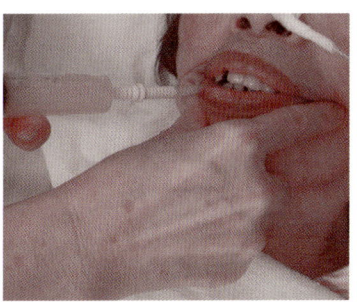

・シリンジの先端に3〜5cm程度のカテーテルをつけ，ゼリーやトロミ栄養剤を入れる
・左右の口腔前庭に接地（口唇閉鎖をアシスト）
・頸部が後屈すると誤嚥を引き起こしやすいため姿勢に注意

図3　口唇や舌の運動麻痺，失行による閉口や送り込みが困難な場合の対応　対応4

めているのかなどを先行期から複合的にアセスメントし，日常に近い環境設定に留意しつつ，不足な部分を補いながら，経口摂取を進めていけるような創意工夫をしていきます．

1) 先行期では，しっかりとした視覚・嗅覚情報の提供，手にゼリーを持ってもらったり，箸を使った両手動作の誘導，不要な情報の遮断，食欲がわくような食事の工夫などの環境調整や創意工夫を行う．
2) 嗜好品やおいしいものを提供し，食べることの楽しさや満足を得られるようにする．
3) できるだけ座位姿勢とし，コップやお椀から直接飲みこむことや，スプーンや箸を使って自力摂取ができるようなアシストを行う．
4) 準備期・口腔期・咽頭期においては，嚥下障害の病態によって症状が異なる．また複合した症状を呈する．主な対応としては，重力を利用した姿勢調整，嚥下圧を高めるための口唇閉鎖のアシスト，舌運動を誘発し送り込みを助けるための舌への圧力刺激や舌根部へのゼリー接地（送り込みが不良であったり，嚥下失行がある場合），嚥下反射を誘発するための味覚刺激や食物形態などの工夫をする．

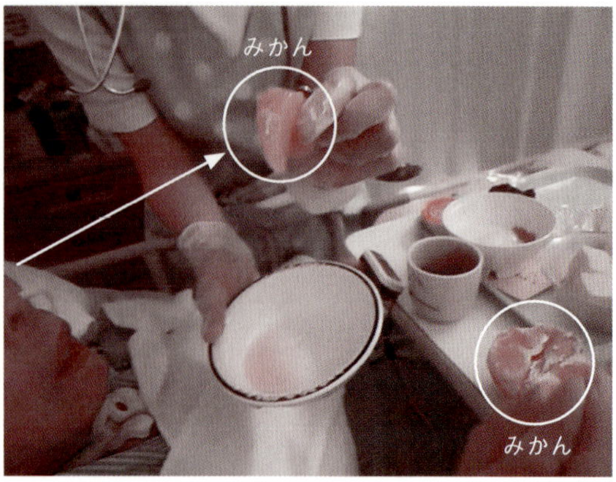

図4 実際の食べ物を手で持ちみせる
みかんを目の前でむいてみせて，手に持ってもらい，果汁を少し味わってもらい，ゼリーの摂取へと進める

対応

対応1

ⓐ 食事としての環境を整え，しっかりと目で見て，匂いを嗅いでもらい，手に持ってもらうようにする．

ⓑ みかんゼリーであれば本物のみかんを見せて，触らせて，目の前で皮をむいて，香りを楽しんでもらいながら，果汁を少量飲んでもらえるようなアプローチをする（図4）．

ⓒ 介助する人も"一緒においしそうな表情で食べる"などの行為を見せることで，「食べる」行為がより現実的なこととして想起される．

ⓓ ベッドの角度を60度以上にしたり，車いすに移乗して座位での姿勢をとるなどの姿勢を調整する．

ⓔ 安定した姿勢，両手動作ができる操作性の高いテーブルなどの選定により，集中できる環境，目・手・口での協調運動がスムーズになる．

ⓕ 片手でお茶碗を持って，もう一方の手で箸やスプーンを持ってもらったり，みかんの皮をむく行為を一緒に行うなど行為のスタート（食べるための準備）から開始する．

ⓖ スプーンだけでなく，箸を使用できるような食物形態を提供したり，咀嚼を促すと嚥下運動が引き起こされる．

ⓗ 両手で誤嚥を予防するようなアシストを行い，直接湯呑やコップ飲みを誘導するとよい（図5）．

対応2

ⓐ 嗜好に応じたものを提供する．

ⓑ ご家族からの差し入れの協力を得る．

ⓒ お粥に焼肉のたれを添えたり，小さなおに

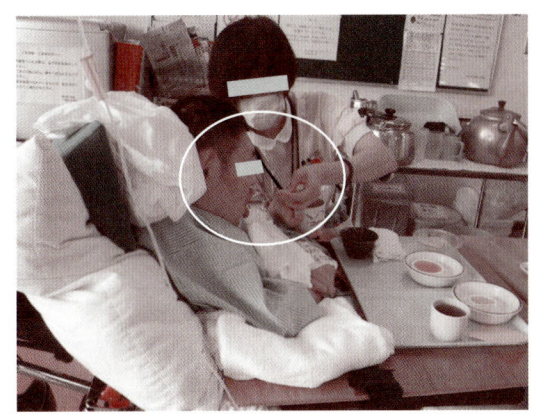

- 視覚情報を提供できるための広いテーブルの活用
- 両上肢の肘がテーブルに接地できる姿勢へ

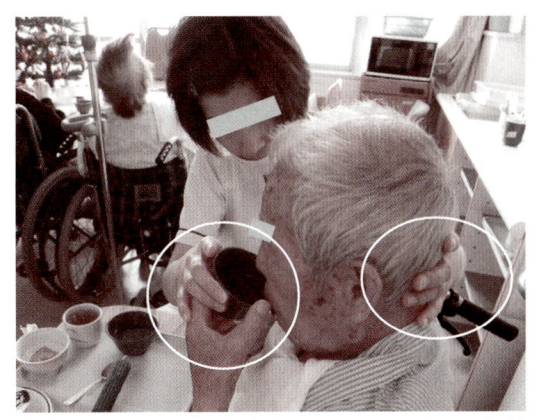

- 手で湯呑を持って直接飲水することでため込みが解消し嚥下できる
- 頸部が後屈しないよう介助者は後頸部を支持

図5 誤嚥を予防し安定した姿勢を保つためのテーブルの活用や摂食動作のアシスト

ぎりにしたり，水分もお茶ではなく，コーラなどの炭酸水やコーヒーなどをつける工夫をする．

d 手でつまむ，箸を使用できるような食物形態に咀嚼を促す．

e 介助者もおいしいと思えるような食事を提供し，人的・物理的環境を楽しい雰囲気にする．

f 個別に応じて食事回数を2食として，おやつで栄養価の高いアイスクリームやカステラなどを提供していく．

対応3

a しっかりと視覚情報を提供する（見せる）．

b 匂いを嗅いでもらう．

c せんべいやキャラメルコーンなどを口唇の中央から入れて（前歯での捕食）咀嚼・嚥下を誘導する．

d 開口を促すよう，下顎全体を下方に下げるようなアシストをする．

e 口唇にスプーンを接地し，口唇周囲の緊張が緩み，開口のタイミングがつかめるまで待つ．

f 開口がどうしても困難な場合は，シリンジなどを使ってトロミのついた液体やゼリーなどを用いて，左右の口腔前庭にカテーテル先端を接地し，嚥下反射惹起を誘導する．

対応4

a 重力を利用した姿勢や重力を利用した30～45度のリクライニング位とする．

b 口唇閉鎖のアシスト，奥舌への圧刺激などを行う．

c 2本スプーンを使用し，ゼリー類を奥舌へ接地する．

d シリンジなどを利用して嚥下反射惹起を誘導する．

e 麻痺側の口唇閉鎖をアシストする（口輪筋の走行にそって行う）．

f 下顎の挙上が低い場合は，オトガイ舌骨筋を引き上げるように下顎の挙上をアシストする．

g 下顎を動かして咀嚼運動をアシストすることで，送り込みや嚥下反射の惹起を誘導する場合もある（その際，顎が上がって気道伸展位にならないように注意する）．

対応5

a ベッドや車いすのリクライニング角度を低くして，重力を利用した姿勢で咽頭への送り込みを助ける．

ⓑ 付着性の低いスライスゼリーを奥舌に接地して，嚥下反射の惹起を促進できるようにする．2本スプーンを使用しゼリー類の奥舌への接地を行うとよい．

ⓒ 液体はそのままではむせが生じやすくなるため，味がしっかりして香りのよいジュースやコーヒーなどに，0.5〜1%程度のトロミ水（2〜3ml程度）を口腔底に入れて，口腔内で味覚を感じられるようにする．

ⓓ シリンジなどを利用して左右の口腔前庭にカテーテル先端を接地し，嚥下反射惹起を誘導する．

ⓔ その際，頸部が後屈していないこと，視覚・嗅覚情報をしっかり提供して実際の食べ物であることなどの認知を高める働きかけに留意する．

ⓕ 閉口ができずにいるときに，無理に顎を上げて口を閉じさせるような行為は筋緊張を高くし，一連の嚥下運動を困難にする．少々時間がかかっても自然な動きが出てくるまで誤嚥を予防する姿勢を保ちつつ，嚥下するまで待つ．続いて，左右の口腔前庭にカテーテル先端を接地し，嚥下反射惹起を誘導する．

対応6

ⓐ リクライニング角度30〜45度に下げて，重力を利用した姿勢とする．

ⓑ スプーンの接地を奥舌上とする（舌で押し出そうとすることがあるため注意）．

ⓒ 口唇閉鎖をアシストする．

対応7

ⓐ 一口量を多めに4〜5gにする．

ⓑ 追加嚥下として，まだ飲み込んでいなくてもつぎの一口を入れる．

ⓒ 嚥下反射が起こったら，すぐにつぎの一口を入れられるような介助や動作のアシストをする．

ⓓ 飲み込みが止まったら，かっぱえびせんなどを口に入れて咀嚼を促す．

ⓔ 一口量が多すぎて口腔内での処理が困難になっている場合は，小スプーンを用いる．

Q8 むせてしまいます

　2012年7月に厚生労働省より発表された平成23年人口動態統計月報年計（概数）の概況によると，死因統計でこれまで3位だった脳血管疾患を上回り，肺炎が第3位になりました．この肺炎による死亡者数の約97％が65歳以上の高齢者によるものです．また，「肺炎で死亡される方の7割程度が誤嚥性肺炎といわれており，年齢別では70歳以上が70％以上，90歳以上では95％近くが誤嚥性肺炎である」[1]とされています．高齢者にとって肺炎はとても身近な疾患であり，認知症患者にとってはもっと誤嚥性肺炎のリスクが高くなっていると推測できます．そこで，誤嚥のもっともわかりやすい症状であるむせ込みについては，十分な注意と対策が必要です

考えられる原因

- 覚醒状態がわるく，食事を認識しにくく嚥下反射が起きにくい→ 対応1
- 水分を口にためておくことができずにむせ込む→ 対応2
- 食塊形成（咀嚼して飲み込みやすい状態にする）が不十分になる→ 対応2
- 食物を咽頭に送り込む力が不足している→ 対応3
- 嚥下反射が起きにくい→ 対応4
- 1回の嚥下運動で飲み込める量より一口の量が多く，飲みきれない→ 対応5
- 食事に集中できず中断してしまい，嚥下反射の起こるタイミングが乱れる→ 対応6
- 低栄養による筋力低下により，喉頭挙上・嚥下反射が不十分になる→ 対応7
- 加齢により咳をする力が弱くなり，咳込んでも喀出できない→ 対応7
- 耐久性が低下し，食事の広範にむせ込む→ 対応7

原因を見極める際のポイント

- 食事中の覚醒状態
- 食事姿勢（頸部がのけ反っている）
- 喉に痰がからんでいる
- 食物が口腔内に残っている
- 一口を何回にも分けて飲み込んでいる
- 食事中にむせ込む（飲み込む前にむせ込む，飲み込んだ後にむせ込む）
- 食事中に痰がからむ，声が変わる（ガラガラ声（湿性嗄声）になる）
- 酸素飽和度が低下する
- 発熱する（微熱が続く）
- 食事に時間がかかる
- 食事中・後半に眠くなってしまう
- 動作が中断する，注意が向かない

対応

対応1　覚醒状態がわるく，食事を認識しにくく嚥下反射が起きにくい

　覚醒が不十分な状態で飲食をすると，嚥下反射が起きにくくなり誤嚥をする危険が高くなります．とくに食べることを認識していないと，食物や水分を口腔内に保持することが困難になり，嚥下反射が起こる前に気管に流入してしま

い，誤嚥をすることになります．しっかりと覚醒できる環境や準備をします．ふだん私たちが行っている，食事の前に手を洗う，食事をする場所に移動する，きちんと座るなどの行動は，食事をするために，心身の準備をしているのです．患者さんにも同じように，食べるための準備をして下さい．たとえば，ベッド上であっても，手を拭く，顔を拭く，声をかけてこれから食事をすることを説明するなどのことが重要です．そして，食べる前の口腔ケアを行い，口腔内の乾燥を改善し，義歯を持っていればきちんと装着して食事に備えるようにすることが，覚醒を促すもっとも大切なケアです．

覚醒が不十分のまま食事を開始することは，誤嚥を誘発しているのと同じであると考えてください．

対応2　水分を口にためておくことが置くことができずにむせ込む

覚醒や舌の運動が不十分であるときには，一度口腔内に水分をためてから飲み込むことができずに，嚥下反射が起こる前に咽頭に流れ込んでしまい，むせ込む原因になります．このようなときは，しっかりと覚醒を促すだけでなく，水分を口腔前庭に入れることが大切です（図1）．

とくに，臥床している体勢で水を飲むと咽頭に流れ込みやすいため，口腔前庭に入れるようにします．

また，飲み込む際に意識して口を閉じ，飲み込むことを強く意識して飲むようにすることで，口腔内に水分をためやすくなるので行ってみてください．

食事形態の工夫としては，冷やし，スライス状にしたゼリー（離水しにくい性状）は，口腔

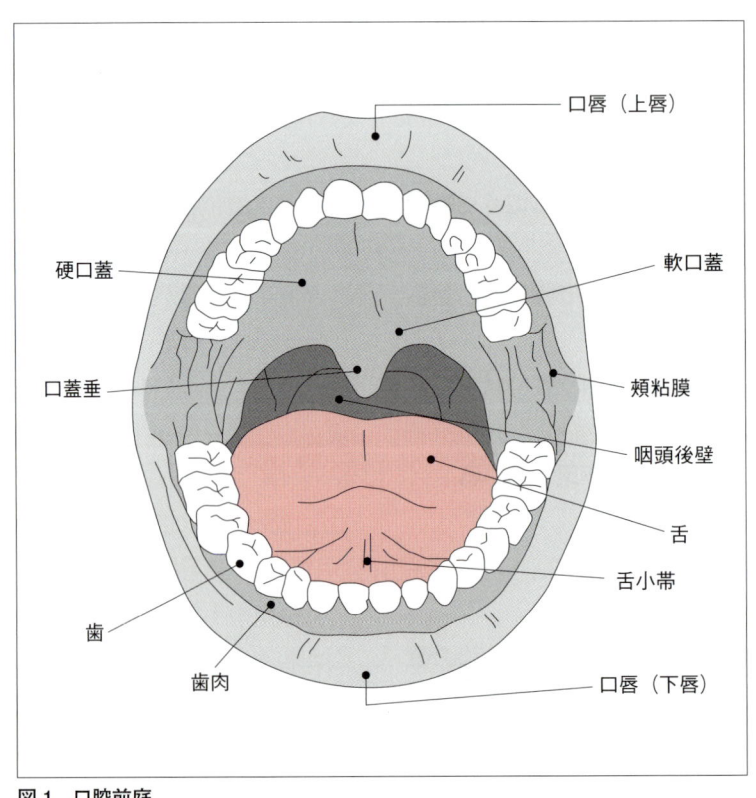

図1　口腔前庭

内に留まりやすく，付着しにくく，適度に変形もするため，非常に飲み込みやすい食事形態です．

対応3 食物を咽頭に送り込む力が不足している

飲み込む際には，周囲の環境に注意がそれることのないように，よく噛んでしっかりと飲み込むことを，一つひとつ意識しながら進めることで，嚥下運動が確実に行われ，誤嚥を起こしにくくします．飲み込むことを意識することは，咀嚼から嚥下反射を起こすまでの一連の運動を行いやすくします．

方法は，患者さん自身が噛んでから嚥下をするまでの一連の動作を一つひとつ意識できるように説明します．（ゆっくりと食べ物を口に入れて，口をしっかりと閉じて，よく噛んで，顎を少し引いて飲み込むことを，声をかけて一緒に行う）．

また，義歯を使用している患者さんには，義歯を安定した状態で装着することが大切です．義歯を装着してなかったり，安定していない状態である場合には，咀嚼運動が不十分になり，食塊（食物を噛み砕いて，唾液と混ぜ合わせて，一塊にまとめて飲み込みやすい形態にする）がばらついてしまい，咽頭に送り込んだり，タイミングよく嚥下反射を起こすことができず，むせ込みの原因になります．

食べるときの姿勢としては，重力を使って咽頭に食塊を送り込みやすくするために，リクライニング位（ギャッチアップ）にすることも方法です．しかし，自力摂取の場合は，リクライニングは45度程度までに留めておくほうが，食物を認識しやすく，取り込みもしやすいです．このときに頸部はのけ反らないように，少し前屈する姿勢をとってください（図2）．

食事形態の工夫としては，冷やし，スライス状にしたゼリー（離水しにくい性状）を噛まずに飲み込むことで，咽頭への送り込みを行いやすくします．このときに咀嚼をしてしまうと，口腔内で散らばってしまい，送り込みが困難になることがあります．

また，まとまりのよい食材を食べることも食

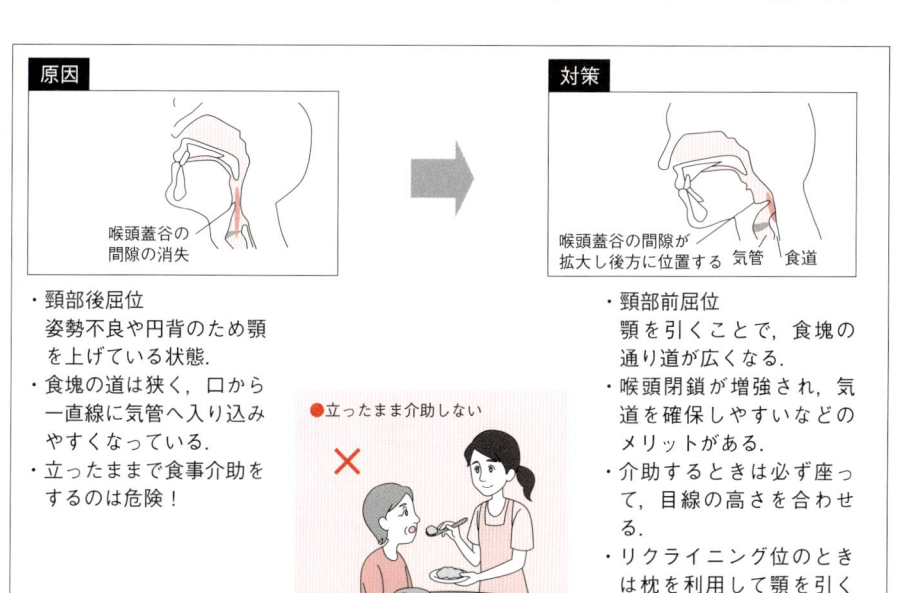

原因	対策
喉頭蓋谷の間隙の消失 ・頸部後屈位 　姿勢不良や円背のため顎を上げている状態． ・食塊の道は狭く，口から一直線に気管へ入り込みやすくなっている． ・立ったままで食事介助をするのは危険！ ●立ったまま介助しない ✕	喉頭蓋谷の間隙が拡大し後方に位置する　気管　食道 ・頸部前屈位 　顎を引くことで，食塊の通り道が広くなる． ・喉頭閉鎖が増強され，気道を確保しやすいなどのメリットがある． ・介助するときは必ず座って，目線の高さを合わせる． ・リクライニング位のときは枕を利用して顎を引くようにする．

図2　頸部前屈位

塊形成を容易にして，咽頭に送り込みやすくします．

対応4　嚥下反射が起きにくい

嚥下反射が起こるのが遅いときは，飲もうとしてもなかなか飲み込むことができずに，むせ込んだり，嚥下反射が起こったときにタイミングよく食道の入り口が開かないために，むせ込むことがあります．このようなときは，嚥下反射が起こるまでの時間稼ぎをする目的で，とろみ（とろみ調整食品）を使用します．しかし，とろみをつけすぎるとベタベタしてしまい，口腔内や咽頭に付着しやすく，咽頭残留が起こり誤嚥しやすくなります．とろみ調整食品は数多くの製品が販売されていますので，口のなかでの付着性や飲み込みやすさなどを試飲してから使用してください．日本摂食嚥下リハビリテーション学会において，2013年に嚥下調整食分類が示され，そのなかでもとろみについて分類がされています（表1）．とろみ調整食品の種類にもよりますが，水100mlあたり1.5g以上のとろみ調整食品を入れると，べたつきやすく，口腔内や咽頭に残留します．

嚥下の意識化（飲み込むことを意識して飲み込む）を行うことも大切です．周囲の環境（テレビを見る，食事中の会話が多いなど）によって食べること，飲み込むことに集中できないと嚥下反射が起きにくくなります．

表1　学会分類2013（とろみ）早見表

	段階1 薄いとろみ 【Ⅲ-3項】	段階2 中間のとろみ 【Ⅲ-2項】	段階3 濃いとろみ 【Ⅲ-4項】
英語表記	Mildly thick	Moderately thick	Extremely thick
性状の説明 （飲んだとき）	「drink」するという表現が適切なとろみの程度 口に入れると口腔内に広がる液体の種類・味や温度によっては，とろみが付いていることがあまり気にならない場合もある 飲み込む際に大きな力を要しない ストローで容易に吸うことができる	明らかにとろみがあることを感じかつ，「drink」するという表現が適切なとろみの程度口腔内での動態はゆっくりですぐには広がらない 舌の上でまとめやすい ストローで吸うのは抵抗がある	明らかにとろみが付いていて，まとまりがよい 送り込むのに力が必要 スプーンで「eat」するという表現が適切なとろみの程度 ストローで吸うことは困難
性状の説明 （見たとき）	スプーンを傾けるとすっと流れ落ちる フォークの歯の間から素早く流れ落ちる カップを傾け，流れ出た後には，うっすらと跡が残る程度の付着	スプーンを傾けるととろとろと流れる フォークの歯の間からゆっくりと流れ落ちる カップを傾け，流れ出た後には，全体にコーティングしたように付着	スプーンを傾けても，形状がある程度保たれ，流れにくい フォークの歯の間から流れ出ない カップを傾けても流れ出ない （ゆっくりと塊となって落ちる）
粘度（mPa·s） 【Ⅲ-5項】	50〜150	150〜300	300〜500
LST値（mm） 【Ⅲ-6項】	36〜43	32〜36	30〜32

学会分類2013は，概説・総論，学会分類2013（食事），学会分類2013（とろみ）からなり，それぞれの分類には早見表を作成した．
本表は学会分類2013（とろみ）の早見表である．本表を使用するにあたっては必ず「嚥下調整食学会分類2013」の本文を熟読されたい．
なお，本表中の【　】表示は，本文中の該当箇所をさす．
（文献2より）

対応5　1回の嚥下運動で飲み込める量より一口の量が多く，飲みきれない

カレーを食べるときのように，大きなスプーンで食べると，一口量が多くなってしまい，1回の嚥下運動で飲み込むことができずに，咽頭に残留した食塊を誤嚥する危険があります．ティースプーンを使用することで一口量を少なくすることもできます．箸を使うことでもスプーンでお粥を食べるより一口量を抑えることができます（図3）．しかし，かき込んで食べると，食具（箸やスプーン）に限らず，一口量が多くなってしまうので，すすって食べたり，かき込んで食べたりしないように注意をしてください．

食材をあらかじめ一口大に切っておくことも，食べやすくします．

対応6　食事に集中できず，中断してしまい嚥下反射の起こるタイミングが乱れる

テレビを見ながら食べたり，飲み込んでいないときに声をかけたりするのは，食事に集中できず，嚥下反射が起こりにくくなってしまいます．

日本人のお行儀のよい食べ方（正座をして姿勢を正して，お茶碗を持って食べ，口にものが入っているときは喋らない）は，食事を集中して食べることに役立っているのです．

周囲の環境や周囲にいる人に注意が向いてしまい，食事に集中できない場合は，カーテンや壁で区切るのも一つの方法です．それぞれの患者さんが，食事をすることに集中できるように

テレビをつけたままの介助や，飲み込んでいないのに話しかける．

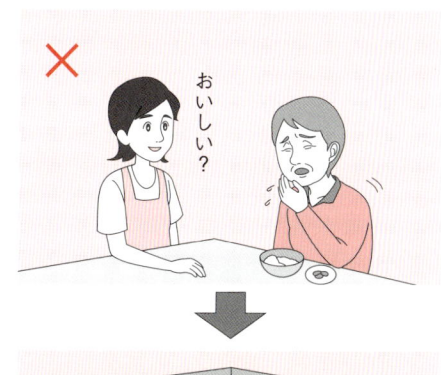

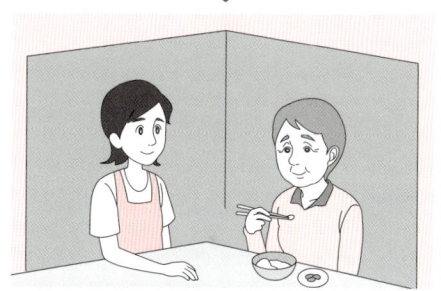

患者が食事に集中できるようにテレビを消すなど環境を整える．

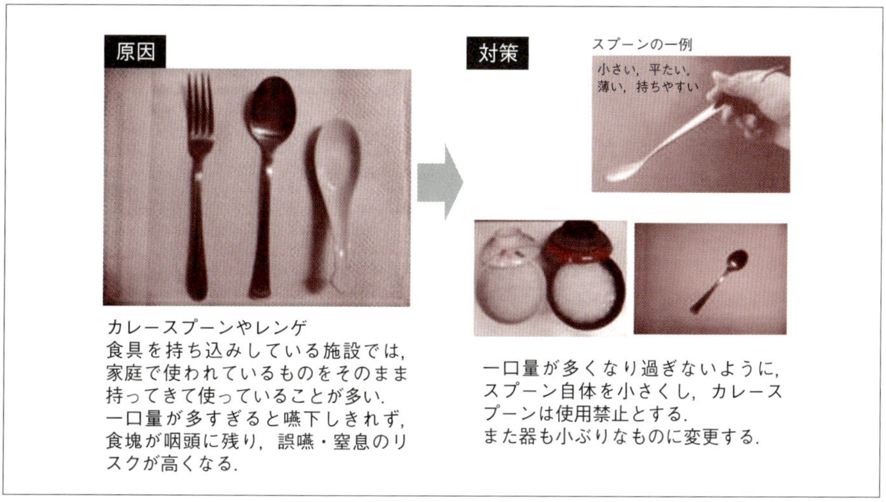

[原因] カレースプーンやレンゲ
食具を持ち込みしている施設では，家庭で使われているものをそのまま持ってきて使っていることが多い．一口量が多すぎると嚥下しきれず，食塊が咽頭に残り，誤嚥・窒息のリスクが高くなる．

[対策] スプーンの一例
小さい，平たい，薄い，持ちやすい

一口量が多くなり過ぎないように，スプーン自体を小さくし，カレースプーンは使用禁止とする．また器も小ぶりなものに変更する．

図3　不適切な食具

環境を整えることはとても重要なことです．

対応7 加齢により咳をする力が弱くなり，咳込んでも喀出できない
耐久性が低下し，食事の広範にむせ込む
低栄養による筋力低下により，喉頭挙上・嚥下反射が不十分になる

　加齢とともに，身体機能は低下してきます．目が見えにくくなったり，早く歩けなくなったりしますが，嚥下においても，咳嗽力や呼吸機能，嚥下機能などが低下します．そのため，むせ込みやすくなるばかりでなく，咳をする力が低下し，喀痰の喀出が困難になります．

　対策としては，まず低栄養にしないことが大切です．ふだんの生活での食事では，食欲がなかったら時間を遅らせたり，1食くらい食べなかったりすることもありますが，施設や病院では，3食が決まった時間に出てきて，時間内に食べることが決められています．患者さんのいままでの食生活の時間とは合わない場合もあり，それにより食事摂取量が減少してしまい，結果として食欲がなくなり，食べることが苦痛になってしまうことがあります．本人が食べたいと思う環境のために，柔軟な配慮が必要であると考えます．

　むせ込んだときに寝たままの状態では，十分に力が入らず，痰の喀出も不十分になります．咳をするときには，しっかりと横を向くか，起き上がっておなかを抱えるようにして，咳をすると喀出しやすくなります．咳をする前に，うがいをしたり，口腔ケアをするなど，口腔内の乾燥を改善しておくことも必要です．

　食事の途中で疲れてしまうときには，噛むのに時間がかかる食事形態や，姿勢が安定しない，体力がなくなっている（低栄養など）といった原因があります．義歯を入れて，咀嚼が容易な食事形態に変更するだけでも，食事による疲労を軽くすることができます．

参考文献
1）寺本信嗣．誤嚥性肺炎：オーバービュー．日本胸部臨床 2009；68（9）：795-808．
2）藤谷順子，宇山理沙，大越ひろ，ほか．日本摂食・嚥下リハビリテーション学会嚥下調整食分類2013．日摂食嚥下リハ会誌 2013；17（3）：255-267．

Q9 落ち着いて座っていることができません —食事を中断してしまいます

　認知症の症状は，認知機能障害と周辺症状（BPSD：behavioral and psychological symptoms of dementia）からなります．認知機能の障害とは，記憶障害，見当識障害，失語，失行，失認，計算障害，視空間障害です．また，周辺症状は変性神経細胞の周辺に残存している正常の神経細胞群の機能的問題[1]であって，ケアのポイントとしては，病的症状というよりも，人間的な反応や行動としてとらえることが大切です．ただし，「おこりっぽい」「段取りが悪い」「料理ができない」「徘徊」「ゆううつ」「幻覚」「妄想」「尿失禁」といった周辺症状は，支援者にとって食事の場面でさまざまな困った状況を招きます．

考えられる原因

　不穏，徘徊，動く物体（人，モノ）や音の刺激で集中できないといった背景が考えられます．

・徘徊がある[2]

　理由があって（家に帰りたい，家族に会いたい）徘徊する場合や，目的もなく落ち着かずに徘徊する，彷徨うように落ち着かない徘徊や，同じところを行ったり来たりする常同的な徘徊があります．いずれにせよ，食事の際に食べ物に意識を集中できない状態を招きます．→ 対応1

・帰宅願望がある[2]

　帰宅の欲求が1日に何度もあり，家に帰してほしい，どこかに行きたいので帰りたい，家族が待っている，という訴えがあり，荷物をまとめて外に飛び出そうとする，または激しい興奮があり，食事どころではない状況です．→ 対応2

・興奮・暴力がある[2]

　職員や他者への暴力や暴言，自傷行為があって，摂食支援へのニーズがあるにもかかわらず，看護師や介護者のケアを患者自身が十分に得られない状況です．→ 対応3

・エピソード記憶の障害（とくにアルツハイマー型認知症）

　エピソード記憶（いつ，どこで，なにを，どのようにしたかといった出来事の記憶）のうち近時の記憶の障害があると，食事時間に食べはじめても，注意が食事から逸れて，食事を中断してしまいます．または自分の行っていることを続けられず，なにをしているのかわからなくなり，食卓上のもので遊びだし，立ち上がって食卓から離れて歩き回ることがあります．→ 対応4

・騒音（大音量の音楽，食器渡し口の騒音等）がある

　音の刺激によって患者が不安や落ち着かない状況になると，摂食行動に影響を与えます．→ 対応5

・視覚の問題

　夜間や周囲が暗くなると，見当識障害（場所，時間，人の認識）が悪化して不穏になり，食事に集中できなくなります．→ 対応6

原因を見極める際のポイント

① 認知能力が衰えると，記憶障害，見当識喪失，言語の理解力低下によって，自分の置かれて

いる状況がつかめず，日常的に不安が生じやすくなります．しかも，自分の状況を言語で説明できなくなるため，周囲から孤立しやすく，また家族や看護師から指示や励ましをされても，怒られた感覚を抱き，自信を喪失しやすくなります．とくに複数の家族で生活してきた高齢者は，認知症の経過のなかで，家人たちから励ましや注意され続けたことで孤独や疎外感も深く，大家族だから多くの人から支えられているとは一概にはいえません．自分の身の回りの世話をする家人（嫁，子供，夫）に対し被害妄想を抱くこともあり，被毒妄想（食事に毒を盛られた）やものとられ妄想（物をとられて食事代が払えない）も出現し，それが食事中の徘徊・不穏・興奮につながることがあります．家族構成や患者の人生観や価値観を知ることが対応のポイントです．

②感情は認知症が進行しても保たれます．たとえ記憶障害により出来事自体は忘れていても，それにまつわる感情は蓄積されているため，不適切な環境や対応によって不快な感じが蓄積すると周辺症状の出現の契機となります．誤りはことさらに本人に指摘せず，さりげなく配慮しながら，患者の不足の部分を補えているか，支援者側の対応を再評価しましょう．能力維持のためのかかわりとして，本人が望まないことを強要するよりも，昔取った杵柄や好きなことを導入することが推奨されます[3]．アドバイスはわかりやすく端的に行えているか？　患者の好きな話や得意な活動で同じ時間を共有できているのかを見極めましょう．

③認知症の見当識は時間，場所，人の順に障害されていく[4]といわれています．時間の見当識障害は頻度の高い症状なので，徘徊や帰宅願望，興奮や暴力が時間の変化によって出現しやすいかを見極めていきます．また，患者が家族の顔さえ認識できない状況を目の当たりにすると，家族の悲嘆は計り知れないものがあります．熱心な家族ほど，患者を叱咤激励し，怒った形相で患者と接することによって，患者は以前の「優しい娘」の顔を誤認識することもあります．家族が食事を介助する場合など，患者の表情や家族の接し方を観察し，関係性をアセスメントします．

❗対 応

対応1 徘徊がある場合は，チーム内ではケア方法を統一化し話し合いの場をもち，まずは情報を共有します．付き添いや見守りの時間を多くとり，言語コミュニケーション（徘徊の理由を訊ねる，好きな話題にふれる）を行うことが効果的です．家族との交流が途切れない工夫（手紙や電話，面会）や屋外のレクリエーションや散歩，可能な時点で外食を勧めてみることも有効です．排泄を十分に整えて，不快感の軽減に努めることがイライラの安定にもつながります．

対応2 帰宅願望があって食事に集中できない場合は，家事や炊事，庭仕事，畑仕事など，以前に自宅で行っていた生活動作を継続してもらうようにします．施設や病院といった環境のなかで，患者にとって価値を見出せる役割を実施してもらうように支援するのが効果的です．たとえば，職員や入所者になにかを教えるような指導的な役割（お雑煮やぜんざいのつくり方など）を担ってもらい，その人の生活環境に役割を取り入れて居場所をつくるとよいでしょう．興味をもった趣味活動を継続してもらうこと，また，外食や散歩を取り入れて，本人の気持ちや意図を優先しましょう．チームでケア方法を統一化してスタッフ同士が同じ目標に進むことが大切です．

対応3 興奮や暴力がある患者の食事支援の場合，食卓で一緒に過ごす人数の調整（グループ調整）や席位置を調節（食堂やリビングの専用席の検討）し，他人との関係調整に配慮しましょう．自宅で使用していたもの（椅子，食器，食具）の継続使用も検討します．興奮して動き回る人はエネルギー消費が激しく過食傾向になります．安心できる生活環境を提供し，るいそうに注意し，食べられるときにおいしく食べてもらう工夫（おにぎりやサンドイッチ）をします．興奮や暴力に対する理由や目的を無理に聞き出すよりも，見守りや観察を行いながら，わかりやすい声かけをすることが効果的です．服薬（向精神薬，抑肝散[※1]等）の調整や睡眠の調整によって身体的ケアを充足させることで，興奮や暴力といった精神症状の改善を図ります．他者との交流を促進させるよりは，仲の悪い関係を調整し，トラブルを回避するための支援が必要です．ケア方法を統一させ，患者と相性のよい職員が対応する機会を多くとり，チームで情報を共有するようにします．

対応4 近時の記憶障害がある場合，中断された食事を再度続けるためには，優しくきっかけをつくることが効果的です．言葉をかけて促すことや，優しく食卓に座るように誘導して，ふたたび食器を手に渡すという方法が効果的です．

対応5 患者が落ち着かない場合，静かな音楽は，患者の興奮的な行動を減らします．ただし，高齢者にとって落ち着く音楽と，介護者や看護師が聞いてリラックスする音楽が同じものとは限らないため注意が必要です．患者は，他の入居者に気をとられているのか？　そばを通る人に気が散っているのか？　部屋の雑多な騒音に気を散らしているのか？　を観察しながら不快な要因を除去していきます．

対応6 不安感を与えないように，声かけや見守りを行います．

参考文献
1) 繁田雅弘．実践認知症診断，認知症の人と家族・介護者を支える説明．医薬ジャーナル社，2013．p72．
2) 加藤伸司．平成24年度老人保健事業推進費等補助金（老人保健健康増進等事業）報告書認知症における行動・心理症状（BPSD）対応モデルの構築に関する研究事業，認知症介護成功事例に関する調査結果（概要版）〜成功事例から見る徘徊・興奮・帰宅願望ケアの傾向〜．2013．p9-13, 27-30, 44-47．
3) 繁田雅弘．実践認知症診断，認知症の人と家族・介護者を支える説明．医薬ジャーナル社，2013．p115．
4) 浅野比毅・阿保順子．高齢者の妄想．批評社，2010．p131．
5) 岡原一徳，石田康，林要人，ほか．認知症患者の行動・心理症状（BPSD）に対する抑肝散長期投与の安全性および有効性の検討．Dementia Japan 2012；26：196-205．
6) 田原英一，ほか．高齢者の痴呆による陽性症状に抑肝散が奏効した2例．漢方の臨床 2003；50：105-114．
7) 原敬二郎．老人患者の情緒障害に対する抑肝散およびその加味方の効果について．日東洋医誌 1984；35：49-54．

※1 抑肝散：抑肝散は，抑肝散は7種の生薬（ソウジュツ，ブクリョウ，センキュウ，トウキ，サイコ，カンゾウとチョウトウコウ）の抽出物であり，神経症，不眠症，小児夜なき，小児疳症に対する治療薬として厚生労働省から承認されている[5]．高齢の認知症患者のイライラ，易興奮性などの症状に有効であることが報告[6,7]されている．

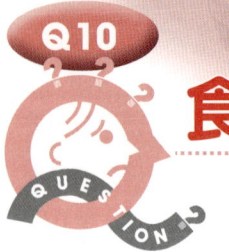

Q10 食べ残しがあったり，摂取量のムラがあります

考えられる原因

- 日によってすぐ満腹になる→ 対応1
  - 通常でもみられる：前日の食べすぎ，間食，便秘，量が多い
  - 認知症：幻覚・妄想，抑うつなどの周辺症状，空腹中枢の障害
  - その他の病態：消化器疾患，薬の副作用（骨粗しょう症薬，抗うつ薬など）
- 日によってのどを通らなくなる→ 対応2
  - 認知症：意欲低下，幻覚・妄想，抑うつ
  - その他の病態：咽頭の器質的疾患（咽頭炎，悪性腫瘍），義歯不適合，嚥下障害，ヒステリーなどの精神疾患
- 日によって傾眠である→ 対応3
  - 認知症：疲労，眠気，昼夜逆転
  - その他の病態：倦怠感を起こすような他の疾患，薬の副作用（抗精神病薬，抗うつ薬，抗てんかん薬など）
- 食べ物が一部見えていない→ 対応4
  - 認知症：半側空間失認，記憶低下
  - その他の病態：視力・視野障害（白内障，緑内障，糖尿病性網膜症など），他の脳疾患による視野障害や失認
- 集中力が切れる→ 対応5
  - 認知症：意欲低下，疲労，眠気，幻覚・妄想，注意力低下
  - その他の病態：他の脳疾患による注意力低下
- 動作が続かない→ 対応6
  - 認知症：意欲低下，疲労，眠気，注意力低下
  - その他の病態：上肢の筋力低下・耐久性低下（廃用症候群，麻痺など），意識障害（脳卒中急性期，硬膜下血腫など），義歯不適合
- 嗜好にあわない→ 対応7
  - 通常でもみられる：好き嫌い
  - 認知症：嗜好の偏りの悪化
  - その他の病態：味覚低下（口腔器官，脳神経障害，加齢など），味覚異常（鉄，ビタミンB_{12}，亜鉛の不足，薬の副作用など）

原因を見極める際のポイント

原因が認知症によるものと判断する以前に，消化管などの器質的疾患も鑑別に入れることが重要です（**表1**，Q3参照）．疲労や眠気は消化器症状と同様に薬の副作用のこともあるため，チェックが必要です．以下に原因別に考えられる認知症症状や他の病態を示します．

対応

認知症は日常生活が障害される疾患で，進行するといままでの生活が維持できない状況に陥っていきます．患者やその家族も含め病状についての正しい理解が必要ですが，十分に現状を受け入れるためには，医療および福祉スタッフの果たす役割は多大であり，サポート内容が今後の生活を左右するといえます．とくに食事に関する問題は，低栄養や栄養障害をきたす要因となり，チームで試行錯誤しながらアプローチ

表1　嚥下障害の原因疾患

I．機械的閉塞による嚥下障害
1. 食道炎：感染（ヘルペス，サイトメガロ，カンジダなど）
　　　　　物理化学障害（胃液，放射線，熱傷，薬剤など）
　　　　　非特異的炎症（クローン病，ベーチェット病など）
2. Esophageal Web
3. Shatzki Ring
4. 腫瘍：原発性悪性腫瘍（食道癌，胃体上部癌など）
　　　　良性腫瘍（平滑筋腫など）
　　　　他臓器悪性腫瘍による転移・圧排（肺，縦隔，甲状腺腫瘍）
5. 圧排：心，血管（左房拡張，右鎖骨下動脈走行異常，大動脈瘤など）
　　　　憩室（Zenker）
6. 先天奇形：食道重複症，食道閉鎖症
7. 手術後狭窄

II．運動機能異常による嚥下障害
1. 中枢神経の障害：脳血管障害（仮性球麻痺），嚥下中枢（延髄）の病変
2. 下位ニューロンの障害：筋萎縮性側索硬化症，ポリオ，神経炎など
3. 横紋筋部の障害：重症筋無力症，筋炎
4. 平滑筋部の障害：調節異常　アカラジアと variant（Vigorous Achalasia）
　　　　　　　　　汎発性食道痙攣
　　　　　　　　　糖尿病性運動異常
　　　　　　　線維化（全身性強皮症，MCTD）
　　　　　アミロイド蓄積（アミロイドーシス）
5. その他：シェーグレン症候群（唾液分泌不足による）

（文献3より）

を行わない限り決してうまくいきません．この栄養に関するチームアプローチは，管理栄養士が責任をもって遂行しなければなりません．

●対応する前に欠かせない情報収集

1. 1週間は継続して摂取状況確認を行い，食事および特徴を分析する．
　・食事時間帯（朝・昼・夕）における摂取状況
　・食事量，食品内容の残食状況
　・口腔内の状況（義歯調整，衛生面，ケアの状態）
　・本人の行動，機嫌，発話内容など
　・異常な行動や言動が出たときに起こった内容

2. 主たる介護者または本人の状況をいちばん理解できていると思われる人から情報収集する．下記の項目を把握することが食意欲につながる材料となる場合もよく経験する．

a 生年月日：時代背景からの話題や生まれた四季への愛着

b 出身地：故郷の味と風土，料理の調味，祭り

c 既往歴：原因となる食生活習慣の把握

d 性格や気質：食事時間や周りへの配慮など

e 家族構成：両親・同胞や孫の存在，独居なのか大家族なのか，生への執着

f 職業歴および社会的立場：時間に追われる，食事時間が十分にとれない，接待

g 経済状態：食事内容，品数，欧米化（食事内容の貧富の差は確実にある）

h 嗜好品：好物（食欲がわく物），喫煙，飲酒，缶コーヒー，それらの過剰摂取

i 食習慣：間食の有無（甘味は別腹），食事回数，1回の食事量，摂取速度，偏食

j アレルギーなど：禁忌の有無

k 身体的特徴：太っている人は早食いのことが多い

l 排便習慣（便秘，普通，下痢）：○日おき○

- の便，薬の副作用
- **m 趣味・娯楽**：活動性の向上，うつ病の改善
- **n 本人がいちばん頼りにしている人**：生きる執着，食への意欲
- **o 本人の大切な思い出**：季節，場所，人，匂い，メニュー

対応1　日によってすぐ満腹になる
a 消化器症状：
- 器質的疾患，とくに悪性疾患の有無を検索する．
- 薬の副作用が疑われれば減量または中止する．
- 消化管運動促進のための薬剤を使用．
- 精神的ストレス等の有無を確認する．

b 量が多くて食べられない：
- 少量高カロリーで摂取可能な食品を選択する．

対応2　日によってのどを通らなくなる
a 義歯の問題：
- 不適合があれば歯科医師，歯科衛生士に相談する．
- いままでの義歯装着状況確認をする．

対応3　日によって傾眠である

対応4　食べ物が一部見えていない
a 半側空間失認による場合：
- 左半側空間無視の場合には，トレー内の皿はできるだけ右側に寄せる．
- 多くの情報が入り過ぎないように座る場所は健側を壁にする．

b 視力障害：
- 料理と同一系の色の皿によそわない．例：ご飯は白い茶碗によそわない．
- テーブル，トレー上の食器，食具の場所を一定にする．

対応5　集中力が切れる
a 傾眠，疲労：
- 睡眠不足の解消．
- 昼夜のリズムを整える．
- 決まった時間に起床して，就寝する1日のスケジュールをつくる．
- 食事前に適度な休憩を入れる．

対応6　動作が続かない
a 注意力低下：
- 注意が持続する時間を調査して，食事時間を区切る（入浴や面会などで疲労した場合は短く設定する）．
- 本人がリラックスできる環境設定に努める．
- テーブル，トレイ，食器などは柄がないものを選ぶ．
- テレビを消す．
- 人通りをなくし，会話が聞こえないようにする．

対応7　嗜好にあわない
- 味覚低下によるものであれば，はっきりとした味つけにする．
- 塩分制限による薄味を好まない．
- 出身地，家族構成などを聞く．

- **食習慣によるもの**：
- 食習慣調査を再度実施する．
- ＊食習慣は千差万別，多種多様である．普通でないと思うことも，ときに受け入れる柔軟な対応が必要である．

●筆者の経験より
- 栄養剤を"薬"であるように促すと受け入れがよく，各食後30〜50ml×3回／日飲用してもらったこともある．1ml＝2kcalであれば約300kcal/dayの補助となる．現在は2.5kcal/mlの補助栄養剤も発売されている．
- 主食（米飯）を好む方は多いので，無味無臭のパウダー類を主食に混ぜ込みカロリーアップを期待する．

・佃煮をつくる際にいろいろな食品を混ぜ込みご飯にのせる（佃煮をたんぱく源になるように入れ込む）．

いずれも何気ないことだが，なにが本人の記憶のカギを開けられるか試すことと，少しでも喜んで食べてもらえたら，という気持ちが必要ではないかと思う．

参考文献
1) 才藤栄一，向井美惠監修．摂食・嚥下リハビリテーション 第2版．医歯薬出版，2007．
2) 金子芳洋，土肥敏博訳．薬と摂食・嚥下障害―作用機序と臨床応用ガイド―．医歯薬出版，2007．
3) 菅野健太郎．嚥下困難．Modern Physician 1996；16（5）：657-659．

Q11 口のなかに食べ物を詰め込み，窒息の危険があります

認知症では食べるペースが異常に早くなる場合があります．とくに，前頭側頭型認知症に顕著です．ここでは，口のなかに食べ物を詰め込み，窒息の危険性がある場合の原因，見極めのポイント，対応について述べます．

考えられる原因

口いっぱいに詰め込む原因としては，実行機能の障害によって行動をコントロールできない（脱抑制）ため[1]，食べるペースを制御できないことが考えられます．→ 対応1

また，元来から早く食べる（一口量が多い，十分に咀嚼しない）生活習慣がある場合は詰め込むような食べ方が生じることもあります．→ 対応2

実行機能の障害[2]として詰め込みのほかにも，早食い，食物選択の変化（いつも同じものを食べる），社会的に認められないような食行動（盗食，礼節に欠ける食事マナー）もあり，詰め込みだけでなく他の症状との重複によって，窒息の原因にもなります．

原因を見極める際のポイント

元来から早く食べる人の場合でも，前頭側頭型認知症のように脱抑制が顕著な場合でも，日常の食事において窒息や誤嚥の危険が低いか否かを見極めることが重要です．

どうすれば詰め込まなくなるのかを検討することも大切ですが，詰め込みがあっても安全に食事ができる（窒息事故がない，誤嚥がない）ことをつねに評価していきましょう．

前頭側頭型認知症の場合は，アルツハイマー型のような空間認識的な諸問題がないので，あとあとまで自分で食事をすることができますが，初期には固形食嚥下の口腔期の問題があり，後期には嚥下開始困難が生じてくるため，症状の進行度によって誤嚥のリスクが高まってくると考えられます[3]．

対 応

対応1 前頭側頭型認知症の場合，あとあとまで自力で食事を摂取できることはその人にとって大きな強みです．ただし，脱抑制があるので，過ちを周囲の人から指摘されても，悪気なくあっけらかんとして，配慮や礼節にかけ，ときに暴力的行動に出ることもあります．前頭側頭型認知症は"被影響性の亢進"があるため，相手のいったことをそのままオウム返しする，相手の行動をまねする，外的刺激に対して容易に反応する，などの特徴があります．詰め込まないための支援をしようと介助者が注意やアドバイスを施しても，介助者のいうことをそのまま真似てみるだけで行動変容ができない患者を目の前にすると，介助者側の疲弊感は増すばかりです．むしろ，自力で食事を摂取できることが当事者の強みなので，その強みを支える支援を行います．

具体的には，詰め込みすぎないように，スプーンや箸を変更する，一皿ずつ配膳して一気に詰め込まないようにする，食器を小ぶりのものにする，水分を含んだ嚥下しやすい食形態（豆腐，茶わん蒸し，温泉卵，ポタージュスープ，

寒天寄せそうめん，くず湯，とろろ汁，おじや等）を提供する工夫もあります．手づかみで食べる患者の場合は，自分の手と口を使って食べられることが強みですから，どうすれば楽しく手づかみで食べられるのか工夫してみましょう．食事形態はサンドイッチやおにぎり，軍艦巻きや手巻き寿司，串焼き（串を使用しているため見守りが必要）などがありますが，飲み込みはどうか，詰め込みすぎてないか，といった十分な見守りや食後の観察がとくに必要です．ユニバーサルデザインフードを上手に取り入れ，本人が楽しく食事できるように配慮しましょう．

ペースが速すぎる際には，患者に注意を促すよりも，口に取り込む前に患者の手の上に介助者の手を優しく置いて，口に詰め込む動作を中断することも効果的です．食行動障害では，大食いや甘いもの，味の濃いものを好んで食べるようになりますので，肥満や糖尿病といった身体的合併症を引き起こさないこと，むせや窒息などを予防すること，そして見守りやゆったりとした食事の雰囲気作りを心がけましょう．

対応2 認知症の場合，これまでの生活習慣と違った一口量やペースに変更すると，患者にとって混乱を招くもとになる可能性もあります．まずは患者の食べる一口量やペースで誤嚥や窒息を起こさないかどうかを評価します[4]．

評価項目としては窒息の既往の有無，むせの有無，肺炎の既往，頸部・口唇や頬・口腔内・呼吸といった身体所見項目[5]があります．

ⓐ 窒息の既往：どのような状況で窒息したか，そのときどのような対応をしたのか（姿勢を変えた，自己喀出できた，救急車を呼んだ）を情報収集します．
・嚥下機能がよい患者は，食形態の変更（一口大など）や配膳の工夫，見守りの徹底がなされていないため，大きなもので窒息する場合があります．
・嚥下機能が低下した患者は，過去に食形態を変更しており，形のない（どろどろ，ペースト状といった）流動物で，大量に誤嚥した場合があります．

ⓑ むせの有無：
・むせがある場合は，なにでむせるのかを把握します．咳反射がある場合は，弱い咳か？しっかり咳込めるのか？ これらの観察を行います．
・むせがない場合は，不顕性誤嚥をしている可能性もあります．発熱や痰の増加，失禁，意識低下，なんとなく元気がなくなったといったサインは高齢者の肺炎の徴候です．

ⓒ 肺炎の既往：頻度やいつ罹患したのかを情報収集します．過去に既往があれば，嚥下機能の低下が推測され，誤嚥のリスクも高いと判断する材料になります．

ⓓ 身体所見：嚥下に関連する身体機能を把握します．視診で全体の状況を把握し，触診で細かく機能を評価します．

①頸部

喉頭挙上運動の良し悪しが嚥下を左右するため，頸部の運動を観察します．観察のポイントは以下のとおりです．

・左右の傾斜や極端な前屈位もしくは後屈位によって，喉頭挙上運動が妨げられていないか
・頸部の筋肉に過度な緊張がないか，緊張がある場合は姿勢の変化で緊張が緩和するかを触診する
・唾液を嚥下してもらい，喉頭が挙上するのかを触診する

②口唇や頬

口唇や頬は食べ物を取り込み，保持，食塊形成しますが，認知症の場合，コミュニケ

ションがとれなくなると口腔周辺の機能が使われなくなることによって廃用萎縮が生じることがあります．
・口唇閉鎖ができるか
・口腔前庭や頬粘膜を触診し，筋の緊張や左右差を触診する

③口腔内

　口腔内の衛生状態，口腔乾燥，舌の萎縮・運動障害・適度な弾力性の有無，臼歯の咬合や義歯の安定性を観察します．

④呼吸

　誤嚥したとしても，呼吸機能が良好で咳により誤嚥したものを喀出できれば誤嚥性肺炎は生じにくいです．嚥下と呼吸は密接に関連しているため，十分に観察します．肩で息をしているといった努力呼吸がないか，呼吸数や呼吸リズム，深さ，胸郭の運動の確認，深呼吸ができるか，咳をするように教示し咳込めるのかを観察します．

　咳をしてくださいと教示しても，こちらの指示をオウム返しでいう場合もあるため，咳込む動作をあえて示したほうが効果的な場合もあります．

参考文献
1) 山田律子．認知症の人の食事支援BOOK．中央法規，2013．p33．
2) 金子芳洋．認知症と食べる障害—食の評価・食の実践．医歯薬出版，2005．p3．
3) 金子芳洋．認知症と食べる障害—食の評価・食の実践．医歯薬出版，2005．p6．
4) 野原幹司．認知症患者の摂食・嚥下リハビリテーション．南山堂，2011．p48-50．
5) 野原幹司．認知症患者の摂食・嚥下リハビリテーション．南山堂，2011．p41-48．

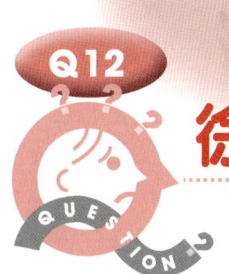

Q12 徐々に体重が減少していきます

考えられる原因

- 食べこぼしがある → 対応1
- 徘徊や不穏などで活動量が亢進している → 対応2
- 適切なエネルギー量が提供されていない. → 対応3
- 誤嚥性肺炎などを併発している → 対応4
- 糖尿病や悪性腫瘍などの疾患を合併している → 対応5

原因を見極める際のポイント

認知症高齢者では，体重減少をともなうことが少なくありません．認知症のために食事がとれないのだから仕方がない，と安易な判断をせず，体重減少の原因はなにか，適切な対応策はないかを検討することが大切です．

毎回の食事摂取量を把握するだけでなく，食べこぼしや，誤嚥によるムセなどがないか，必ず食事中の様子を観察するようにしましょう．

体重減少の原因は，拒食，食べこぼしといった，認知症そのものによる原因だけではなく，誤嚥性肺炎や，糖尿病，悪性腫瘍といった身体的な疾患，適切なエネルギー量が提供されていないといった，ケアを行う側のミスの場合もあります．適切な対応を行えば防ぐことができる体重減少を，見逃すことのないように注意しましょう．

対応

対応1 食べこぼしへの対応

食事中の様子を観察し，口に運ぶ前に食物がこぼれてしまっている場合は，食べこぼしと判断し，下記の対応を行います．いったん口に入れた食べ物を吐き出してしまう場合は，「Q5. 食事を吐き出してしまいます」「Q7. なかなか飲み込んでくれません」などの項を参考にしてください．

食べこぼしがある場合は，まず，食事中の姿勢が悪くないか，食卓と椅子の距離が離れ過ぎていないかを確認します．

脳血管性認知症や，それ以外の認知症で脳血管障害を合併した症例では，上肢の麻痺や運動失調のために，食事をスプーンで口に運ぶことが困難で，食べこぼしてしまうことがあります．どうしてもうまく運べない場合は食事介助が必要ですが，介助を行うことで，自発性が低下したり，廃用による機能低下を招く危険性もあります．できる限り自力で摂取できる方法がないかを検討しましょう[1]．握りの部分を太くした介助用スプーンや，食事をすくう際にすべりにくく，すくいやすい形状に工夫された食器なども考案されています（図1）.

振戦が原因で，食事が口もとに運べないこともあります．レビー小体型認知症でも振戦が問題となることもありますが，むしろ，小脳などに発生した脳血管障害や，薬剤によるパーキンソン症候群などが原因であることが多いようです．薬剤によるパーキンソン症候群が疑われる

場合は，薬剤の調整を主治医に依頼します．

　一口の量が多すぎるために食べこぼしてしまうこともあります．その際は，食材を一口大に切り分けて提供したり，見守り，声かけを行うことによって改善することができます．

　視空間認知機能が低下した症例では，スプーンを口ではなく，鼻や顎のほうに持っていく動作がみられ，食べこぼしにつながることがあります．正しく口元に食事を運べるよう，最小限の介助を行うようにします[1]．

　食べこぼしのある症例では，食事摂取量だけでなく，食べこぼした量も経過表などに記載するとよいでしょう．あらかじめ食べこぼす量を見込んで，多めの量の食事を提供する場合もあります．

対応2　活動量亢進への対応

　徘徊や不穏などで，予想以上に活動量が亢進していることが原因で，体重が減少している場合があります．廊下などを歩き回る場合だけでなく，頻回にベッドから立ち上がろうとする行動や，つねに四肢などを動かす行動，大声などがみられる場合にも，長期間では体重の減少につながる恐れがあります．各症例の行動パターンを観察し，徘徊などがある場合は，まず通常の必要エネルギー量より200kcal前後多めの食事を提供します．全量を摂取できない場合は，栄養補助食品なども併用するようにします．徘徊の頻度や，移動距離などによって，消費されるエネルギー量も異なります．定期的に体重をモニタリングし，体重を維持できるエネルギー量まで増量します．

対応3　適切なエネルギー量を提供する

　たんに高齢者という理由で，必要なエネルギー量に対して，不十分な量の食事が提供されている場合があります．身長，体重などから，その症例独自の適切なエネルギー量が計算されているか，計算を行う際の活動係数などの係数が不必要に低く設定されていないか，それに見合う食事が提供されているか，もう一度，管理栄養士，医師などの多職種で見直しましょう．

　体質により太りやすい人もいれば，たくさん食べても太らない人もいます．病前の体格や，食事摂取量などを家族などから聞き取ることも大切です．

対応4　誤嚥性肺炎を見逃さない

　経口摂取を進めるうえで，最大の合併症は誤嚥性肺炎です．誤嚥性肺炎による炎症が，エネルギー消費量の増加，体蛋白質の異化を引き起こし，体重減少の原因となることがあります．

　ムセや発熱がみられる症例では，誤嚥性肺炎を見逃すことは少ないと思いますが，認知症高齢者のなかには，咽頭・喉頭の知覚が低下し，誤嚥してもムセが認められない症例も少なくありません．また，発熱や，CRP上昇などの炎症所見はなくても，X線で肺炎が発見される症例も経験します．このような，症状のない誤嚥性肺炎を見逃さないよう，細心の注意を払う必要があります．

　食事前後の口腔内の観察を必ず行うようにしましょう．パルスオキシメーターで食事中の酸素飽和度をモニターし，食事開始後に3%以上の酸素飽和度の低下を認めた場合は，誤嚥の可能性を疑います[2,3]．誤嚥が疑わしい場合は，「Q8. むせてしまいます」を参照してください．

対応5　合併症の検索と対応

　認知症高齢者は，症状を伝えることができないために，糖尿病，悪性腫瘍などの合併症が見逃される可能性があります[4]．認知症による摂食障害と決めつけて，内科的な検査を行うタイミングを遅らせてしまうことのないようにしましょう．

　表1[5]に，体重減少の原因となる代表的な疾

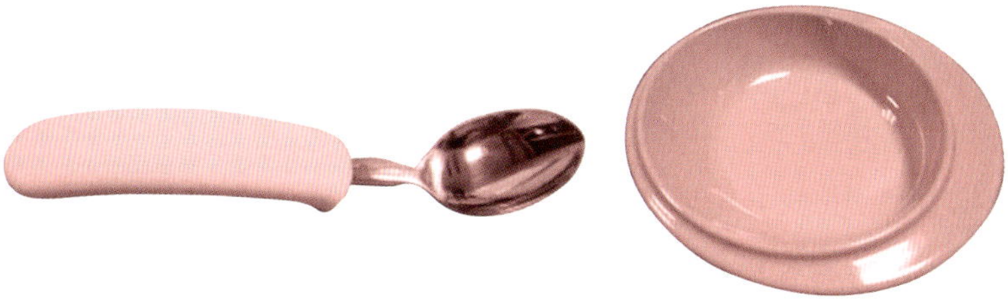

図1 介助用スプーン，皿の例

表1 体重減少の原因となる代表的な疾患

1．食事摂取量の減少をきたす疾患
①食欲低下による ・消化器疾患：胃・十二指腸潰瘍，胃炎，FD（Functional Dyspepsia），逆流性食道炎（GERD），肝炎，肝硬変，慢性膵炎 ・全身性疾患：感染症，膠原病などの炎症性疾患，悪性腫瘍，心不全，尿毒症，COPD，高Ca血症 ・精神的要因：神経性食欲不振症，うつ病，心因反応，認知症 ・薬物：抗悪性腫瘍薬，NSAID，アルツハイマー病治療薬，鉄剤，ジギタリス，テオフィリン，ビタミンD製剤，ビスフォスフォネート剤，向精神薬，インターフェロン ②消化管疾患：咽頭がん，食道がん，胃がん，大腸がん，膵がん，胆道がん，食道アカラシア ③咀嚼・嚥下障害：脳血管障害後遺症，認知症，重症筋無力症，筋萎縮性側索硬化症，脊髄小脳変性症 ④口腔内疾患：舌炎，舌がん，う歯，歯ぎん炎，歯牙喪失
2．栄養素の吸収障害
①消化管の短縮：胃切除，腸切除，短腸症候群，胃バイパス術 ②消化管の炎症：潰瘍性大腸炎，クローン病，ベーチェット病，腸結核，放射線性腸炎 ③吸収障害：乳糖不耐症，アミロイドーシス，blind-loop症候群，寄生虫症，セリアック病 ④消化液分泌障害：肝内結石，総胆管結石，胆道がん，膵炎，膵がん，消化管手術後 ⑤薬物：下剤の長期連用
3．栄養素の喪失
①体表からの喪失：熱傷，褥瘡 ②出血：多発外傷，大手術，消化管出血，痔核，慢性尿路感染症 ③胸水，腹水の貯留，穿刺 ④蛋白漏出性胃腸症 ⑤腎からの喪失：糖尿病，ネフローゼ症候群
4．代謝の亢進
①感染症：重症肺炎，敗血症，細菌性心内膜炎，肝膿瘍，結核，非定型抗酸菌症，HIV感染症 ②各種がん，悪性リンパ腫などの悪性腫瘍，白血病 ③内分泌疾患：甲状腺機能亢進症，褐色細胞腫 ④炎症性疾患：慢性関節リウマチ，膠原病，サルコイドーシス ⑤薬物：乾燥甲状腺末，覚せい剤，漢方薬
5．内分泌・代謝疾患
①糖尿病 ②アジソン病，副腎皮質機能低下症，下垂体機能低下症 ③グルカゴノーマ ④肝硬変
6．加齢によるサルコペニア

（文献5より引用）

患をまとめます．認知症高齢者では，侵襲をともなうような検査を行えないことが多いため，症状や，一般的な血液検査，尿検査などにより，できる限りひとつずつ身体的な疾患の可能性を否定していくようにします．喘鳴や呼気の延長などが認められる際は，肺気腫などの慢性閉塞

性肺疾患が疑われます．下肢の浮腫が認められる際は，うっ血性心不全や腎機能障害などを見逃さないようにしましょう．

高齢者で慢性的に微熱が持続する場合は，結核などの感染症にも注意が必要です．日本の人口10万人当たりの結核の罹患率は16.7で，欧米諸国と比較すると，依然として高いといわれています[6]．

各種がん，悪性リンパ腫，白血病などの悪性疾患を合併した症例では，食事をきちんと摂取していても，体重が減少していくことがあります．このような状態をカヘキシア[7]と呼びます．認知症高齢者では詳細な検査が行えないこともしばしばですが，血液像や，腫瘍マーカー，便潜血，CT，超音波検査などの検査を組み合わせることで，白血病やがんなどが診断できる可能性もあります．

参考文献
1) 山田律子．認知症の人の食事支援BOOK 食べる力を発揮できる環境づくり．中央法規出版，2013．
2) 日本摂食・嚥下リハビリテーション学会編．摂食・嚥下障害の評価．医歯薬出版，2011．p25-30．
3) 吉田貞夫．経口摂取へ向けたケアの流れ（摂食・嚥下評価，嚥下訓練法）．吉田貞夫編．経腸栄養のトラブルシューティングと合併症対策．ナーシングMOOK65 静脈栄養・PEGから経口摂取へ．学研メディカル秀潤社，2011．p96-112．
4) 吉田貞夫．認知症患者の栄養障害とそのアセスメント．臨床栄養別冊・ワンステップアップ栄養アセスメント応用編．医歯薬出版，2010．p83-91．
5) 吉田貞夫．身長，体重，BMI．臨床栄養別冊・ワンステップアップ栄養アセスメント基礎編．医歯薬出版，2010．p20-27．
6) 厚生労働省．平成24年結核登録者情報調査年報集計結果．2013．
7) 吉田貞夫．カヘキシア，サルコペニア，フレイルティってどんな状態？ ニュートリションケア増刊：栄養療法のギモンQ&A100＋9．メディカ出版，2012．p33-35．

Q13-1 お腹がいっぱいで食べられないといっています

　3食の食事を自力で経口摂取する認知症患者の場合は，より食事量をアップさせたい，食欲不振を改善したいという介助者側のニーズがあります．食事量の低下が出現した場合，嚥下機能が低下しているのか，食の嗜好が本人の好みと合わないのか，判断に困ることがありますが，ここでは，食欲がない原因をいくつかあげてケアの工夫を解説します．食欲低下は脱水や低栄養状態によって身体合併症を招きますので，その対策は重要です．

考えられる原因

・生活リズムの乱れ

　そもそも，認知症を患う高齢者には，老年症候群[1]がみられます．老年症候群には疾患や外傷がなくても生理的老化にともなう症状（感覚性難聴，夜間頻尿，暗順応による夕方の視力低下等）と，疾患や外傷によって症状が起きてくる病的老化にともなう症状があり，認知症高齢者の場合はその両方が重複していると考えます．便秘症や運動不足，睡眠不足といった生活リズムの乱れがあると活気が消失し，食欲不振や食欲低下が起こることが考えられます．とくに排泄のために日中もおむつを着用し，1日中ベッドに臥床したままだと，すっきりとした排泄行為が行われず腹部膨満感は持続し，さらには当事者の自尊感情も大きく傷つけ，これら一連のストレスによって昼夜逆転が生じて悪循環となります．

→ 対応1

・BPSDによる嗜好の変化

　初期のアルツハイマー型認知症は偏食の出現によって嗜好が甘味に偏ること，空腹を感じないことや食べない（もしくは食べすぎる）といった食欲の変調が出現します[2]．

→ 対応2

　日本の認知症患者のBPSD症状の特徴による[3]と，脳血管性認知症では抑うつ症状が多く，アルツハイマー型認知症ではアパシー（無気力）の出現率が97％，前頭側頭型認知症ではアパシーの出現率が70％と報告され，認知症のタイプによって抑うつ症状による食欲低下や，アパシーによる食欲低下というように原因が違ってきます．またレビー小体型認知症のように幻視の出現によって食欲が低下して食べられないと訴える場合もあります．

・抑うつ症状からくる食欲不振 → 対応3
・アパシーからくる食欲不振 → 対応4
・幻視による食欲不振 → 対応5

・嚥下障害

　脳血管性認知症では，球麻痺や偽性球麻痺による準備期の障害（飲み込みにくさや食べにくさ）によって不顕性誤嚥を呈することもあります．食事に時間がかかり活気がなくなり，食欲がないと拒否する場合もあります．アルツハイマー型認知症の初期は，食塊形成の時期である準備期以降の嚥下機能が障害されることはほぼないといわれていますが，病状が進行するにしたがって準備期以降の口腔期の障害（咽頭に送り込めない等）も出現します[4]．→ 対応6

- 見当識障害や認知機能変化が介助者との人間関係に影響

　見当識障害がある場合は，記憶障害がはなはだしく，日常，行動をともにしている人の名前さえ憶えることもない．つい数分前に一緒だった顔なじみが誰か答えられない人もいます．しかし，環境に無数にある情報刺激のうち，自分の欲するもの，気にかかるもの，受け入れ可能なものを「選択的に」取り込んだ結果が作話であり，作話は自分の誇りや自負心を護るものといわれています[5]．介護者や看護師が自分を世話する人物と認識できず，食事を促されても安心して食べられないと感じると，拒否の結果として「（お腹がいっぱいなので）食べたくない」と表現するかもしれません．

　認知症高齢者の妄想は統合失調症圏の妄想に比べて単純な構造で一時的であり，心理社会的病理によれば家族や介護者との間で妄想が起こりやすく，妄想の対象が身近な人になりやすい[6]ため，介助者は対応のむずかしさに悩むこともあります．→ 対応7

原因を見極める際のポイント

それぞれの認知症には，食欲低下を招くどのような特徴があるのかを把握することが見極めのポイントです．

1）アルツハイマー型認知症
- アパシー（無気力）の出現率は97％で，無気力にともなう食欲不振の可能性がある．
- 運動機能や感覚機能は特異的に保たれる．
- 見当識障害や実行機能の障害を保持するような適切な食事環境がつくれているのかを観察する．

2）レビー小体型認知症
- 注意力や覚醒の変動をともなう認知機能の変動，抗精神病薬の効果発現時間，生活リズムの乱れによって，食べることができるときとそうでないときがある．
- 幻視に反応し食べられない場合には，食事への拒否が生じる場合がある．

3）血管性認知症
- 脳血管障害の部位や範疇で障害の程度が違うが，運動機能障害，遂行機能障害，嚥下機能障害がある．
- 口腔ケアも含めて全身の観察と他職種連携がなされているのかを観察する．
- 脳血管性認知症では抑うつ症状による食欲低下の可能性がある．

対応

対応1　生活リズムへの工夫

質のよい眠りを得るために，①毎日決まった時間に起きる，②昼寝は30分程度，③朝陽の光を浴びて朝食は必ず摂取する，④日中は適度な運動を行う，⑤夜は入浴でリラックスする，⑥寝室の明るさに注意する，などに注意を払いましょう．また，介護者の都合で早々におむつを着用することは廃用症候群を進める結果となります．排便のリズムを把握しながらも，トイレで自力排泄ができるように支援を行いましょう．質のよい眠り，適度な活動，排泄が整うことで，食欲が回復していきます．

老年症候群による生理的老化に対し，つぎのような対応を行ってみましょう．

- クロスやお盆の柄模様に気をとられている場合は無地のものを選択する．
- 認知症にかぎらず，青錐体細胞の感度は加齢とともに低下し，寒色系よりも暖色系が目にとまりやすいため，食卓や食品のコントラストに暖色系を取り入れる．

- たくさんのお皿を並べると情報処理できないため，ワンプレートやお弁当箱，どんぶり風，一皿ずつ（コース料理風）による食卓環境の調整を図る．
- 手がかり再生や再認が保持されている場合は，食事を意識させたのちに本人が食べはじめるのを待つ．
- 本人の好物を提示し，香り，彩り等で食事環境を工夫する．

対応2　嗜好の変調への工夫

嗜好の変調に任せて，甘いものばかり摂取しては健康障害を招きます．食欲のないときはあえて甘いものを勧めてみますが，食事が比較的スムーズにできているときは，できるだけバランスのよい食事を提供しましょう．食べはじめてすぐにお腹がいっぱいといって食べようとしなくなったときには，食べ物の温度がひと肌程度だと食べ物と認識されにくいこともあるため，はっきりとした味（香辛料，ゆず，酢，）や冷たい食材（酢の物，冷奴，冷製スープ等）で味覚を刺激すると食欲が回復することがあります．

対応3　抑うつ症状で食欲不振がある場合の工夫

認知症の人は，周囲の人たちが自分の考えや訴えを聞いてくれず，否定されたり非難されたりすることが続くと，周囲に理解されることを諦めてしまい，自分自身のなかに引きこもってしまう場合があります．このような状態が続くと，なにかに関心や興味をもつことが減っていき，抑うつ状態になり，身体的な活動性も低下してしまう可能性があります．抑うつ状態が進むと，あらゆることに関心を示さず，食べることへの喜びの感情を出さなくなることもあります．本人の興味や関心があることを支援者側がみつけるのはとてもむずかしいのですが，よく観察していると，ふとしたきっかけで表情が変わる瞬間もあります．孫の面会や家族の差し入れ，親しい友人とのおやつの時間など，その人が関心を向けることができる食べ物や食環境を観察してみましょう．

対応4　無気力で食欲不振がある場合の工夫

無気力（アパシー）は，注意力の低下や情報処理速度の低下とも関連[7]があります．好物を活用してみましょう．好きなものは嚥下にかかわる中枢の発火頻度が上がる[8]といわれています．記憶を呼び覚ます食（郷土料理，思い出の食事，好物）は食事への認識を高めて，食欲がわくことがあります．

対応5　幻視で食欲不振がある場合の工夫

幻視で食べられない場合，安心できる食卓環境を提案（時間を置く，コントラストがはっきりしたお皿に盛りつけ直す，一緒に確認してみる，幻視が出現しやすい食材はなにかを解明する），薬剤の検討等を考えます．食べることができるときとそうでないときの支援内容をチームで統一し，本人の自尊心を支えます．

対応6　ポジショニングや食具の工夫

食事のときの姿勢は嚥下機能に大きな影響を与えます．座位であっても臥位であっても頸部前屈位であること，テーブルとイスの高さは対象者にとって食事の内容全体が把握できるような視野が確保された高さであること，口腔から咽頭への送り込みが悪いときにはリクライニングで45°ぐらいが送り込みに適している（対象者によって個人差はある）といわれています[9]．テーブルのお膳がほとんど見えない状況で車いすに乗せられた認知症患者が食事介助される場面に遭遇することがあります．車いす上座位でのポジショニング（シーティングという）では，座面のたわみをクッションで調整，骨盤中間位，脊柱伸展位，足置きを使用して足が接地している，といった工夫[10]をしましょう．なにより，

食事が見えないと食欲も亢進しませんので，工夫を凝らしてみましょう．

対応7 ▶ 見当識障害に対する場の工夫

過去の食への記憶を呼び覚まし，現在のなじみの場をつくるために，食事の準備段階から調理の音や，におい，会話しながらの楽しい作業により五感を刺激します．支援者と楽しい時間を過ごしながら一つの作業を達成（たとえば調理場で一緒に料理をする，農作物を収穫する）させ，その成果を分かちあう（一緒に食事をする，みんなで味見する）ことは，過去と現在の記憶をつなぎ見当識を補完する役目も果たします．とくに，介助者との人間関係は認知症患者の食欲に大きな影響を与えます．

近年，回想法[11]，共想法[12]といった高齢者とのコミュニケーションの見直しによってQOLの向上を図る取り組みが報告されています．本人のお気に入りの写真や昔の話を拝聴することで，認知症患者の健康な部分や自然な笑顔に接することが介助者の励みにもなります．介助者が関心をもって話を聴く姿勢は，認知症患者にとってリラックスした生活環境を提供し，その後の食事支援へのよき導入になるでしょう．

参考文献

1) 鳥羽研二．老年症候群の考え方．CLINICIAN 2012；59（605）：10-16.
2) 野原幹司編．認知症患者の摂食・嚥下リハビリテーション．南山堂，2011．p28-33.
3) Shimabukuro, J., Awata, S., Matsuoka, H.. Behavioral and psychological symptoms of dementia characteristic of mild Alzheimer patients. Psychiatry Clin Neurosci 2005；59（3）：327-336.
4) 野原幹司編．認知症患者の摂食・嚥下リハビリテーション．南山堂，2011．p28-29.
5) 浅野比毅，阿保順子．高齢者の妄想．批評社，2010．p16-18.
6) 浅野比毅，阿保順子．高齢者の妄想．批評社，2010．p101.
7) 山田律子．認知症の人の食事支援BOOK．中央法規，2013．p109.
8) 野原幹司編．認知症患者の摂食・嚥下リハビリテーション．南山堂，2011．p92.
9) 野原幹司編．認知症患者の摂食・嚥下リハビリテーション．南山堂，2011．p81-82.
10) 迫田綾子．図解ナース必携誤嚥を防ぐポジショニングと食事ケア―食事の初めから終わりまで．三輪書店，2013．p56-61.
11) 小山敬子．なぜ「回想法」が認知症に効くのか．祥伝社，2011.
12) 大武美保子．介護に役立つ共想法―認知症の予防と回復のための新しいコミュニケーション．中央法規出版，2011.

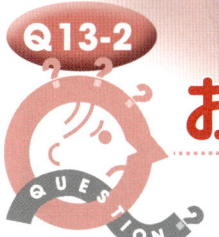

Q13-2 お腹がいっぱいで食べられない（お腹も張っています）

考えられる原因

- 消化管運動の低下による便秘 → 対応1
- 腸閉塞（麻痺性イレウス）→ 対応2

原因を見極める際のポイント

高齢者は消化管の蠕動が弱くなり，便秘や，ときに腸閉塞（麻痺性イレウス）などを発症しやすいといわれます．とくに認知症の高齢者は，内服薬の影響（表1）や日中の活動量低下などによって，消化管の蠕動が障害されやすく，注意が必要です．日常から腹部の膨満などがないか触診するように心がけましょう．

対応

対応1 便秘への対応

認知症高齢者のケアでは，毎日の排便の有無，量の確認のほか，定期的に腹部膨満や宿便がないか触診するよう心がけましょう．毎日排便があっても，すべての便を排出しきれていないと，大量の宿便が貯留することがあります（図1）[1]．腹部の触診で，下行結腸やS状結腸などに貯留した便に気づくことがあります．その際は，早めに下剤を使用したり，浣腸を行うなどの対応を行うようにしましょう．

消化管の蠕動を抑制する薬剤（表1）などが

表1 認知症高齢者で問題となりやすい消化管の蠕動を抑制する薬剤

1. 麻痺性イレウスを発症するリスクのある薬剤
・抗精神病薬 　ブチロフェノン系：ハロペリドールなど 　フェノチアジン系：クロルプロマジンなど 　非定型抗精神病薬：リスペリドン，クエチアピンなど ・頻尿治療薬（ムスカリン受容体拮抗薬）ソリフェナシン，プロピベリンなど ・糖尿病薬 　αグルコシダーゼ阻害薬：アカルボース，ボグリボース，ミグリトール 　DPP4阻害薬：シタグリプチン，ビルダグリプチン，リナグリプチンなど ・モルヒネ・オピオイド
2. 便秘，腹部膨満などを発症するリスクのある薬剤
・認知症治療薬 　アセチルコリンエステラーゼ阻害薬（AChE阻害薬）：ドネペジル，ガランタミン，リバスチグミン 　NMDA受容体拮抗薬：メマンチン

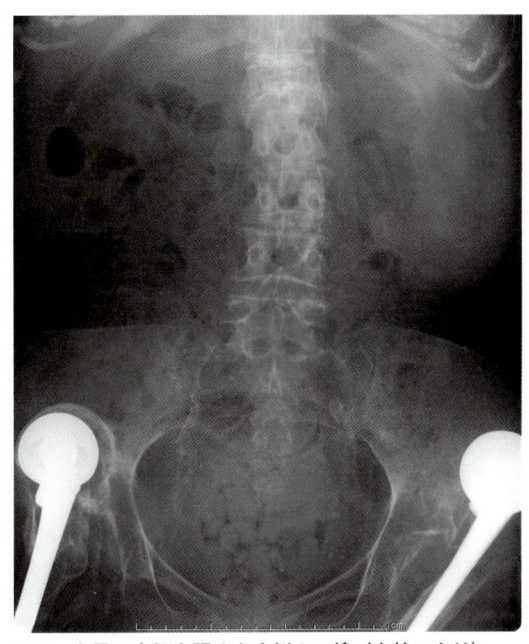

図1 大量の宿便を認めた症例のX線（文献1より）
S状結腸から直腸を中心に，多量の宿便が認められます．直腸の便は，水分が少なく硬い兎糞状を呈しています．毎日排便があっても，腹部膨満などがないか観察し，触診することが大切です．

表2 下剤の有害反応（副作用）

- 下痢（効果の過剰）
- 腹痛, 腹部膨満感（とくに, 炭酸水素ナトリウム・リン酸化合物坐剤など）
- 習慣性（とくにセンナなど）
- 酸化マグネシウムによる高マグネシウム血症
  ※嘔吐, 血圧低下, 徐脈, 筋力低下, 傾眠などの症状のほか, ときに死亡することもある.
- 大腸メラノーシス（大黄, センナなどの大腸刺激薬）
  ※腸粘膜にメラニン様色素が沈着する.
- 腸閉塞, 腸管穿孔
  ※癒着などのある症例に使用する際は注意.

使用されている場合は, 薬剤を減量または中止できないか, 主治医に検討してもらいましょう. 減量や中止が困難な場合は, モサプリドなどの消化管蠕動を促進する薬剤を併用できないか検討してもらいましょう.

便秘傾向の強い症例では, 下剤の使用を検討します. 認知症高齢者では, 消化管の蠕動が低下するために発症する弛緩性便秘が多いと考えられます. 大腸刺激性下剤を適宜頓用で使用するか, 便を軟らかくする塩類下剤（酸化マグネシウムなど）を内服してもらうようにします. 大黄甘草湯, 潤腸湯, 麻子仁丸などの漢方が使用されることもあります. 下剤はそれほど有害反応（副作用）の多い薬剤ではありませんが, **表2**のような有害反応が知られています. 十分な注意が必要です.

対応2　腸閉塞（麻痺性イレウス）への対応

認知症高齢者は, 加齢や内服薬の影響で消化管の蠕動が低下しやすく, 腸閉塞（麻痺性イレウス）を発症しやすいと考えられます. 認知症高齢者は, 腸閉塞を発症しても疼痛などを伝えることができず, 診断が遅れ, 状態が悪化する

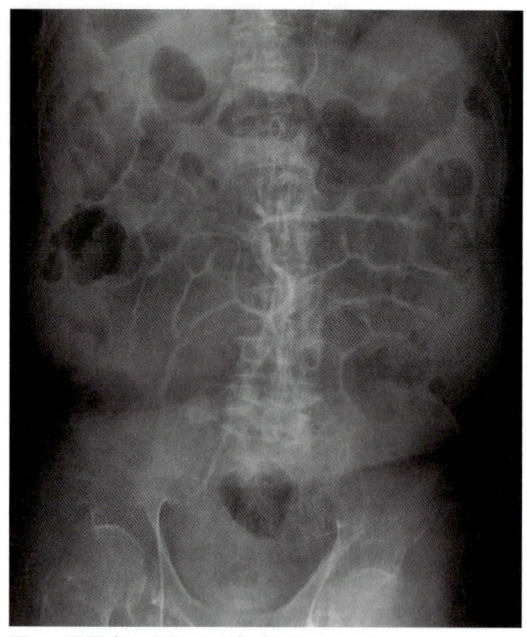

図2　腸閉塞の症例のX線（文献1より）
ガスによって拡張した腸管が認められます. 小腸ヒダが認められるので, 主に小腸が拡張していると考えられます. 経鼻胃管を挿入し, 減圧したり, 浣腸などを行って, 消化管の蠕動を促進し, ガスを早期に排出させないと, 絞扼性イレウスを発症し, 消化管の壊死のため, 致命的となることがあります.

可能性があります. 腹部膨満がないかつねに観察し, 腹部膨満を認める際は, 圧痛の有無などを確認し, 主治医に報告するようにしましょう. 腸閉塞を早期に診断するためには, X線などの検査（**図2**）が必要です.

腸閉塞の診断・治療が遅れると, 絞扼性イレウスを発症し, 消化管壊死のため, 致命的となることがあります.

参考文献
1) 吉田貞夫. 経腸栄養のトラブルシューティングと合併症対策. ナーシングMOOK65 見てわかる静脈栄養・PEGから経口摂取へ. 学研メディカル秀潤社, 2011. p66-82.

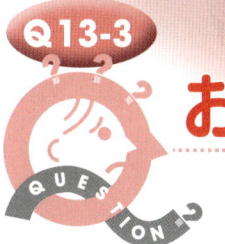

Q13-3 お腹がいっぱいで食べられない：薬剤師の視点から

考えられる原因
- 消化管運動に影響を与える薬剤 → 対応1
- 消化管粘膜に影響を与える薬剤 → 対応2
- 食思不振の原因となる薬剤 → 対応3

原因を見極める際のポイント

「薬剤を投与されていて摂食・嚥下障害が疑われる患者をはじめて診るときには，まずその薬剤のチェックから」[1] という言葉があり，実際のところすべての薬剤が原因となりえます．摂食行動や食欲，また嚥下機能に悪影響を及ぼす薬剤まで含めるとその情報量は膨大です．この項では表題にあるような訴えを前提とし，まず認知症患者さんに処方されることの多い薬剤にターゲットを絞って解説していきます．

1) 消化管運動を低下させる薬剤：抗コリン作用薬

消化管の蠕動運動を亢進するのは副交感神経ですが，その神経伝達物質であるアセチルコリンの働きを阻害し胃内容物排出速度（GER）を遅延させます．アセチルコリン受容体はムスカリン受容体とニコチン受容体に大別されており，薬の説明書に「ムスカリン受容体～に作用…」とあるものもコリン作用に含まれるので，言葉のうえで注意が必要です．高齢者はこのアセチルコリンがもともと不足がちなため，抗コリン作用を有する薬剤を投与すると，その薬効が強く現れやすいという特徴があります．唾液分泌や胃または腸管の運動を抑制する代表的な薬剤で，それ以外にも記銘力や注意力障害，せん妄を誘導することが知られているため[2]，認知症高齢者にはその使用，とくに高用量の使用は避けることが望ましいものと考えます．米国のAnticholinergic Risk Scaleを表1に示します．この表はコリン作用性の有害事象のリスクを指標化していますが，報告によって若干評価が異なることがあるのでスコア自体は参考程度にとどめ，抗コリン薬にはどのようなものがあるのかを知るために使って下さい．

認知症治療薬のドネペジル塩酸塩をはじめとするコリン仮説に基づいて開発された薬剤の多くには，投与初期，増量期において胃腸障害や嘔気の副作用が報告されていますが，これはいまのところ末梢のムスカリン受容体においてアセチルコリンの働きが急激に増強したためと考えられており，最小用量から投与を開始し，一定の期間を設けて増量するという使用上の注意の理由の一つになっています．

2) 消化管運動を低下させる薬剤：その他

便秘によって食欲不振を訴えるケースも多いでしょう．便秘を引き起こす薬剤は抗コリン作用を有するもの以外では，医療用麻薬，また頻度は低いですが降圧剤にもその可能性があります．医療用医薬品の代表的なデータベースである医薬品医療機器総合機構（PMDA）において，便秘の副作用を有する医療用医薬品を検索すると，約5,200もの薬剤がヒットします．治療計画上，減量や中止といった調整が困難な場合も多く，食事指導や他剤による排便コントロールを要します．また，薬剤性便秘症以外にも認知症で多いのが，酸化マグネシウムをはじめとす

表1 Anticholinergic Risk Scale（文献3より作成）

3点	2点	1点
アミトリプチリン（トリプタノール®） アトロピン製剤 イミプラミン（トフラニール®） オキシブチニン（ポラキス®） クロルフェニラミン製剤 クロルプロマジン（コントミン®） シプロヘプタジン（ペリアクチン®） ジサイクロミン（コランチル®に配合） ジフェンヒドラミン（レスタミンコーワ®） チザニジン（テルネリン®） トリフロペラジン（一般名で販売） ヒドロキシジン（アタラックス®） ヒヨスチアミン製剤 フルフェナジン（フルメジン®） プロメタジン（ピレチア®） ペルフェナジン（ピーゼットシー®） メクリジン※	アマンタジン（シンメトレル®） オランザピン（ジプレキサ®） シメチジン（タガメット®） セチリジン（ジルテック®） トリプロリジン（ベネン®） トルテロジン（デトルシトール®） ノルトリプチリン（ノリトレン®） バクロフェン（リオレサール®） プロクロルペラジン（ノバミン®） ロペラミド（ロペミン®） ロラタジン（クラリチン®） クロザピン（クロザリル®）	エンタカポン（コムタン®） レボドパカルビドパ（ネオドパストン®） クエチアピン（セロクエル®） セレギリン（エフピー®） トラゾドン（デジレル®） ハロペリドール（セレネース®） パロキセチン（パキシル®） プラミペキソール（ビ・シフロール®） ミルタザピン（レメロン®） メトカルバモール（ロバキシン®） メトクロプラミド（プリンペラン®） ラニチジン（ザンタック®） リスペリドン（リスパダール®）

※国内では乗り物酔い等に使用される一般用医薬品に配合されている

る薬剤による排便コントロールが不良であるケースでしょう．服薬管理が困難であるために便秘，食欲不振となることも薬の副作用と同じくらいに多いものと考えて下さい．認知症患者さんの療養支援において，薬が生活に悪影響を及ぼしていないかを推しはかるためには，薬効薬理といった薬の知識よりむしろ，日常における服薬状況の把握とその情報管理が最重要となります．

3）消化管粘膜に影響を与える薬剤

鎮痛薬やステロイド，骨粗鬆症治療薬が代表的な薬剤としてあげられます．なかでも鎮痛薬の副作用として有名な胃腸粘膜障害は無症候性であることが多く，早期に発見するのが困難であることが知られています．非ステロイド性抗炎症薬（NSAIDs）による消化性潰瘍は服用初期に多く発生し，とくに最初の1週間が好発であるとされています[4]．飲酒歴や潰瘍の既往歴，消化管保護目的の薬剤が使用されてない場合など，こういったリスク因子を有する方ではとくに注意が必要です．在宅の現場でも頓服薬として処方され，患者自身や介護者の判断によって高頻度に使用されることのある薬剤ですので，知らないうちに漫然使用しているということにならないよう，使用状況をよく確かめておく必要があります．

また，漢方薬は比較的安全に使用できるものと誤解されがちですが，地黄や当帰，川芎は胃粘膜障害の原因となることも知られているため，観察を怠らないことが重要です．

4）食思不振の原因となる薬剤

食欲がないこと，なんらかの理由で「食べたくない」という気持ちを，「お腹がいっぱいだから」という言葉に置き換えて伝える場合もあるかもしれません．先に解説した各種薬剤による副作用が食欲に影響することを除いても，そのような薬剤が数多く存在します．

漢方薬のにおいや味，向精神薬や比較的長期間服用することの多い閉経後乳癌治療薬や前立腺癌治療薬などによる胃部不快感や嘔気，とくに向精神薬はコンプライアンスが悪い場合，かえって心身の状況を悪化させていることもまれ

ではありません．「飲んでいない」こともまた今ケースの原因となることを頭の隅においていただければ幸いです．

認知症患者さんの場合，その多くが高齢者で正確な意思疎通がときに困難であること，かつ症状に対する訴えが一様でないことなどを考えると，問診だけで薬剤の副作用であるかどうかを判断するということは非常にむずかしく，患者さんのバイタルや日常生活の観察も交えたうえで処方薬剤と照らし合わせることが重要になります．病棟であれば院内の薬剤師に注意すべき薬剤を照会してもらっておくとよいでしょう．在宅であっても同様のことが，たとえ処方元が異なっていても薬事相談の一環として保険調剤薬局の薬剤師にしてもらうことができます．

繰り返しになりますが，それらを見極めるためにいちばん重要なことは，その患者さん・利用者さんの薬剤服用歴をきちんと管理しているかということにつきます．

対 応

対応1 消化管運動に影響を与える薬剤への対応

副作用の機序別分類上，この副作用は薬理作用によるものと考えられます．優先順位を考慮して減量または中止とするか，対症療法として消化管運動を亢進する薬剤を投与します．**表2**に代表的な薬剤の効能，特徴，副作用など留意点をまとめておきます．ただし，処方を増やすよりもまず現状使用されている薬剤を確認し，それらがその他の症状に対する対症療法・漫然投与となっていないかを考え，そのうえでやむをえず追加するという考え方と手順を踏むことが必要です．

対応2 消化管粘膜に影響を与える薬剤への対応

認知症高齢者においてはまず原因薬剤の服薬状況の確認を第一に，とくに頓服としてNSAIDsが処方されているのであればその減り具合を確認して下さい．関節リウマチや変形性関節症等を罹患する場合には中止はむずかしいですが，腹部に関する訴え，下痢，貧血症状などが確認されればすぐに医師に報告し，病院での治療が必要になることがあります．そのような症状がない軽微であると判断できるものであれば，プロトンポンプインヒビター（PPI）や H$_2$ ブロッカー，防御因子増強剤を併用します．なお，NSAIDs 投与時の潰瘍予防として保険適応が認められている PPI は，現時点ではランソプラゾール（タケプロン®）とエソメプラゾール（ネキシウム®）の2剤のみです．

対応3 食思不振の原因となる薬剤への対応

先の対応と同様，まず服薬状況の確認を第一とします．とくに向精神薬のコンプライアンスが守られているかどうかは重要で，それが守られていない場合には関係者と対応を検討する必要があります．副作用による嘔気は服用開始初期に起こりやすいのですが，長期間の処方継続のなかで肝機能や腎機能，体重の変化などの理由によって薬の動態（この場合は薬の蓄積と排泄のバランス）が変化し，食思不振や嘔気などの副作用が生じることもあります．テオフィリンやジゴキシンなど有効濃度域の狭い一部の薬剤にはとくに注意し，投与量が適正であるかどうか見直す必要があるでしょう．薬剤性口腔内障害のうち，味覚障害は亜鉛欠乏によるものだけではなく，口腔内乾燥が影響していることも決して少なくないため，味覚異常が疑われる際には口のなかの状態もあわせて確認しましょう．薬剤性口腔内乾燥は薬剤中止後もすぐには元に

表2 消化管運動を亢進する代表的な薬剤（添付文書・インタビューフォームをもとに作成）

薬剤名（代表的な商品名）	効能	特徴と留意点
メトクロプラミド（プリンペラン®）	・中枢のドパミン D_2 受容体に拮抗し消化管運動を促進する ・化学受容器引金帯（CTZ）を介し悪心を抑制する	・上部消化管に対する症状に効果がある ・血液脳関門を通過するため中枢系の副作用が現れることがあり，とくに錐体外路障害に注意する
ドンペリドン（ナウゼリン®）	・消化管のドパミン D_2 受容体に拮抗し消化管運動を促進する ・化学受容器引金帯（CTZ）を介し悪心を抑制する	・上部消化管に対する症状に効果がある ・レボドパ製剤による悪心・嘔吐には中枢のドパミン D_2 受容体に拮抗するメトクロプラミドは使用しないため本剤を使用する ・錐体外路障害が現れることがある
イトプリド塩酸塩（ガナトン®）	・ドパミン D_2 受容体に拮抗，またアセチルコリンの分解酵素（アセチルコリンエステラーゼ）の阻害作用も有し，両作用により消化管運動を亢進する ・化学受容器引金帯（CTZ）を介し悪心を抑制する	・上部消化管に対する症状に効果がある ・中枢系の副作用は比較的少ないがまれに錐体外路障害が現れることがある ・下痢や便秘の報告が比較的多い
モサプリドクエン酸塩水和物（ガスモチン®）	・胃排出能や腸運動に関与する 5-HT_4 受容体に特異的に作用，胃だけでなく結腸や直腸の運動も亢進する	・上部消化管だけでなく下部消化管にも症状がある場合にも効果を発揮する ・中枢系の副作用はほとんど報告されていない ・重篤な肝障害が現れることがあり注意を要する
トリメブチンマレイン酸塩（セレキノン®）	・オピオイド受容体に作用し，消化管運動が停滞している時にはその運動を亢進させ，亢進している時は低下させるという二面性を有する	・上部消化管だけでなく下部消化管にも症状がある場合にも効果を発揮する ・半減期が短いため1日3回投与が必要 ・悪心・嘔気に対する保険適応はない
アコチアミド塩酸塩水和物（アコファイド®）	・胃に特異的に分布し，アセチルコリンエステラーゼ阻害作用を発揮，胃運動と胃排出能を改善する	・上部消化管内視鏡検査等により器質的疾患を除外することが保険適応上の条件となっている ・原則食前投与であり，食後投与であると著しく血中濃度が低下する
六君子湯	・消化管ホルモンの一種であるグレリンの分泌促進およびその活性の低下を抑制し，食欲や胃運動を改善するものと考えられている	・他疾患による食思不振にも用いられる ・薬理作用上副作用は少ない ・コンプライアンスが守られ難いことがある

戻らないことが多く，同時に口腔ケアを試みることを勧めます．なお，経口のステロイドによって食欲を増進させようとするケースがありますが，対症療法でしかないこと，消化管粘膜障害のリスクが高いこと，筋肉の異化亢進を促進することなどの観点から長期使用は勧められません．やむをえず使用する場合には2週間以内の投与とし，その間に別の対策を検討しなければならないものと考えます．

参考文献
1) Linette L.Carl, Peter R.Johnson 著／金子芳洋，土肥敏博訳．薬と摂食・嚥下障害 作用機序と臨床応用ガイド．医歯薬出版，2007．
2)「認知症疾患治療ガイドライン」作成合同委員会編／日本神経学会監修．認知症疾患治療ガイドライン．医学書院，2010．
3) Rudolph JL, Salow MJ, Angelini MC, et al. The anticholinergic risk scale and anticholinergic adverse effects in older persons. Arch Intern Med. 2008；168（5）：508-513.
4) 厚生労働省．重篤副作用疾患別対応マニュアル；消化性潰瘍．2008．

Q14 口のなかが渇いていて，痰などが付着しています

考えられる原因 [1-3]

1) 局所的要因，嗜好物に起因する口腔乾燥

＜唾液分泌量の減少＞

・嗜好物（カフェインやアルコールおよびニコチンの過剰摂取）→ 対応1

・口腔機能の低下（咀嚼や嚥下にかかわる筋のサルコペニア）→ 対応5 対応6

・水分摂取量の不足→ 対応9

＜口腔からの水分蒸発の増加＞

・口呼吸（鼻炎，酸素マスクをしているなど）
 → 対応5 対応7

・経口挿管→ 対応7

・低湿度環境→ 対応3

2) 全身的要因に起因する口腔乾燥

＜唾液分泌量の減少＞

・体液，電解質異常（高熱※，脱水，浮腫，出血）
 → 対応2 対応3

・代謝障害（糖尿病，腎機能不全，肝硬変）
 → 対応2 対応3

・自己免疫疾患（シェーグレン症候群など）
 → 対応2 対応10

・薬物の副作用※※→ 対応8
（鎮静薬，副交感神経遮断薬，抗ヒスタミン薬，利尿薬，降圧薬など）

・脳血管疾患（脳出血，脳梗塞など）
 → 対応3

・人工透析→ 対応3

3) 唾液腺障害に起因する口腔乾燥

＜唾液分泌量の減少＞

・放射線治療の副作用→ 対応3 対応10

4) 神経性要因に起因する口腔乾燥

＜唾液分泌量の減少＞

・分泌神経障害（脳腫瘍，顔面神経の障害など）
 → 対応3 対応5

・心因性（うつ病など）→ 対応3 対応5

原因を見極める際のポイント

ドライマウス（口の中が渇くこと）は，複数の原因で起こっていることが多いため，先入観をもたずに対応することが必要です．また，「口が渇いている」という訴えがなくとも，**表1**の観点にしたがって評価すると，「口が渇いている」と評価されることはよくあります．よって，口腔内の乾燥状態を評価したうえで，ドライマウスの原因を探る必要があります．

診療は**図1**の手順に沿って行います[3]．ドライマウスを解決するには，歯科を経由する形で，多職種での対応が必要です．これらがドライマウスの簡単な診療の流れになります．

ただし，マンパワーの問題などで，口腔内の乾燥状態を評価するのがむずかしいケースもあるので，ドライマウスを「疑う」ポイントについて，話を進めていきたいと思います．

疑うポイントの第一は，喀痰が口蓋や咽頭などに付着している場合です．このような場合はドライマウスに加え，口腔機能も低下している場合が多いようです．このときに入れ歯を使っている方であれば，使用している入れ歯（義歯）

※：発熱に関しては，口腔からの水分蒸発もある．
※※：このケースが意外に多く，見逃されることも多い．

表1 口腔乾燥の評価
頰粘膜の摩擦抵抗を目安にした口腔乾燥の評価

	○問題なし 現状のケア方法を継続	△要注意 改善がなければ専門職へのアセスメントの依頼を検討	×問題あり 治療,積極的な専門的介入が必要
口腔乾燥度・唾液	グローブをつけた手指での粘膜の触診で抵抗なく滑る. 口腔内に唾液の貯留あり	摩擦抵抗が少し増すが粘膜にくっつきそうにはならない 唾液が少なく,ネバネバ	明らかに抵抗が増し粘膜にくっつきそうになる 唾液が少なく,カラカラ

項目	アセスメントの手段	診査の方法	状態とスコア		
^	^	^	1	2	3
舌	視診,触診	組織に触り,状態を確認	ピンク色で,潤いがあり,乳頭が明瞭	舌苔がある/乳頭が消失しテカリがある,発赤をともなうこともある	水泡がある/ひび割れている
唾液	舌圧子	舌圧子を口腔内に入れ,舌の中心部分と口腔底に触れる	水っぽくサラサラしている	粘性がある/ネバネバしている	唾液がみられない(乾燥している)

(文献1,4より)

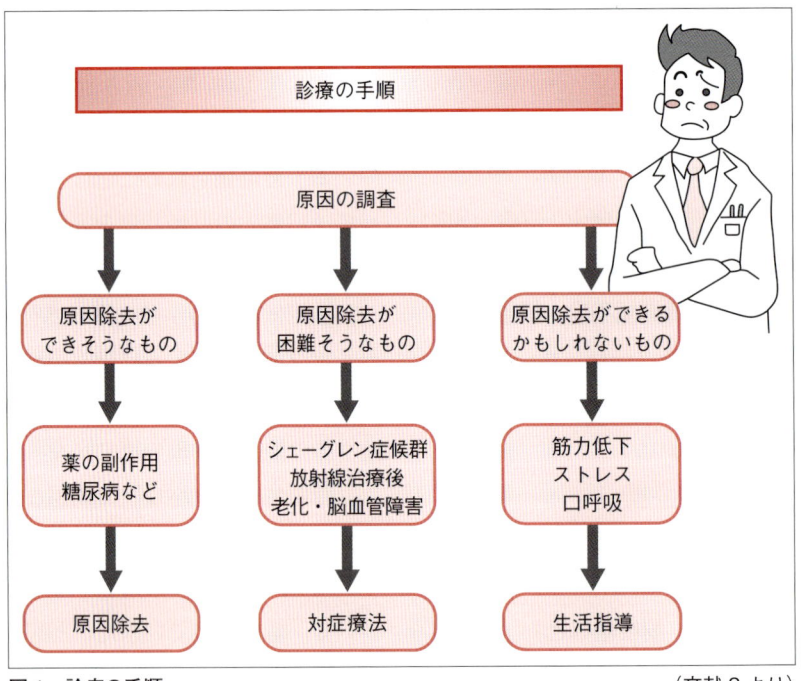

図1 診療の手順　　　　　　　　　　　　　　　　　　　　　(文献3より)

の汚れ具合(食渣の付着状況)も併せて確認する必要があります.

　口腔機能の低下は,頰を膨らませる運動や舌の出し入れを指示することなどでみていきますが,こちらの指示が通じにくい方の場合は,義歯の頰側の汚れ具合からも推定することができ

ます．ただし，義歯の不具合から食渣が付着することも多いので，歯科へ診断を依頼して下さい．

つぎに疑うポイントとしては，「入れ歯が原因で歯ぐきが痛い」とか「上の総入れ歯が落ちてくる」という訴えがあるときです．この訴えは，確かに義歯の不具合が原因となっていることが多いです．しかし，義歯は顎の粘膜と唾液を介することでくっつきやすくなることから，口が渇くと落ちやすくなります．さらに唾液の湿潤作用が期待できなくなることから，顎の粘膜に傷もできやすくなります．

こういった場合は，歯科へ診断を依頼する一方で，口が渇いていないかをみる必要があります．口の渇きを確認せずに義歯安定剤を塗布して様子をみることは，原因を残して症状を緩和することによって診断を困難にすることがあるので，避ける必要があります．

口腔内の乾燥は，ときとして現場で軽視されがちなことがあります．しかし，唾液分泌の減少は低栄養のリスク因子であるという報告[4]もありますので，ぜひ観察していただきたいです．

なにが原因でドライマウスが起こっているかを考えることで，保湿剤の塗布を繰り返してもなかなか改善しない患者さんに対し，解決の糸口がみえてくるのではないでしょうか．

対 応

対応1 ▶ 生活習慣の確認[2]

カフェイン（コーヒーや緑茶類など）やアルコールおよびニコチンは，高い利尿作用があることから脱水状態をきたし，唾液分泌の低下を招くことがあります．これらが過剰なうえに，唾液分泌量を減少させる薬剤を服用していると，相乗効果でドライマウスを引き起こす可能性が高くなりますので，摂取量を確認する必要があります．

対応2 ▶ 原因疾患に対する加療

口腔乾燥の要因となる疾患がある場合は，その疾患に対する加療と並行して保湿剤を塗布する等の対症療法を行います．

対応3 ▶ 保湿を意識した口腔ケア[3, 6, 7]

口腔ケアは，口腔内を清潔にするだけでなく，保湿を意識する必要があります．アルコールが含まれている洗口液やイソジンガーグルを使うと，ドライマウスが悪化する可能性があります．

保湿剤は，患者さんの口腔内を観察し，状況に応じて，必要な回数を塗布することが大事です．また，前に塗布した保湿剤が残った状態で新たな保湿剤を重ねて塗ってしまうと，保湿剤が口腔内で固まってしまい，汚染物になってしまいます．保湿剤は口腔内を「きれいにして」から「薄く（1回に使用する保湿ジェルは1〜2cm程度）塗る」ようにして下さい．

対応4 ▶ 唾液腺マッサージを行う[3, 7]

唾液腺は，大唾液腺（耳下腺，顎下腺，舌下腺）に加え，多数の小唾液腺があります（図2）．唾液腺がどこにあるのかを意識して唾液腺マッサージを行うことが大事です．

たとえば，口腔乾燥の顕著な人が食事をする際，口腔内が乾燥したままですと味がわかりにくいですし，嚥下もしづらいです．そういった方に唾液腺マッサージを行い，貯留している唾液を絞り出すことで，食事をしやすくするといったことには一定の効果があります．

しかし，水分制限がある方は唾液産生量が低下していることから，唾液腺マッサージで貯留している唾液を排出させてしまうと，持続的に出る唾液（安静時唾液）の量が減ってしまうので，唾液腺相当部をピンポイントで圧迫することは避けたほうがよいと考えられます．

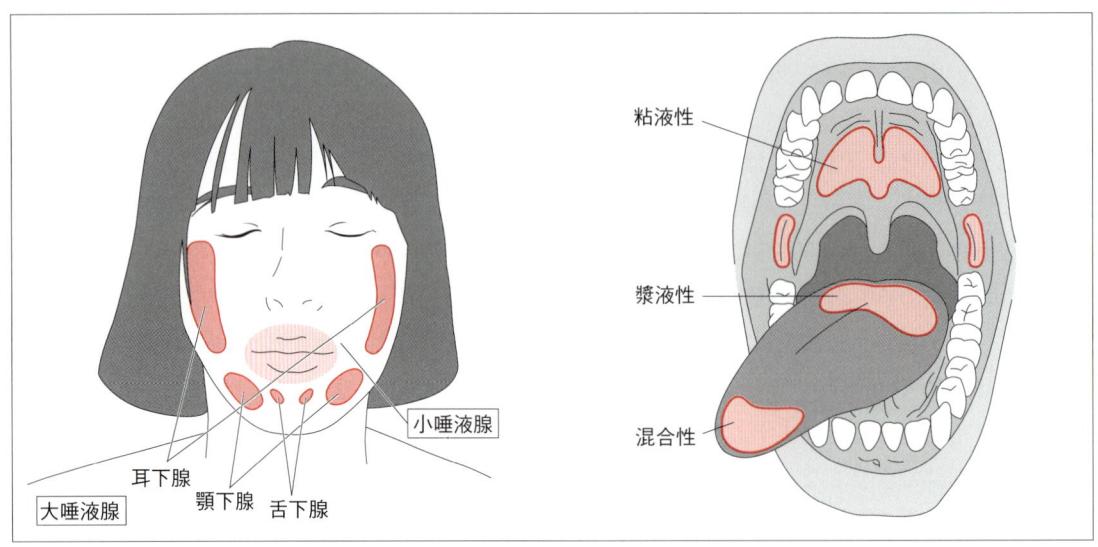

図2　唾液腺の位置と唾液の性状　　　　　　　　　　　　　　　　　　　　　　　　　　　　（文献3より改変）

対応5　サルコペニアを防ぐ（筋力を鍛える）[1,3]

近年，話題となっているサルコペニア（すべての原因による筋肉量減少と筋力低下）は，唾液減少にもつながるとされています．すなわち，筋力を鍛え，筋肉量の減少を防いだ結果，口腔機能が維持されることで，咀嚼等の刺激で分泌される唾液量の減少を食い止められることから，ドライマウスの進行を防ぐことができるとされています．

また，筋力が低下した舌が重力で下がると，舌が気道を閉塞し，口呼吸が進むことでドライマウスを引き起こします．

サルコペニアの予防は，栄養評価を行ったうえで機能訓練を行わないと逆効果になることもありますので，注意が必要です．

対応6　歯科治療（義歯の治療など）[1,2]

義歯が合っていないことで，咀嚼や嚥下の能力は低下します．その結果，刺激時唾液は低下することがあるので，義歯の治療が必要です．とくに高齢者の場合は唾液腺機能が落ちているので，ドライマウスを解消するために咀嚼が十分にできることは大事です．また，虫歯（う歯）で歯が痛かったり，歯周病で歯がぐらついたりしている場合も，上記の能力に影響しますので，併せて治療を受ける必要があります．

また，前歯を失うとすると，口唇が内翻してしまうために上下の口唇が触れにくくなり，口唇を閉鎖できなくなって水分の蒸発につながります．しかし，義歯を装着することで解決できます．

対応7　サージカルマスクの装着[7]

口呼吸などで口を閉じられない場合は，水分蒸発を防ぐ意味でサージカルマスクが役に立つことがあります．ドライマウスは「保湿」＋「水分蒸発の防止」での対応になりますので，保湿剤の塗布を忘れないようにして下さい．

マスクをすることで，息苦しさを感じた結果，かえって口が開くこともありますので，ケースバイケースでの対応が必要です．

対応8　薬剤の軽減[3]

服用薬剤に原因が考えられる場合は，薬剤の減量もしくはドライマウスの症状が出にくい薬への変更が可能かどうかを主治医に問い合わせる必要があります．主疾患に対して薬が処方さ

れているので，薬剤の変更はむずかしいことが多いのですが，チェックする必要はあります．

対応9 水分摂取量を増やす[8]

高齢者は尿が近くなる等の理由で，必要な水分量をとっていないことがよくあります．また，嚥下障害があることで，必要水分量が摂取しにくくなっていることもあります．

これに対しては，1日の水分摂取量や尿量などを確認する必要があります．一方で，水分摂取が過剰になると，夜間排尿を促すことになり，睡眠がとれなくなる可能性があるので，注意が必要です．

対応10 薬剤処方（シェーグレン症候群，放射線治療後）[3]

セビメリン塩水和物（シェーグレン症候群）や塩酸ピロカルピン（シェーグレン症候群，放射線治療液）などの唾液分泌刺激剤を処方する場合があります．ただし，重篤な症状の場合は効果があまり期待できないとされています．

参考文献
1) 若林秀隆，藤本篤士編著．サルコペニアの摂食・嚥下障害　リハビリテーション栄養の可能性と実践．医歯薬出版，2012．p2-7, 208-212.
2) 斎藤一郎監修．ドライマウスの臨床．医歯薬出版，2007．p106-121.
3) 阪井丘芳．健康に長寿をむかえるためのドライマウスに対する口腔ケア．補綴臨床 2012；45（5）：473-482.
4) Eilers口腔アセスメントガイド．ティーアンドケー株式会社ホームページ．http://www.biotene-tk.co.jp/content/uploads/2012/07/Biotene_OAG_A4_1107.pdf（2014年8月確認）．
5) Samnieng P, Ueno M, Shinada K, et al. Association of hyposalivation with oral function, nutrition and oral health in community-dwelling elderly Thai. Community Dent Health. 2012 Mar；29（1）：117-23.
6) 角　保徳．患者さんごとに適した手技・考え方を学ぼう＜中編＞「専門的口腔ケア」時の局所への対応①．デンタルハイジーン 2010；30（6）：618-623.
7) 岸本裕充編著．オーラルマネジメントの実務―口腔ケアの新常識．日総研出版，2010．p48-51, 120, 152.
8) 日本口腔ケア学会　学術委員会編．口腔ケアガイド．文光堂，2012．p36.

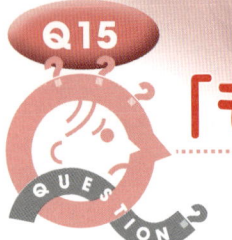

Q15 「もう死にたい」などといって食事を食べてくれません

考えられる原因

・認知症ではなく，うつ病の可能性があります．

原因を見極める際のポイント

　高齢者のうつ病は認知症と似た症状を呈し，「仮性認知症」ともいわれるほど，鑑別がきわめてむずかしいといわれています．高齢者のうつ病は，自発性の低下や発語の減少，食欲低下などから，認知症と見間違われがちですが，「もう自分はダメだ」「もう死にたい」などといった自責や希死念慮などが認められるときには，うつ病の可能性を考慮しましょう．

　また，高齢者のうつ病は，「気分がふさぐ」などの精神的な症状ではなく，「体が痛い」「肩が凝る」「疲れがとれない」などの身体的な症状を訴えることが多いともいわれています．このような病態を，「仮面うつ病」と呼びます．うつ病の有無を判定する際には，身体症状にも目を向けることが重要です．

高齢者うつ病への対応

　高齢者のうつ病と認知症の鑑別のポイントを表1[1]にまとめます．

　高齢者のうつ病では，もの忘れや気分の変調に対して，実際の症状以上に，本人からの訴えが強いことが多いといわれています．また，環境の変化や，精神的・心理的ストレスが発症の原因になっていることが多いといわれています．「体調を崩してから，ボーッとすることが多くなった」「引っ越しをしてから，話をすることが減った」といった発症のきっかけとなる出来事がないか，家族から聞き取りをすることも大切です．絶望感・自責の念などが認められるのも大きな特徴です[1]．このような点が確認された場合は，精神科医に相談するか，GDS（Geriatric Depression Scale)-15（表2）[2,3]などの質問紙などを用いて，うつ病の可能性について検討してみるようにします．GDS-15では，5点以上でうつ傾向，10点以上でうつ状態と判定されます．

　現在，認知症を根本的に治療する薬剤はまだありませんが，うつ病の場合，SSRI（選択的セロトニン再取り込み阻害薬；Selective Serotonin Reuptake Inhibitors）やSNRI（セロトニン・ノルアドレナリン再取り込み阻害薬；Serotonin & Norepinephrine Reuptake Inhibitors）などの抗うつ薬が奏功することが多く，数週間の内服で回復することも可能です．うつ病を見逃して，治療の機会を失うことのないよう，注意しなければなりません．

　高齢者うつ病の罹患率は意外に高く，60歳以上の高齢者の約15％はうつ状態にあり，約

表1　高齢者うつ病と認知症によるうつ状態の鑑別のポイント

	うつ病	認知症によるうつ状態
記憶の障害	本人の訴えが強い	本人の訴えが少ない
精神的・心理的ストレス	発症の原因となることが多い	関与しないことが多い
絶望感，自責	あり	あまりない
治療への反応	回復の可能性	回復しにくい

（文献1より）

表2 GDS-15（Geriatric Depression Scale）

	項目	1	0	1か0を記入
1	毎日の生活に満足していますか	いいえ	はい	
2	毎日の活動力や周囲に対する興味が低下したと思いますか	はい	いいえ	
3	生活が空虚だと思いますか	はい	いいえ	
4	毎日が退屈だと思うことが多いですか	はい	いいえ	
5	大抵は機嫌よく過ごすことが多いですか	いいえ	はい	
6	将来の漠然とした不安に駆られることが多いですか	はい	いいえ	
7	多くの場合は自分が幸福だと思いますか	いいえ	はい	
8	自分が無力だなあと思うことが多いですか	はい	いいえ	
9	外出したりなにか新しいことをするよりも家にいたいと思いますか	はい	いいえ	
10	なによりもまず，物忘れが気になりますか	はい	いいえ	
11	いま生きていることが素晴らしいと思いますか	いいえ	はい	
12	生きていても仕方がないと思う気持ちになることがありますか	はい	いいえ	
13	自分が活気にあふれていると思いますか	いいえ	はい	
14	希望がないと思うことがありますか	はい	いいえ	
15	周りの人があなたより幸せそうに見えますか	はい	いいえ	

1，5，7，11，13には「はい」に0点，「いいえ」に1点を，2，3，4，6，8，9，10，12，14，15にはその逆を配点し合計する．5点以上がうつ傾向．10点以上がうつ状態とされている．

監修：鳥羽研二「高齢者総合的機能評価ガイドライン」（厚生科学研究所）

5％はうつ病と診断されるともいわれています．持続する身体的な痛みや，「困ったときに相談できる人がいない」「病気で寝ているときに世話をしてくれる人がいない」といった社会的支援に対する不安が，うつ病発症のリスクを上昇させるという報告もあります[4]．また，脳卒中後の症例では，うつ病発症のリスクはさらに高く，その後の予後や生存率などにも影響を与えていると考えられています．

症 例

当初，認知症が疑われましたが，実際にはうつ病だった症例を紹介します．

症例は，82歳の女性．心原性脳梗塞，右片麻痺の診断で入院しました．高血圧，仙骨部褥瘡を合併し，前医で認知症と診断されていました（表3）．

表3 症例の病歴のまとめ

症例：82歳，女性．

- 身長148.0cm，体重42.8kg，BMI19.5kg/m^2
- 診断：心原性脳梗塞，右片麻痺，高血圧，認知症，仙骨部褥瘡
- 現病歴：60歳ごろから高血圧，心房細動を指摘され，内服治療．
  2週間前に脳梗塞を発症し，急性期病院に入院．状態が安定したために，リハビリテーション目的で転院．
- 重度の右片麻痺があり，自力歩行は困難．日中は車いすで過ごす．
- 食事状況：ミキサー食で，食事摂取は、毎食3〜4割ほど．
- 認知症の可能性：長谷川式 14点，MMSE 18点

入院当初，表情も乏しく，意思疎通も困難でしたが，「もう私はダメでしょ．死んだほうがいいの」などという言葉を口にし，涙を流すこともありました．食事はミキサー食で，毎食3〜4割ほど，およそ700kcal程度しか摂取していませんでした．認知症の判定を行うと，改訂

長谷川式簡易知能評価スケールが14点，MMSE（Mini-Mental State Examination）が18点で，ともに20点未満のため，認知症の疑いと判定されました．

しかし，希死念慮などが認められることからうつ病の可能性を疑い，GDS-15による評価を行ってみました．すると，「将来の漠然とした不安に駆られることが多い」「自分が無力だと思うことが多い」「物忘れが気になる」「希望がない」「周りの人が自分より幸せそうにみえる」など多くの項目が該当し，合計点11点とうつ病の可能性が高いと判定されました．

そこで，抗うつ薬（SSRI）による治療を開始してみることにしました．抗うつ薬は，投与を開始してすぐに効果を発揮するわけではありません．1～2週間，効果を観察したところ，2週間後より表情などが改善し，希死念慮も消失しました．うつ病の症状が改善すると経口摂取量も改善し，最終的には3食とも全量自力で経口摂取ができるようになり，退院時には1日1,800kcalを摂取し，「みなさんがとってもよくしてくださるから，ここまで元気になりました」と笑顔をみせてくれるようになりました．

このように，認知症と考えられていても，食事摂取量低下の原因が高齢者うつ病である症例も潜在的に多く存在していると考えられます．とくに脳卒中後の症例では，高次脳機能障害などによって，改訂長谷川式簡易知能評価スケールやMMSEの点数が低下することがあり，認知症と誤って判定される危険性があります．本症例でも，入院時の改訂長谷川式簡易知能評価スケールやMMSEの点数には，高次脳機能障害などの影響があったのではないかと考えられます．うつ病を疑う症状が認められるときには，まずGDS-15による評価を行ってみることが大切だと思います．

参考文献

1) 吉田貞夫，ほか．認知症患者の栄養ケアとそのピットフォール．臨床栄養 2007；110（6）：778-783.
2) 吉田貞夫．認知症・うつ．雨海照祥，葛谷雅文，吉田貞夫，ほか編．高齢者の栄養スクリーニングツール MNAガイドブック．医歯薬出版，2011．p78-87.
3) Marc LG, Raue PJ, Bruce ML. Screening performance of the 15-item geriatric depression scale in a diverse elderly home care population. Am J Geriatr Psychiatry 2008；16：914-921.
4) Koizumi Y, Awata S, Kuriyama S, et al. Association between social support and depression status in the elderly：results of a 1-year community-based prospective cohort study in Japan. Psychiatry Clin Neurosci 2005；59（5）：563-569.

認知症の人の摂食困難に対する取り組みの歴史

　現在，わが国でもっとも多い認知症の原因疾患はアルツハイマー病である．これを発見したのは，アロイス・アルツハイマーというドイツの医師であり，1911年にアルツハイマー病の詳しい神経病理学的所見を論文に掲載した．発見されてからわずか100年ほどの歴史である．認知症の人の摂食困難 eating difficulties に関する研究の取り組みは，さらに遅く1970年代にはじまるものの，実質的には1980年代以降といえる．本コラムでは，認知症の人の摂食困難に対する取り組みの歴史について，国内外の先行研究を踏まえながら，以下に述べる．

認知症の人の摂食困難に関する事例研究がはじまった時代（1970年代）

　1970年代は，ケアの現場では認知症の診断がなされてないことも多い時代であった．認知症の人の摂食困難に関する最初の研究として，1976年に Baltes & Zerbe[1] が行ったシングルケース・スタディがある．対象者が認知症であることは明記されていないが，事例紹介や摂食状況に関する記述内容から対象者が認知症である可能性が高い．また，認知症の人の摂食困難をテーマとする他の文献にもよく引用されていることから，認知症の人の摂食困難に関する研究は1970年代にはじまったといえよう．

認知症の人の摂食困難の特徴に関する記述研究や実態調査が行われた時代（1980年代）

　認知症の診断が明記された摂食困難に関する研究では，1980年の Norberg ら[2] による研究が最初になる．Norberg らは，その後もいくつかの認知症の人の摂食困難に関する研究を蓄積してきたが，この時代から認知症高齢者の摂食困難に対する介助をめぐる倫理的課題に着目し，認知症高齢者の摂食困難の特徴について援助者との相互作用からとらえた記述研究を行っていた[3,4]．認知症の人の摂食困難は，まさに援助方法によっても左右される．援助者も環境の一部としてとらえて環境を整えていくことが重要であり，Norberg らの研究は，今日の食事支援にもつながる重要な研究といえる．

　1985年以降，認知症の人の摂食困難の特徴に関する記述研究や実態調査が急増した．年間10～15件ほどの研究が報告されるようになり，認知症の人の摂食困難の特徴が明らかにされてきた[5]．さらに，認知症の人の嚥下障害や低栄養状態に関する研究も同時に進められてきた．しかし，残念ながらケアの現場においては，認知症の人が主体的に食べるための支援ではなく食事介助が主流であり，試行錯誤しながら提供しているような状況であった．

摂食困難の概念整理と尺度開発，認知症の重症度別にみた摂食困難の特徴が検討された時代（1990年代）

　1990年代に入ると，改めて摂食困難とはなにか，定義の範疇を明確にしたうえでの研究が進められるようになった[6]．摂食困難の概念を整理することは，評価スケール（尺度）を開発するうえで重要になる．この時代には，いかに摂食困難を客観的なスケールに

表1 認知症の人の摂食困難に関する取り組みの動向―40年間の歩み

1970年代	認知症の人の摂食困難に関する事例研究がはじまった時代
1980年代	認知症の人の摂食困難の特徴を明らかにするための記述研究や実態調査が行われた時代
1990年代	摂食困難の概念整理と尺度開発，認知症の重症度別にみた摂食困難の特徴に関する研究が行われた時代
2000年代	認知症の人の尊厳ある食事支援の見直しと，介入研究が行われた時代
2010年代	認知症の原因疾患別にみた摂食困難の特徴と食事支援について検討がはじまった時代

よって測るのかが検討された時代でもあった[7,8]．

また，認知症は進行するために，認知症の重症度別にみた摂食困難の特徴についても調査されるようになり，認知症の人への個別支援につながる記述研究や調査研究が行われた．

1990年代半ばには，レビー小体型認知症（以下，DLB）や前頭側頭型認知症（以下，FTD）の国際的な診断基準が確立したが，ケアの現場に広まるまでには，15年ほどの年月を要した．

認知症の人の尊厳ある食事支援の見直しと，介入研究が行われた時代（2000年代）

2000年代に入り，国際会議や学会の場で，認知症の当事者が語るようになり，さらに著書も出版されるようになった．これにより，認知症の人の尊厳を重視したケアが見直されるようになってきた．この時代になると，摂食困難をもつ認知症の人への食事支援に関する研究も増加しはじめ，食事介助が認知症の人の食べる力を奪っていたことにも気づかれるようになった．環境を整えることで認知症の人の食べる力を引き出し，食べる楽しみを大切にした支援に向けて取り組まれるようになり，このような支援の成果を評価するために，介入研究も行われるようになってきた．

2005年には，DLBの国際的診断基準が改訂された．また，FTDをはじめ，認知症の基礎医学的研究もさらに蓄積・進展するなか，わが国においても各学会が監修する認知症テキストブック[9]やガイドライン[10]が出版された．

認知症の原因疾患別にみた摂食困難の特徴と食事支援について検討がはじまった時代（2010年代）

認知症は症候群である．さまざまな原因疾患があるために，脳の障害部位が異なり，認知症の人が呈する摂食困難にも違いがあることがわかってきた．そこで，認知症の原因疾患別にみた摂食困難の特徴と食事支援のあり方が検討されるようになってきた．現在のところ，1990年半ばに診断基準が確定したDLBとFTDの摂食困難は，アルツハイマー病や血管性認知症とも異なる特徴をもつこと，それゆえに食事支援も違ってくることが事例研究や記述研究を通してみえはじめた．しかし，DLBとFTDについては，認知症の重症度を踏まえた摂食困難の特徴は，まだ明らかになっていない．現在，研究が少しずつ進められてきてはいるが，今後はDLBとFTDの人の摂食困難と食事支援に関する系統立った研究が急がれるところであり，取り組むべき課題といえよう．

参考文献

1) Baltes MM, Zerbe MB. Reestablishing self-feeding in a nursing home resident. Nursing Research 1976 ; 25 (1) : 24-26.
2) Norberg A, Norberg B, Bexell G. Ethical problems in feeding patients with advanced dementia. British Medical Journal 1980 ; 281 (6244) : 847-848.
3) Athlin E, Norberg A. Interaction between the severely demented patient and his caregiver during feeding : A theoretical model. Scandinavian Journal of Caring Sciences 1987 ; 1 : 117-123.
4) Norberg A, Athlin E. Eating problems in severely demented patients. Issues and ethical dilemmas. Nursing Clinics of North America 1989 ; 24 (3) : 781-789.
5) 山田律子．痴呆高齢者の摂食困難の評価とケアに関する研究の動向と課題．看護研究 2002 ; 35 (5) : 407-421.
6) Watson R. Measuring feeding difficulty in patients with de-

mentia: Perspectives and problems. Journal of Advanced Nursing 1993; 18 (1): 25-31.
7) Phillips LR, Van Ort S. Measurement of mealtime interactions among persons with dementing disorders. Journal of Nursing Measurement 1993; 1 (1): 41-55.
8) Watson R. Measuring feeding difficulty in patients with dementia: Developing a scale. Journal of Advanced Nursing 1994; 19 (2): 257-263.
9) 日本認知症学会編. 認知症テキストブック. 中外医学社, 2008. p264-315.
10) 日本神経学会監修. 認知症疾患治療ガイドライン2010. 医学書院, 2010. p295-329.

Part 3

認知症の原因疾患に基づく対策

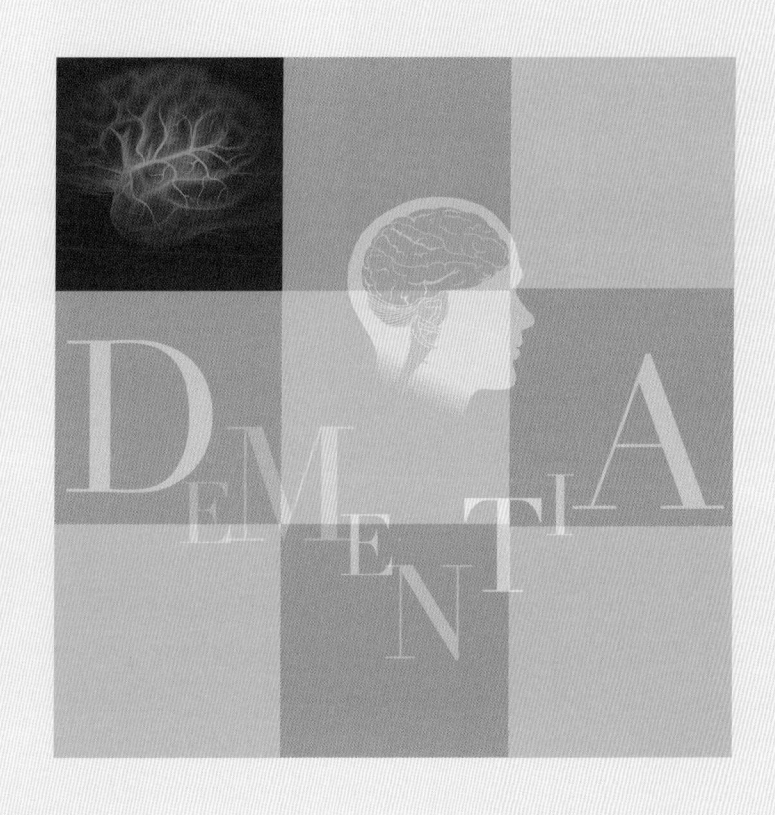

はじめに

「Dementia：A public health priority」（2012，世界保健機関（WHO））によると，世界の認知症有病数は現在，およそ3,560万人を上回り，2030年までに2倍の6,570万人，2050年までに3倍の1億1,540万に増えると予測している．わが国でも，2012年に厚生労働省から「認知症高齢者数について」のレポートが出され，そのなかで「認知症高齢者の日常生活自立度」Ⅱ以上の認知症高齢者割合を算出し，その数は2015年（平成27年）には345万人，8年後の2020年（平成32）には410万人になると報告している．この数字は65歳以上高齢者の10人に1人が認知症になるとの結果である．また2013年に厚労省研究班からは，さらに上回る465万人の認知症が存在するとの報告がされた．いずれにしても認知症は特別の疾患ではなく，"身近な病気：common disease"になっていることがこれらの数字から示されている．

予知性のある支援を行うための認知症への理解

高齢者認知症の原因のトップ3が，アルツハイマー病，脳血管障害，レビー小体病であり，この3つを原因とした，アルツハイマー型認知症（AD：Alzheimer's disease），脳血管性認知症（VaD：vascular dementia），レビー小体型認知症（DLB：dementia with Lewy bodies）に前頭側頭葉変性症（FTLD：frontotemporal lobar degeneration）を含め，四大認知症と呼ばれる．表1にこれらの認知症タイプ別の概要を示した．

認知症の進行をみすえた予知性のある支援を行うためには，変性疾患を原因にした認知症（AD，DLB，FTLD）か，それ以外（VaD）に分け，治療および継続的なケア計画を立てることが一つのポイントとなる．図1に変性疾患が原因の代表的な認知症であるADと，脳血管障害が原因のVaDの経時的な変化を示す．VaDは脳血管障害発症（再発）を予防（降圧剤投与，抗血栓療法などによる）できれば，急激な認知症進行を抑制することは可能となるが，ADは時間の経過とともに進行し，最終的には死に至る．つまり，AD，DLB，FTLDなどの変性疾患を原因とした患者は，身体機能の急速な変化が生じる可能性がある点に配慮を要することと，悪性腫瘍などと比較し長い期間にわたる緩和ケアの視点をもつことが求められ，この点がVaDと大きく異なる点と著者は考える．

Lunneyは死に至る過程パターン（軌道）を，突然死，臓器不全，がん，認知症や虚弱など，の4つに分類した[1]．さらにMurrayは，家庭医が年間に看取る患者の割合（年間20人を看取ったとしての数字）は，前述した4つのパターンで，「がん」が5/20，臓器（肺，肝臓など）

表1　認知症タイプ別概要

	アルツハイマー型認知症	血管性認知症	レビー小体型認知症	前頭側頭型認知症
特徴	65歳以上ではもっとも多い認知症の原因疾患．病理的には，大脳委縮をともなう神経細胞脱落・老人斑，神経原線維変化が出現する．近時記憶障害（とくにエピソード記憶障害が多い）を呈し，視空間認知機能の障害も認める．重度化するにしたがい，失語・失行・失認などが生じる．	65歳以上では2番目に多い認知症の原因疾患．脳出血や脳梗塞など脳血管障害が原因で生じる．日本では小梗塞が多発することによる多発性脳梗塞（ラクナ梗塞）が多い．症状は，脳の損傷部位により異なる．以前は，脳血管障害をともなうアルツハイマー型認知症を混合性認知症と呼んだが近年は使用しない．	大脳皮質ニューロンに出現するレビー小体が病理学的特徴の一つである．認知症症状，精神症状，意識症状の著しい変動（日内，週内など）を認める．注意，覚醒レベルの変動に関連した認知機能の動揺を認める．具体的で詳細な内容の幻視を認める．多くの場合，パーキンソン症状を認める．	前頭葉と側頭葉の委縮が緩徐に発症，進行する．早期から性格変化，社交性が消失．毎日，同じ時間に，同じ行動をとる（時刻表的行動）ケースが多い．手続き記憶，エピソード記憶，視空間認知機能は比較的保持される．運動性失語症様症状（進行性非流暢性失語），語義失語（意味性認知症）が認められる．
診断	複数の診断基準があるが，NINCDS-ADRDA診断基準が妥当性が高く広く用いられている．その中の臨床的確診診断基準として，認知症の臨床検査（知能検査など）で確認される，2つ以上の認知機能領域欠陥を認める，記憶および認知機能領域で進行性低下を認める，意識障害が無い，などがあげられている．以上，臨床症状，心理検査結果，画像所見などを総合して診断する．	複数の診断基準が提唱されているが診断精度は低い．血管性認知症は病巣部位によりその臨床像は多岐にわたることから，均一的な臨床像（症候群）として集約できない点が明確な診断基準の精度が低くなる一因となっている．	レビー小体型認知症の改訂臨床診断基準（2005）がもっとも広く受け入れられており，以下の2つの特徴により診断する．中核的特徴：①注意や覚醒レベルの著名な変化をともなう認知機能の変動②繰り返される，典型的な形が明確で細部まで明らかな幻視③特発性のパーキンソン症候示唆的特徴：①レム睡眠睡眠行動障害②抗精神病薬への過敏性③SPECTまたはPETで検出される基底核のdorpaminetransporter取り込み低下	前頭側頭型認知症は，前頭側頭葉変性症の3つの臨床症候群の一つとして分類されるが，神経病理学的背景が多彩で有るためしばしば同義語として使用される．The Lund and Manheshter group（1994），Neary（1998），McKhann（2001）の診断基準がある．本表にあげた日常生活上の状況が基準に包含されており，さらに画像所見として前頭・側頭葉前部で異常も含め診断される．
精神症状	とり繕い，場合わせの反応（一連の当該反応があるため，診療場面では認知症の進行が過小評価されることがあるので配慮が必要），妄想（もの盗られ妄想），意欲低下（アパシー），易怒性も認める．	障害部位により異なるが，意欲の低下，自発性の低下，抑うつ症状，感情失禁，夜間せん妄などを認める．	幻覚（とくに幻視），体系化された妄想，幻覚・妄想に基づく不安，焦燥，興奮，異常行動，注意や明晰さの顕著な変動を認める．意欲の低下などを認めるケースもある．	被影響性の亢進（周囲の影響を受けやすくなる），脱抑制（抑制が効かないので，社会性が保てなくなる），常同行動，自発性が低下する．特定の物事に執着するケースもある．
身体症状・神経症状	重度に進行すると，歩行障害，尿失禁が出現する．転倒を契機に身体機能低下が亢進するケースが多い．最終的には失外套症候群（すべての精神活動が失われた状態）が出現する．高度に進行すると，筋強直などの筋緊張異常，ミオクローヌス，けいれん発作などを認める．	脳血管障害の背景にある動脈硬化のリスク（高血圧，心疾患，糖尿病など）を認めることが多い．また，脳血管障害の結果として，排尿障害，歩行障害，麻痺，病的反射，仮性球麻痺にともなう嚥下障害，構音障害などを認めるが，脳損傷部位によって症状は異なる．	抗精神病薬に対する重篤な過敏症状，薬に睡眠行動障害（レム睡眠中に夢に一致した行動）の出現を多くの場合認める．自律神経障害による繰り返される転倒・失神，一過性の意識消失がみられるケースがある．	特徴的な身体症状はない．一般的に，麻痺や拘縮など局所神経症状兆候は初期にはみられない．運動ニューロン疾患型では，上肢に顕著な筋力低下と筋委縮を認める．
治療	①中核症状である認知機能障害を改善する治療②変性疾患進行過程に作用する治療③BPSDの治療「アセチルコリン仮説」に基づきコリンエステラーゼ阻害薬（ドネペジル，ガランタミン，リバスチグミン），グルタミン酸神経系の過剰活性に着目して開発された，N-methyl-D-aspartate（NMDA）受容体拮抗薬であるメマンチンが抗認知症薬として本邦では用いられている．	①認知機能障害を改善する治療②BPSDの治療③血管障害のリスク因子（高血圧，糖尿病など）への治療による，進行阻止および再発予防	①認知機能障害を改善する治療②BPSDの治療③パーキンソニズムや自律神経症状に対する治療 上記を目的とした薬物治療は他の症状を増強することがあり配慮が必要である．抗精神病薬に対する感受性が高く，パーキンソニズムを呈することがあるが，抗パーキンソン病薬は幻覚，妄想などを増悪させる．認知機能障害に対しては，ドネペジル，リバスチグミンが有効とされるが，本邦では保険適応はない．	BPSDの治療 十分に確立された治療法は無いが，選択的セロトニン再取り込み阻害薬（SSRI）などの薬物治療が試みられる．

不全が6/20,認知症や虚弱が7/20であるとしており,こういったすべての"病"に緩和ケアの視点が必要であると述べている[2](**図2**).つまり,「がん」以外の臓器不全,認知症や虚弱で死に至るケースにも緩和ケアの視点が必要であり,その多くの者が認知症を有することとなる.

認知症進行により"いつ""なにが"起こるのか

ADは代表的な認知症であることから評価法も多く考案されている.そのなかで多用されている評価法の一つに,Functional Assessment. Staging of Alzheimer's Disease：FAST[3]がある.FASTは,ADが重度化する各ステージで生じる問題をADLの障害を基準にして判定する評価法であり,これに著者らが口腔の問題を付記したものを**表2**に示す[4].摂食・嚥下機能低下は中等度から顕在化することが多く,このステージでは先行（認知）期の障害に起因するものが多い.とくに"ストローなどを刺すこと""食品パックの開封方法"など

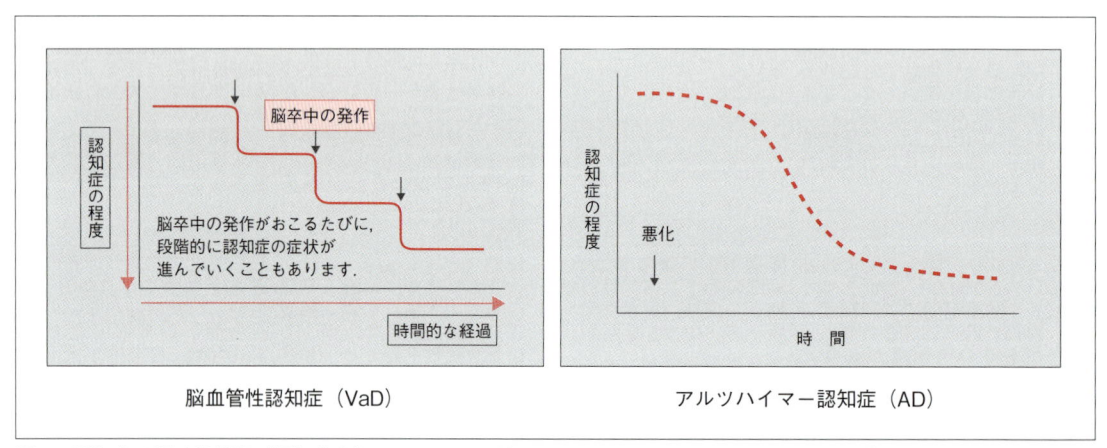

図1 認知症の経時的推移（認知症を知るホームページ：http://www.e-65.net/index.html より）

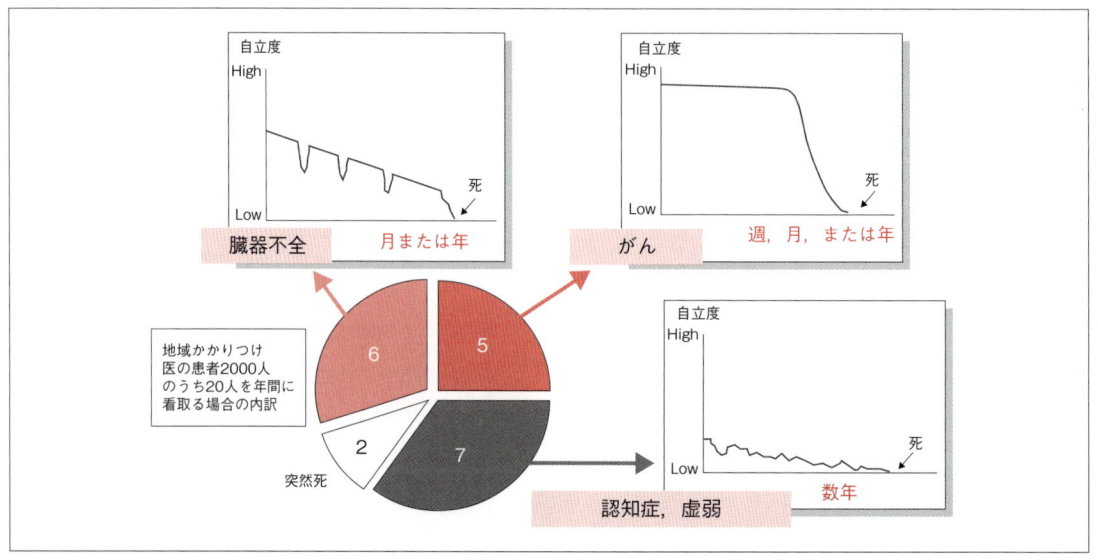

図2 死に至る疾患別自立度の低下の経緯

（文献2より,一部改変）

表2 FASTに対応した口腔機能などの変遷とその対応

FAST stage	臨床診断	FASTにおける特徴	口腔ケア（セルフケア）	口腔機能（摂食・嚥下機能）	口腔のケア（支援・介助）
1 認知機能の障害なし	正常	・主観的および客観的機能低下は認められない	正常	正常	健常者と同じ対応
2 非常に軽度の認知機能の低下	年齢相応	・物の置き忘れを訴える ・喚語困難			
3 軽度の認知機能低下	境界状態	・熟練を要する仕事の場面では機能低下が同僚によって認められる ・新しい場所に旅行することは困難	従来のブラッシング法は保持されるものの，口腔清掃にむらが生じる 新たな清掃器具，手技などの指導の受け入れが困難となるケースがある		認知症との診断がされていないケースが多く，口腔清掃の低下を契機に認知症と診断される可能性がある時期である
4 中等度の認知機能低下	軽度AD	・夕食に客を招く段取りをつけたり，家計を管理したり，買い物をしたりする程度の仕事でも支障をきたす	従来のブラッシング法はなんとか保持されるものの，口腔清掃状況に低下を認める 新たな清掃器具，手技などの指導の受け入れはきわめて困難となる		複雑な指導の受け入れが困難となるため，単純な指導を適宜行うことにより口腔清掃の自立を促すことが必要となる 一部介助も必要となる時期であるが，介助の受け入れは自尊心が障害となり困難な場合が多い
5 やや高度の認知機能低下	中等度のAD	・介助なしでは適切な洋服を選んで着ることができない ・入浴させるときなだめすかすなどの説得の必要性が出現する	自らのブラッシング行為は遂行困難となる	認知機能の低下により，先行期に障害を認めるケースがある 食事摂取に偏りが出現し，自己の嗜好性に合った品目のみの摂取などを認めることがある	口腔清掃を促すことにより口腔清掃の自立をはかりながら保持できるが，介助は導入に配慮が必要で，不適切な導入は介助拒否となることもある 対象者の食事への嗜好性に配慮した食事提供が必要となる
6 高度の認知機能低下	やや高度のAD	・不適切な着衣 ・入浴に介助を要する ・入浴を嫌がる ・トイレの水を流せなくなる ・尿，便失禁	セルフケアが困難となる 清潔行為が困難となるためブラッシングなども行わなくなるが，歯ブラシなどを提示するとブラッシング行為は行うことがある． 清掃行為としての認知は低下	先行期障害が顕著 食具の使用が限られている 摂食・嚥下機能は保持されているが，一口量，ペーシングが不良となりそれが原因でむせ，食べこぼしなどが出現する	口腔清掃は一部介助が必要となり全介助のケースもあるが，対象者の不快感を極力軽減する配慮が必要となる 使用可能な食具を選択しその際，一口量が過剰にならない配慮が必要となる 食事の配膳などにも配慮が必要となり，ケースによっては一品ごとに提供することも効果的である
7 非常に高度の認知機能低下	高度のAD	・言語機能の低下 ・理解しうる語彙は限られた単語となる ・歩行能力，着座能力，笑う能力の喪失 ・昏迷および昏睡	セルフケアが顕著に困難となる	食具の使用が困難となる 多くの場合嚥下反射の遅延が認められるものの，咀嚼機能，嚥下機能は保持されている 姿勢の保持が困難となり，そのために摂食・嚥下障害が出現する 廃用症候群により摂食・嚥下障害の出現も認められる	口腔清掃は全介助となり，口腔内感覚の惹起を目的に食事提供前の口腔ケアも効果的なケースもある 食事環境（配膳，食形態，姿勢など）の整備に配慮が必要となり，食事も一部介助から全介助となるケース，さらには経口摂取が困難となり経管栄養などの方法も必要となる

（文献4より抜粋）

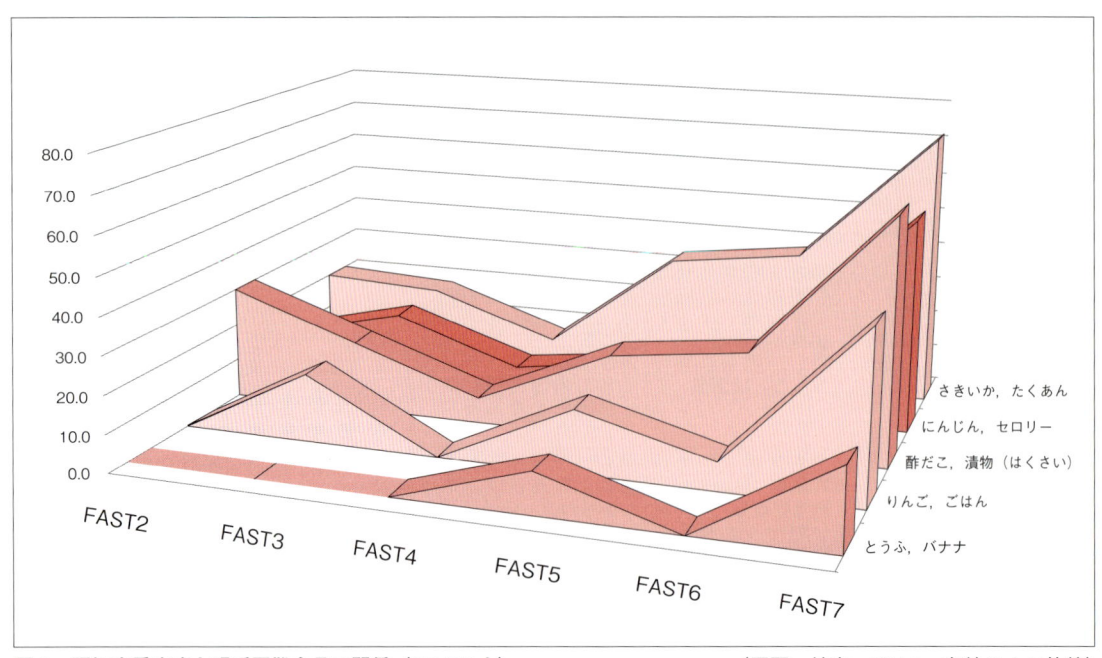

図3 認知症重症度と咀嚼困難食品の関係（AD175人）　　　　（平野，枝広，2014．文献8より抜粋）

認知症重症度と口腔機能および栄養状態の関係

　が理解できず食事行動に混乱が生じるケースは，軽度の段階でも3割近くにみられる[5]．また進行し重度になると，身体機能は維持されているものの，高度な認知機能低下により生活のほとんどすべてを介助者に頼るようになる．食具の失行により手づかみによる食事，一口量が調整できず，むせ，食べこぼしなども目立ってくる．さらに進行すると，失禁，歩行障害，さらには嚥下機能低下が起こり[5]，身体合併症や急性疾患発症のリスクが高まる．

認知症重症度と口腔機能および栄養状態の関係

　認知症が重度化することにより，咀嚼機能など口腔機能が低下することが知られている．その背景としては歯数の減少もあるが，口腔機能を支えるさまざまな機能の低下も報告されている[6,7]．また，口腔機能が低下することにより咀嚼可能食品にも影響を及ぼし，図3に示すようにFAST6以降で咀嚼困難な食品が増加する．FAST7になると咀嚼機能が著しく低下し，とうふ，バナナを約3割の者が咀嚼困難との結果であったが，これは歯数減少などの要因だけでなく，AD進行による咀嚼機能障害等も併せた結果と推察される[8]．咀嚼機能が低下し，摂食可能食品も制限されることにより栄養状態が悪化することは想像に難くないが，自験知見においても認知症が重度化することにより栄養状態（MNA®：Mini Nutritional Assessment）が有意な低下を認めた．またMNA®の低栄養のカットオフ値は7ポイント以下であることから，ほとんどの重度AD高齢者では低栄養リスクが高まっていると推察される（図4）[8]．またサルコペニアの診断基準で使用される四肢筋肉量（SMI：skeletal muscle mass index 骨格筋指数＝四肢筋肉量（kg）/ 身長（m²））も認知症が重度化することにより有意な低下を認め，Asian Working Group for Sarcopenia

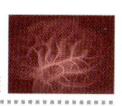

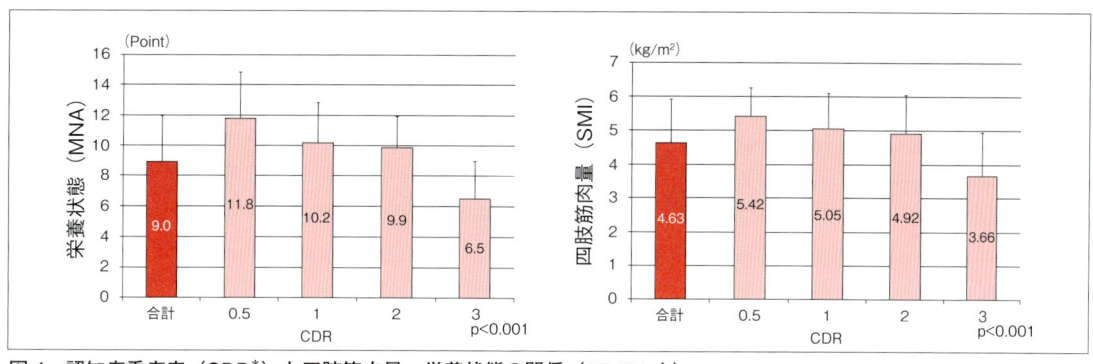

図4 認知症重症度（CDR*）と四肢筋肉量・栄養状態の関係（AD171人）

*CDR：Clinical Dementia Rating（認知症重症度分類）
（弘中，高城，2014．文献8より抜粋）

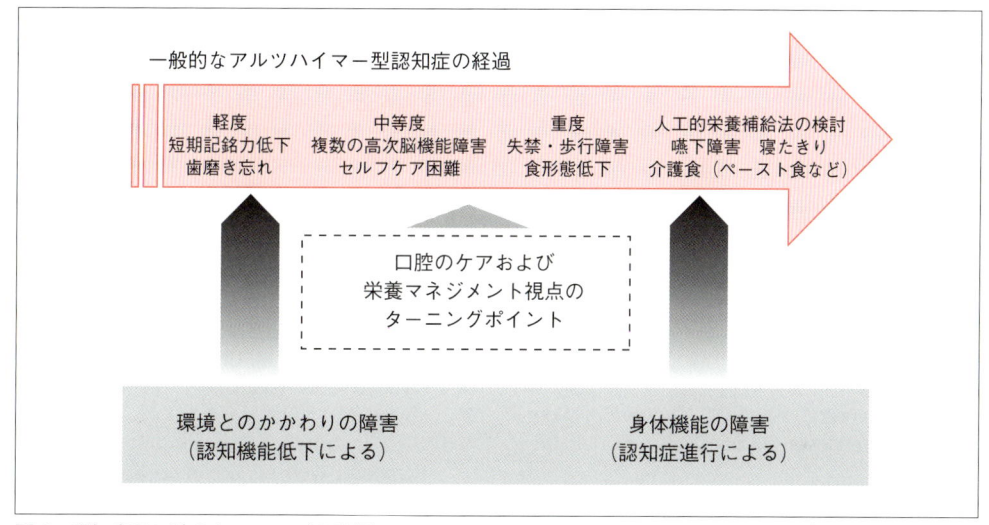

図5 認知症の口腔のケアニーズの変遷

（文献11より抜粋）

（AWGS）[9]の女性カットオフ値5.7 kg/m²（男性7.0 kg/m²）を用いると，軽度認知症の時点ですでにサルコペニアのリスクは高く，重度では，ほぼ全員が少なくともサルコペニア前駆状態（pre sarcopenia）[10]であり，このステージでは身体機能も低下傾向にあることから，きわめて高いサルコペニアのリスク群であるといえる．

進行を意識した予知性をもった食支援とは

アルツハイマー型認知症に代表される変性性認知症は進行し死に至る病であり，その過程において口腔に関連するケア・治療のニーズも変化する．アルツハイマー型認知症を例にすると，軽度から中等度では記憶障害，見当識障害などの複数の高次脳機能障害が生じることにより，義歯装着の困難，食具（箸，スプーンなど）使用困難により食事の自立摂取困難などが高頻度に出現する．つまりこの時期は，認知症による複数の高次脳機能障害によって"環境とのかかわりの障害"が生じている時期である．さらに認知症が重度化すると，歩行機能さらには咀嚼機能および嚥下機能障害などが現れ，食形態に

表3 認知症の食支援での「環境とのかかわりの障害」と「身体機能障害」のチェックポイント

		身体機能障害	
		なし	あり
環境とのかかわりの障害	なし	障害がない状態です．食事を楽しんでもらいましょう．	姿勢や食形態などに注意し，摂食・嚥下障害に対して安全に食べられるように対応しましょう．
	あり	食事環境にどのような問題があるかを探り，食事で失敗しない環境を整えましょう．	食事環境の問題および摂食・嚥下障害を整理して対応する必要があります．

(文献11より抜粋，一部改変)

配慮が必要となる．この時期は"身体機能障害"による"食べる機能"の課題を把握する視点が必要となり，さらに進行すると，経管や胃瘻による人工的栄養補給法の検討も必要となる（図5）[11]．

以上の視点をまとめると，認知症の進行にともない生じるさまざまな課題を評価する視点として，その課題が「環境とのかかわりの障害」か「身体機能障害」によるものかを整理することが重要である．表3に食支援を行ううえでの視点をまとめた[11]．

参考文献
1) Lunney JR, Lynne J, Hogan C. Profiles of older Medicare decendents. JAGS 2002；50：1108-1112.
2) Murray SA et al. Illness trajectories and palliative care. Clinical Review. BMJ（Clinical Research Ed.）2005；330：1007-1011.
3) Reisberg B, Ferris SH, Anand R, et al. Functional staging of dementia of the Alzheimer type. Ann NY Acad Sci 1984；435：481-483.
4) 平野浩彦，本間昭編著．実践！認知症を支える口腔のケア．東京都高齢者研究福祉振興財団，2007.
5) 枝広あや子，平野浩彦，山田律子，ほか．アルツハイマー病と血管性認知症高齢者の食行動の比較に関する調査報告 第一報―食行動変化について―．日本老年医学会雑誌 2013；50（5）：651-660.
6) Sato E, Hirano H, Watanabe Y, et al. Detecting signs of dysphagia in patients with Alzheimer's disease with oral feeding in daily life. Geriatr Gerontol Int, 2013（in press）.
7) Edahiro A, Hirano H, Yamada R, et al. Factors affecting independence in eating among elderly with Alzheimer's disease.Geriatr Gerontol Int 2012；12（3）：481-90.
8) 平野浩彦（主任研究者）．平成25年度厚生労働科学研究費補助金（長寿科学研究開発事業）研究 要介護高齢者等の口腔機能および口腔の健康状態の改善ならびに食生活の質の向上に関する研究（H25-長寿-一般-005）報告書．
9) Arai H, Akishita M, Chen LK. Growing research on sarcopenia in Asia. Geriatr Gerontol Int 2014；14（Suppl 1）：1-7.
10) Cruz-Jentoft AJ, Baeyens JP, Bauer JM, et al. European Working Group on Sarcopenia in Older People. Sarcopenia：European consensus on definition and diagnosis：Report of the European Working Group on Sarcopenia in Older People. Age Ageing 2010；39：412-423.
11) 平野浩彦編著，枝広あや子，野原幹司，坂本まゆみ．認知症高齢者への食支援と口腔ケア．ワールドプランニング，2014.

血管性認知症の神経心理兆候と摂食障害

はじめに

　一般的に摂食障害とは，主に神経性食思不振症（anorexia nervosa）と神経性過食症（bulimia nervosa）をさす[1]．その評価法として，行動面から対人関係障害，摂食制限，過食などの食行動の異常，精神・心理面の異常，身体面の異常など多岐にわたる．本稿で解説する「摂食障害」は，「摂食嚥下障害」の先行期，準備期における障害を主体した障害として扱う．認知症による本障害は，先に述べた一般的な摂食障害への評価と近似した視点が求められる．また血管性認知症の背景にある脳卒中（脳血管障害）により生じる摂食嚥下機能に関連する領域の運動機能不全，感覚機能不全など，神経脱落症状を主な原因とした摂食嚥下機能障害に関する詳細な解説は拙書に譲り，本稿では血管性認知症の神経心理兆候に関連した摂食障害を中心に述べる．

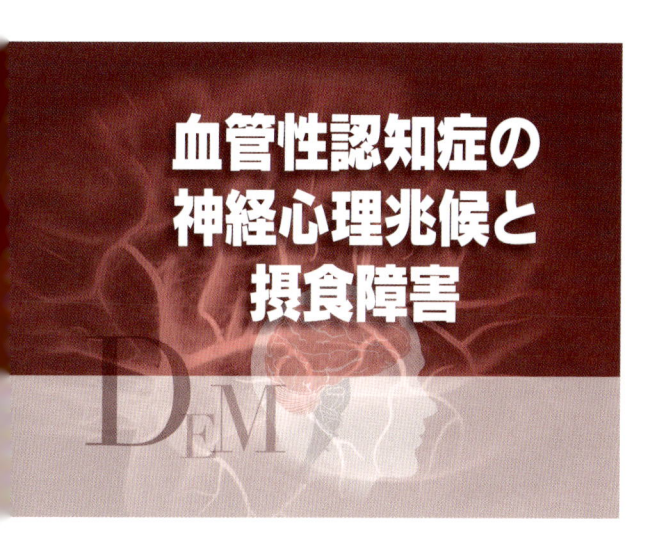

血管性認知症とは

　血管性認知症（vascular dementia：VaD）は，脳梗塞，脳出血などの脳血管障害によって脳が損傷されることにより発現した認知症の総称である．古くから認知されている認知症であることもあり血管性認知症の診断基準は多く存在し，おのおのの妥当性に関する議論は継続している．そのなかでもっとも広く認知されている診断基準の一つに，NINDS-AIREN による血管性認知症の診断基準がある（**表1**）[2]．

　NINDS-AIREN の診断基準にしたがえば，脳卒中発症から3カ月以内に症状が現れる場合は認知症と脳血管障害との関連性が明らかで診断は容易である．また脳卒中発症を繰り返すうちに認知機能が段階的に低下する場合も，血管性認知症の典型的な経過と考えられている．以上，NINDS-AIREN 診断基準を参考に血管性認知症経時的視点により類型したものを**図1**

表1　NINDS-AIREN による血管性認知症の診断基準

1，認知症
a．記憶障害および認知機能に障害があること
b．それらは神経心理検査でうらづけされたうえで診察で証明
c．これらの脳卒中による身体的ハンディキャップによらない
2，脳血管障害
a．脳血管障害による局在兆候が神経学的検査で認められる
b．脳画像検査で対応した脳血管性病変がみられること
3，認知症と脳血管障害との関連（a．b．が単独でみられるか両者がみられる場合）
a．脳卒中発症後3カ月以内の認知症発症
b．認知機能の急激な低下，あるいは認知機能障害の動揺性あるいは階段状の進行

（文献2より抜粋）

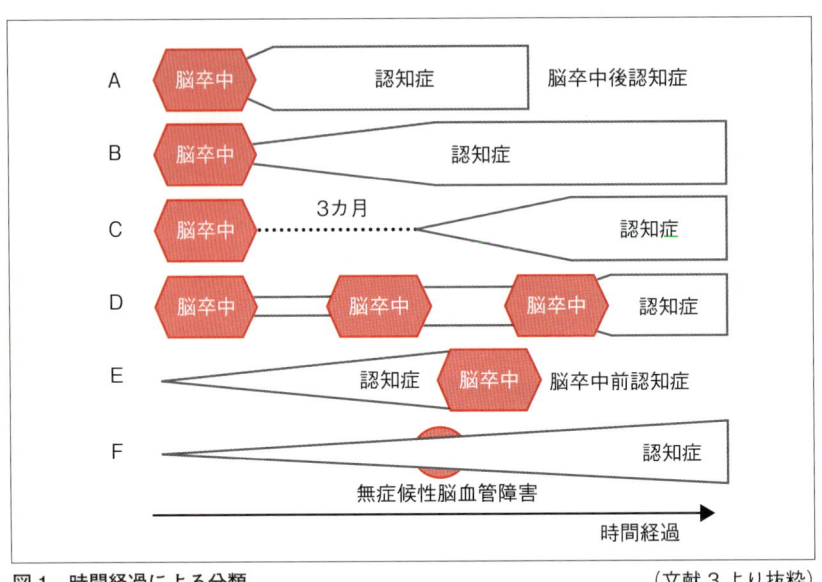

図1 時間経過による分類　　　　　　　　　　　　　　　　　　　　　　　　　　（文献3より抜粋）

に示す．脳卒中発症から3カ月以内に認知症が現れる脳卒中後認知症（A，B，C）や，脳卒中を繰り返すうちに認知機能が徐々に低下する場合（D）も血管性認知症の典型的な経過に含まれる．脳卒中発症以前から認知機能が低下しているケース（E）は，脳卒中前認知症と呼ばれ，アルツハイマー病に脳卒中が合併したケースと診断される．また，脳卒中既往がなく，脳画像上のみで脳血管障害所見を認めたケース（F）も，血管性認知症からは除外される．以上から，脳卒中と経時的な関係でまとめると，A～Dが血管性認知症に該当する[3]．

血管性認知症とアルツハイマー病の比較

前項でも述べたが，血管性認知症はアルツハイマー病とともに認知症の割合の多くを占め，この2つのタイプはよく比較される．以降，血管性認知症の理解を深めることを主眼に，アルツハイマー病と比較しながら記載する．

アルツハイマー病と脳血管性認知症の診断基準において，神経心理学的所見や画像（MRI，CT）所見は二次的な情報であり，もっとも重視しなくてはならないのは臨床的観察所見も含む全体的な所見である．目黒は，臨床的観察所見に基づき血管性認知症とアルツハイマー病の違いを図2のようにまとめている[4]．アルツハイマー病と血管性認知症ともに，その程度の差はあるものの記憶と遂行（実行）機能障害は同様に表れることが少なくない．さらに，アルツハイマー病の顕在化する症状の神経基盤は「後方型，皮質型（脳の障害部位）」で，大脳皮質から変性が進行し環境との関係では後方皮質領域が障害されるため生活環境の状況認知が悪化し，それに対して疑似的に適応することにより「形骸化現象」などが起きると述べている（形骸化現象は，無気力，周囲への興味喪失など人格が形骸化した様子をさす）．一方，血管性認知症の顕在化する症状の神経基盤は「前方型，皮質下型（脳の障害部位）」で，症状としては表出障害が主体であり，会話（コミュニケーション）には参加しているものの，その流れには不完全にしか適応できず，感情失禁（興奮しやすくなり感情が不安定になる）などの感情障害

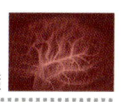

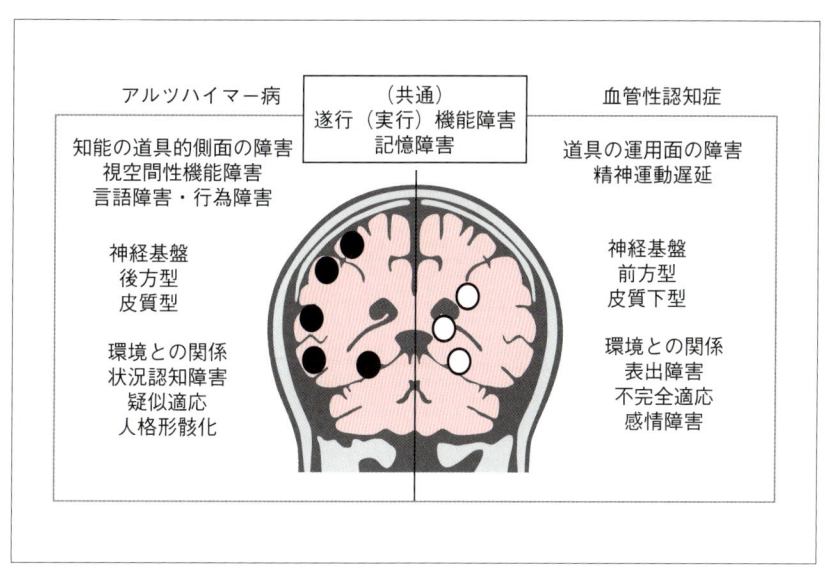

図2 アルツハイマー病と血管性認知症の違い （文献4より，一部改変）

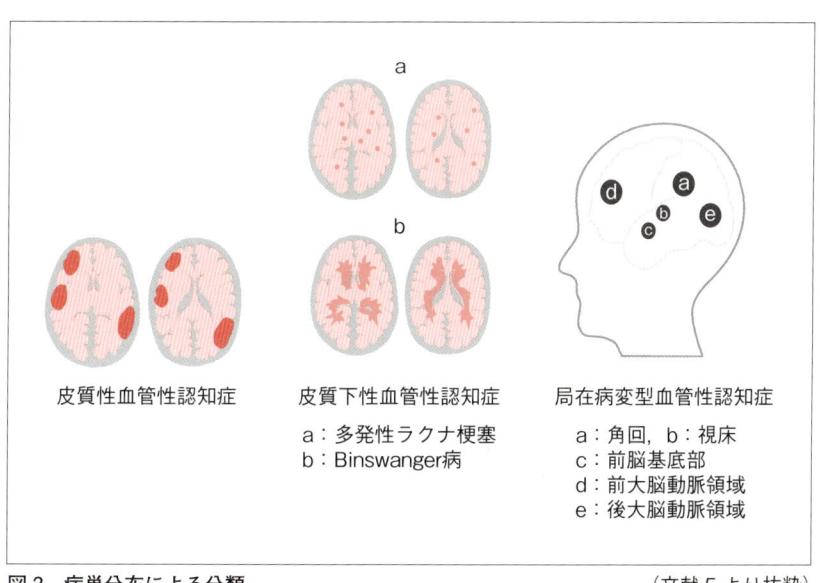

図3 病巣分布による分類 （文献5より抜粋）

をともないやすい状態となる[4]．

血管性認知症の分類

　血管性認知症はさまざまな症状を呈するが，共通して認められるのは，主に遂行（実行）機能障害や記憶障害であり，それ以外の障害は損傷した領域に起因する．血管性認知症における損傷部位の類型は複数あるが，本稿では皮質性，皮質下性，局在病変型に分類して解説する（図3）[5]．

■皮質性血管性認知症

　本タイプは通常血栓および梗塞によって生じる中大脳動脈などの主要な頭蓋内外の動脈の閉塞によって生じる認知症である．その症状は病

巣局在と密接に関連しており，言語野領域病巣による失語，運動野領域病巣により四肢麻痺を呈するなどその症状は多様である．病巣が両側に存在する（部位にもよるが）ケースでは，摂食嚥下機能をコントロールする神経ネットワークの両側性障害（偽性球麻痺）により摂食嚥下機能障害を認めることがある．その障害は球麻痺が原因の症状より軽度の場合が多い（症状の質が異なるため一概に比較は困難だが）が，その他の皮質病巣により意欲低下（アパシー）などが生じているケースも多く，支援を行う際には配慮が必要である．

■ **皮質下性血管性認知症**

血管性認知症のイメージを深めるためには，皮質下性血管性認知症の理解を深めることが重要と著者は考えている．本タイプは血管性認知症なかでもっとも多く，約半数を占め，その臨床像は比較的均質である．その主要病変は白質病変（慢性脳虚血による脱髄，浮腫が主体の病変）とラクナ梗塞（1.5cm以下の小梗塞であるが，一般的に多発性脳梗塞と呼ばれるものはラクナ梗塞が多発したものである）であるが，併存することも少なくない．このため，ラクナ梗塞が主体である場合は多発ラクナ梗塞（多発性脳梗塞），白質病変が高度である場合はBinswanger病と呼ばれる．

■ **局在病変型血管性認知症**

認知機能障害と関連の深い領域（角回，視床など）に単独病巣が生じることにより発症する認知症である．症状は病巣部位により異なる．

血管性認知症の神経心理兆候と摂食障害

血管性認知症の分類でも述べたように，血管性認知症の原因を病巣分布の視点からとらえ，本稿では3つに分類した．しかし血管性認知症の神経心理兆候を理解するには，原因病巣の局在機能障害のみでなく脳全体のネットワークを捉える視点が必要である．また先にも述べたが，とくに皮質下血管性認知症の概念の理解は，血管性認知症による摂食障害への対応を検討するうえで重要となる．皮質下病変で障害される重要な神経ネットワークとして，①記憶の神経ネットワーク：Papez回路（海馬→乳頭体→視床→帯状回→海馬），②前脳基底部由来のネットワーク：マイネルト基底核からのアセチルコリン神経系回路，③前頭葉・皮質下ネットワーク：遂行（実行）機能・情動・行為の3つを目黒はあげている[4]．また血管性認知症の神経心理兆候の特徴として，記憶障害（アルツハイマー病の近時記憶障害と異なり記銘・再生遅延を主体とした障害），失語，失行，無気力・無関心，遂行機能障害などがある．とくに遂行機能は食行動と密接に関連しているため，その機能低下を認める場合は障害構造を理解したうえでの支援が必要となる．

遂行機能は，なにかしようとする際にその手順を計画し，効率的に行うまでの機能であり，記憶，知覚，言語，判断などの能力を包括的に駆使することとなる．食行動であれば，目の前に配膳された食事を「食べ物」として認知し「食べよう」と目標設定し，食事にあわせた食具の選択，食器の把持など「食事における所作」への計画を立てることとなる．さらに計画に基づき行動を開始し，状況に合わせ適宜修正して「食事」を完遂する．たとえばケーキを食べる際に，フォークで食べはじめてみたが思いのほかケーキが柔らかかったためスプーンに代える，逆に硬かったためにナイフで小さくするなど，その状況から得られた情報をフィードバックしながら，「食事」を効率的に完遂する機能が遂行機能である．遂行機能は主に前頭葉が担っている

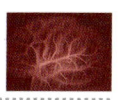

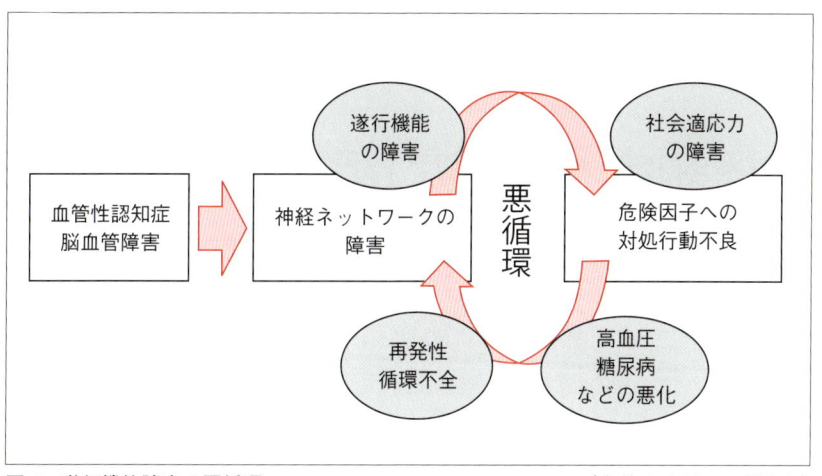

図4 遂行機能障害の悪循環　　　　　　　　　　　　　　　　（文献4より，一部改変）

とされるが，血管性認知症の場合は前頭葉に病巣が局所発症するのではなく，前頭葉・皮質下ネットワークが障害されることにより遂行機能障害が出現すると考えられる．その症状が軽度であっても，血管性認知症の遂行機能障害は対応を誤ると悪化しやすいことが知られており配慮が必要である（**図4**）[4]．

また，前頭葉・皮質下ネットワークの経路として黒質が介在するが，皮質下病変が大脳基底核に生じた場合，黒質からの線条体へのドパミン移送が低下しサブスタンスP合成が阻害され，嚥下反射および咳嗽反射が低下し重度の嚥下障害を有するケースもあり，この点も併せて注意が必要である．

参考文献
1) 日本摂食障害学会監修．摂食障害治療ガイドライン．医学書院，2012．
2) Roman GC, Tatemichi TK, Erkinjuntti T, et al. Vascular dementia: Diagnostic criteria for research studies—Report of the NINDS-AIREN International Workshop. Neurology 1993；43（2）：250-260．
3) 長田 乾．血管性認知症の脳循環代謝病態，老年期認知症研究会雑誌 2011；18：1-6．
4) 目黒謙一編．血管性認知症．ワールドプランニング，2008．
5) 平野浩彦編著．認知症高齢者への食支援と口腔ケア．ワールドプラニング，2014．

COLUMN

認知症への取り組みの国際的な動き

World Alzheimer Report

認知症への取り組みに関して世界に目を向けると、さまざまな取り組みがなされている。そのなかで国を超えたレポートも多く出されているが、2009年に出された「World Alzheimer Report」(2009年から2013年まで毎年出されている)(図1)において以下のような提言がなされ、そのなかに世界保健機関(WHO)に対しての要望も述べられている(以下、著者が抜粋要約)。

より多くの人びとがより長生きをし、健康な生活を送るようになり、世界人口に占める高齢者の比率は高まっている。これは20世紀に保健システムの改善に成功した証でもある。一方、高齢化は私たちに対して課題を投げかけており、アルツハイマー病およびその他の認知症の人の増加はその課題の一つである。国際アルツハイマー病協会(ADI)は、各国の政府とともに認知症の人とその介護者の生活向上と認知症研究の推進に取り組む世界中のアルツハイマー病協会を支援することを目的に、本レポートを作成した。本レポートに示す各国の取り組みを戦略的に推進するには、WHOが認知症を世界の保健政策上の優先課題として位置づけることがきわめて重要であり、各国が医学研究を支援・奨励する際に、アルツハイマー病がその国に及ぼす影響にみあった資金援助などの支援を行うべきである。

各国の取り組みとしては、オーストラリアは2004年に認知症を国の保健政策上の優先課題に位置づけた最初の国となった。また、フランス、韓国、イギリス、ノルウェーおよびオランダで認知症国家戦略が開始された。

認知症の増加とその影響についてより多くの研究が必要とされていることは明らかであり、ADIは2010年に経済データ分析に着手し、フォローアップレポートを出す予定である(著者注:World Alzheimer Report 2010:The Global Economic Impact of Dementiaとして出されている)。ADIは認知症に対するより多くの、そしてよりよい解決方法について各国政府、政策立案者、保健専門職およびアルツハイマー病協会などのすべての関係者と協働していくために、今般の取り組みが刺激になることを希望している。いま世界では7秒に1人ずつ認知症の人が増えており、一刻の猶予も許されない状況である。

Dementia: A public health priority

以上のレポートから3年後の2012年に世界保健機関(WHO)が発表した報告書「Dementia: A public health priority」(図2)では以下の提言がなされた。

高齢化にともない世界の認知症患者は2050年時点で1億1,540万人に達する見通しである。そのうち半数強の6,090万人を日本や中国などのアジア諸国が占める。以上に備え各国は認知症に対する治療やケアを改善するため、保健・社会制度を整備すべきである。世界の認知症患者は2010年時点で3,560万人である。新規の患者は毎年770万人増えていき、2030年には6,570万人、2050年には1億1,540万人に達する。2010年に患者の治療やケアに要した費用は世界全体で6,040億ドル(約49兆円)で、今後本費用は一段と増えると予想する。

さらに報告書は「適切な支援があれば多くの患者が社会に貢献し、質の高い生活を続けることができる」と指摘しており、患者や

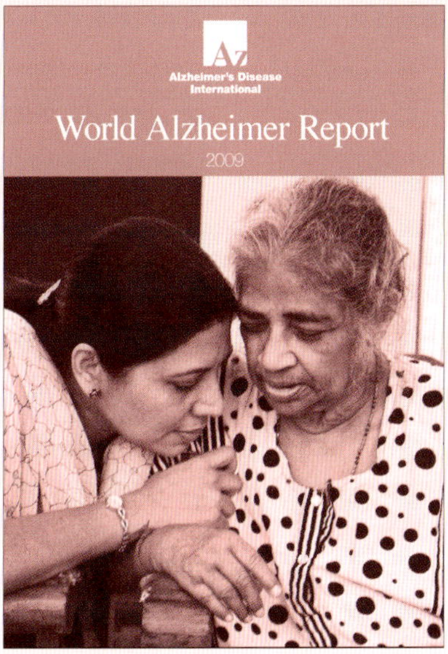

図1 World Alzheimer Report, 2009

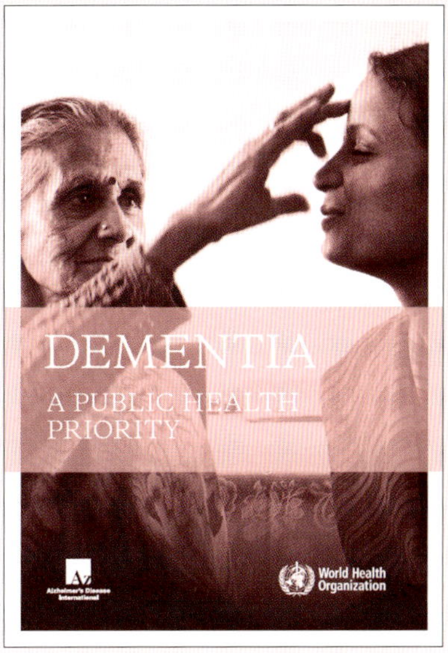

図2 Dementia：A public health priority

家族の金銭面の負担を減らすため，各国に公的な保険制度の拡充を求めた．また日本の介護保険制度についても触れられており，「長期のケアを実現するのに不可欠」と一定の評価コメントがなされており，そのほかにも，「認知症サポーター」「痴呆から認知症への名称変更」にも触れられた報告書であった．

わが国における認知症の取り組み

わが国でも，2012年厚生労働省から「認知症高齢者数について」のレポートが出され，そのなかで「認知症高齢者の日常生活自立度」Ⅱ以上の認知症高齢者割合を算出し，2015年（平成27年）には345万人，8年後の2020年（平成32）には410万人になるとしている．

また同年厚労省は，認知症施策の方向性としてオレンジプランを提示した．オレンジプランは，「標準的な認知症ケアパスの作成・普及」「早期診断・早期対応」「地域での生活を支える医療サービスの構築」「地域での生活を支える介護サービスの構築」「地域での日常生活・家族の支援の強化」「若年性認知症施策の強化」「医療・介護サービスを担う人材の育成」，以上7つの柱から成り立っており，認知症患者が住み慣れた環境で暮らし続けられる社会の実現を認知症施策の基本目標として提言された．

G8認知症サミット

2013年12月11日にロンドンで開催されたG8サミットは英国が議長国を務めた．キャメロン英国首相とハント保健相はこの機会を利用し，患者を抱える家族，介護関係者，医療制度に課せられるプレッシャーが急速に増大している認知症の問題について，国際対応を具体化する目的でG8 dementia summitを開催した（図3）．そのなかでG8認知症サミット ディクラレーション（宣言）がなされた（以下，厚生労働省仮訳から抜粋）．

G8諸国および全世界で，認知症を主要な疾病負担として同定し，また，高齢化および精神保健関連の問題に取り組んでいることについて共通認識として確認した．たとえば，世界保健機関（WHO）報告書（2012）『認知症：パブリックヘルスの優先課題（Dementia-A Public Health Priority）』がある．われわれG8諸国と多国間パートナーとの間に存在するこれらの意義深い共同研究を積み重ねることで，認知症に対する取り組みは強化され，また，認知症が社会にもたらす課題への対応を向上させることができる．

認知症は正常な老化の一部ではないことを認識すべきであり，世界で3,500万人を超える人びとが認知症を患い，この数字が20年ごとに倍になることが予測されていることについて共通認識をもった．

われわれは，認知症が世界で与えている社会経済的影響に留意する．世界の認知症にかかる推定年間コスト6,040億ドルの70％がインフォーマルケア，社会的ケア，および直接的な医療ケアに使われている．しかしながら，認知症の人びとのほぼ60％は低中所得国の居住者であり，そのため，平均余命が地球規模で伸びるにしたがい，経済的な課題も増大するであろう．

よって，国家，準国家および地方政府の責任にしたがい，われわれは，ここに以下のことにコミットする．

◆認知症の人びとおよびその介護者の生活の質を高めるとともに，精神的および経済的な負担を軽減するためのさらなるイノベーションを求める．よってわれわれは，英国によるグローバルな認知症イノベーション特使（Dementia Innovation Envoy）を任命するという決断を歓迎する．この認知症イノベーション特使は，国際的な専門知識を結集することでイノベーションを促進し，また，認知症イノベーションを世界規模で支える民間・慈善基金を立ち上げる可能性の模索を含む新たな資金源を獲得するための国際的な取り組みを調整する．

◆2025年までに認知症の治療または病態修飾療法を同定し，また，その目的を達成するために認知症に関する研究資金を共同で大幅に増やすという意欲的な目標．われわれは，公的資金を受けた国内の認知症研究と関連の研究基盤への支出について2年ごとに報告する．さらに，われわれは，認知症関連の調査研究に従事する人びとの数を増やす．

◆2014年，経済協力開発機構（OECD），WHO，欧州委員会，神経変性疾患に関するEUの共同プログラム（JPND）および市民社会との連携の下，一連のハイレベルフォーラムを開催し，つぎのことに焦点を当てた分野横断的なパートナーシップとイノベーションを構築する．

・社会的影響への投資（Social impact investment）—英国主導
・新しいケアと予防のモデル（New care and prevention models）—日本主導
・学術界と産業界のパートナーシップ（Academia-industry partnership）—カナダとフランスの共同主導

以上，認知症への取り組みの国際的な動きの概要を解説した．これまで特定の国の認知症ケア体制などが注目されることが多かったが，G8認知症サミットディクラレーションに示されるように，認知症への取り組みは，国を超えた視点が今後は求められるフェーズになった．また日本は高齢化率が世界でもっとも高いことから，高齢者に占める認知症高齢者の割合が世界でもっとも高い国ともいえ，日本が示す認知症支援体制は世界的に注目を集めることになろう．

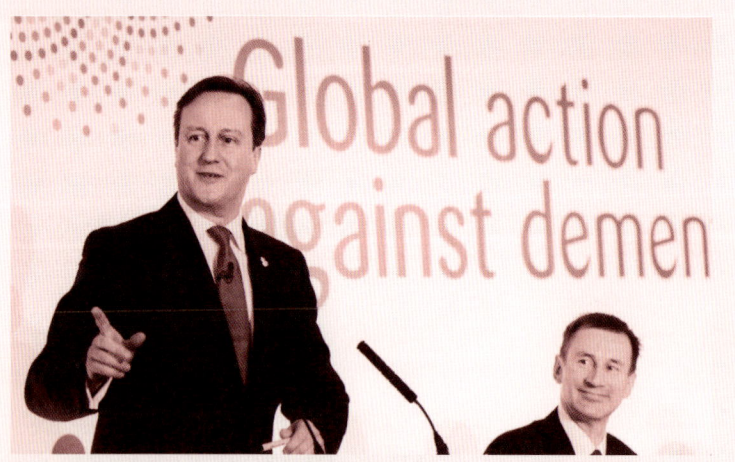

図3　G8認知症サミット：2013年12月（ロンドン）
（英国保健省HPより）

参考文献
1) World Alzheimer Report, 2009. Alzheimer's disease international.
2) 国際アルツハイマー病協会．世界アルツハイマーレポート2009年（概要版）．認知症の人と家族の会，2010．
3) Dementia. a public health priority, World Health Organization and Alzheimer's Disease International, 2012.
4) G8認知症サミットディクラレーション（宣言）（厚生労働省仮訳）．厚生労働省HP．http://www.mhlw.go.jp/file/04-Houdouhappyou-10501000-Daijinkanboukokusaika-Kokusaika/0000033637.pdf

変性性認知症の概要

脳血管障害によって引き起こされた血管性認知症とは異なり，変性性認知症の原因疾患は進行性の疾患であるため，時間経過とともに病状は進行する．変性性認知症ではなんらかの原因で異常な蛋白質が凝集したことにより神経細胞死が起こった結果，脳の萎縮が徐々に全体に広がり，脳の機能障害を起こしていくことで，日常生活上の不具合が生じ，しだいに困難が増加する．臨床症状は経時的に変化していき，その様子は認知症高齢者一人ひとりで千差万別である．現時点では原因疾患そのものは治癒が困難であることから，認知症自体を治療（キュア）することは困難であり，表出される臨床症状への支援（ケア）が生活を支える主体となる．

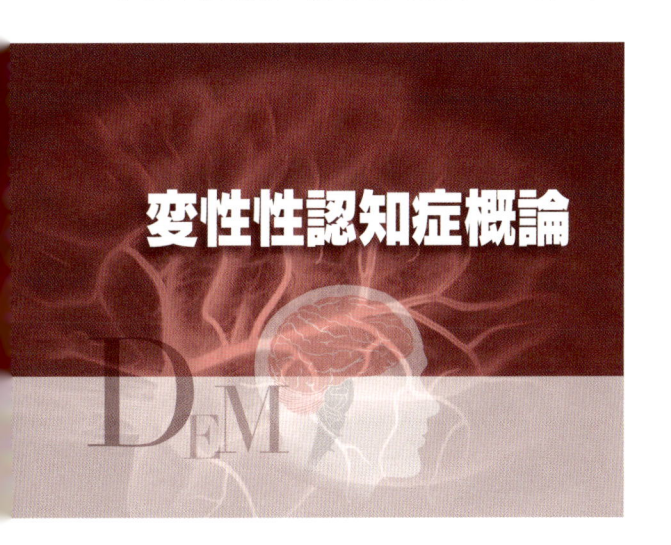

変性性認知症の原因疾患の代表格はアルツハイマー病（以下 AD）で，レビー小体型認知症（以下 DLB）や前頭側頭型認知症（以下 FTD）等がそれに次いで代表的である．これらの臨床症状において異なる点は，それぞれの原因疾患で脳の萎縮が起こりはじめる部位による神経心理学的症状の違いである．脳の障害部位が異なることで，日常生活をはじめ特徴的な食行動変化が認められる（**表 1**）[1]．食事という行動は日常生活のなかでも本能に結びついた行動であるため，他の更衣や入浴動作，排泄動作よりは，認知症が進行しても自立を保っているケースが多いといわれている[2]．しかし，認知症がさらに進行すると，食行動変化のみならず食事に対する注意や意欲の低下が起こって自立摂食困難になり，さまざまな支援を行ったのち介助摂食となる．

変性性認知症の食事に関する支援において，

表1　原因疾患別の障害部位と食事に関する問題

	脳の障害部位 （萎縮のはじまる部位）	神経心理学的症状 （代表的なもの）	代表的な食事に関する問題
アルツハイマー病	側頭葉内側（海馬）	記憶障害	食べたことを忘れる 食べる行為，食べ方がわからなくなる
	側頭頂	失認 失行	食物を食物だと認識できない 食具の使い方がわからない 口が開けられない
	前頭葉	注意障害	食事に集中できない
レビー小体型認知症	後頭葉	視空間認知障害 幻視	口と食具の位置関係がうまく把握できない 食物に虫が入っているようにみえる
前頭側頭型認知症	前頭葉	脱抑制 常同行動	早食べ，他の人の食物でも食べてしまう いつも同じ食物を同じ時間に食べる
	側頭葉	失語	言葉のコミュニケーションがとりにくい

（文献 1 より改変）

効果的なケアを行うためには，日常生活の不具合が生じた時点で，困難が生じた機能を適切にアセスメントし，保存されている機能を最大限に活用するための支援方法を検討することが必要となる．認知症の人自身の自立心にも配慮し，支援や介助はさりげなく補うようにするのが重要である．ある一時期に効果のある食事ケア方法も，いずれは認知症の進行による症状の変化に適応できなくなる時期が訪れるため，アセスメントの時点から予知的な考え方が必要である．

食物の認知過程と処理過程

食事の認知過程の問題は，Leopoldの摂食・嚥下運動5期モデル（図1）でいうと「先行期（認知期）」の問題と考えられる[3]．つまり「目の前にあるものが食物であるということを認識し，なにをどのくらいどのようにして口に運ぶかを計画し，実際に計画を実行して，口に運ぶまでのプロセスの問題」[4]である．食物認知から摂食行動までの過程は，大脳の複数の部位の働きによるものであって，変性性認知症の原因疾患によって大脳の一部分が障害されただけでも処理過程に変化が生じる（図2）．

たとえば図3の①覚醒に問題があれば，そもそも食事の時間であること自体認識が困難であるし，また②視覚情報の問題であれば，食事になにか別の物体が混入しているようにみえるかもしれない（図3）[1]．④のプログラミングに問題があれば，正しく食器を使用し，ちょうどよい速さで食べるといったような食べ方の問題が出現する可能性がある．そのように考えると，言語理解困難，かつ注意散漫な状態の認知症高齢者にペースト食を提供することで，食物であることの視覚認知が困難で興味がわかず，食事開始困難となってしまう可能性や，スプーン等の食具使用困難によって粘土遊びのように

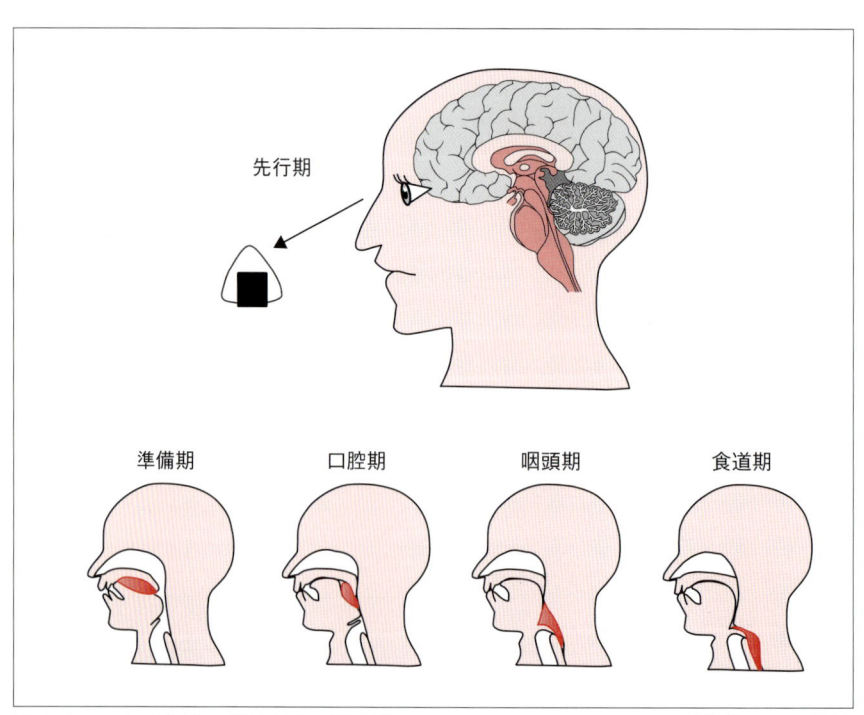

図1　Leopoldの摂食・嚥下運動5期モデル　　　　　　　　　　　　　　（文献3より改変）

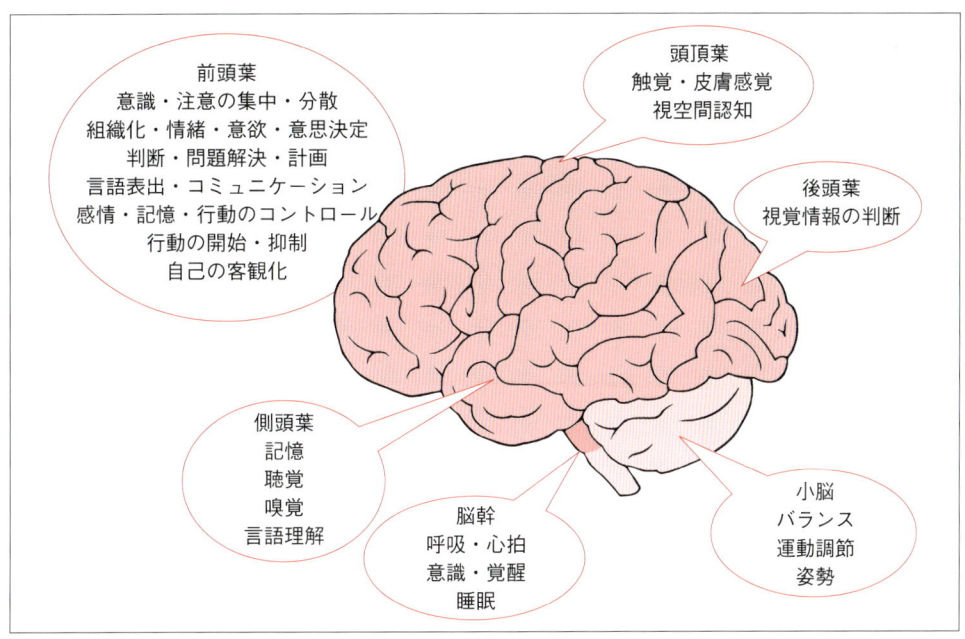

図2　脳の部位別の機能

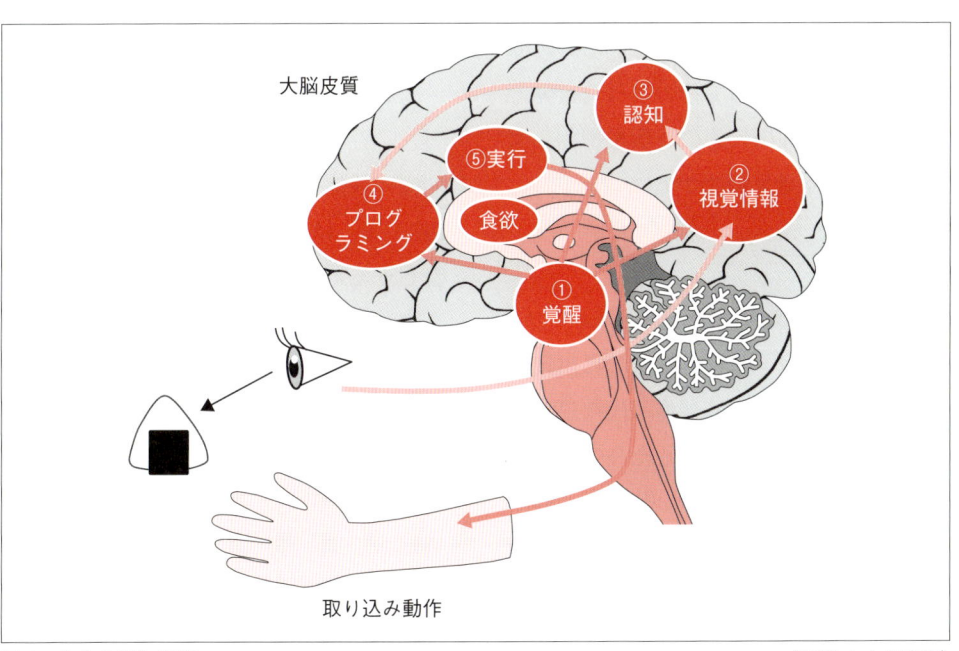

前頭葉
意識・注意の集中・分散
組織化・情緒・意欲・意思決定
判断・問題解決・計画
言語表出・コミュニケーション
感情・記憶・行動のコントロール
行動の開始・抑制
自己の客観化

頭頂葉
触覚・皮膚感覚
視空間認知

後頭葉
視覚情報の判断

側頭葉
記憶
聴覚
嗅覚
言語理解

脳幹
呼吸・心拍
意識・覚醒
睡眠

小脳
バランス
運動調節
姿勢

図3　食物の認知過程　　　　　　　　　　　　　　　　　　（文献1より改変）

大脳皮質
① 覚醒
② 視覚情報
③ 認知
④ プログラミング
⑤ 実行
食欲
取り込み動作

手指でペースト食をこねてしまう可能性も考えられる（**図4**）．隣席者のための常食のほうがおいしそうにみえて，隣席の皿に手を伸ばしてしまう可能性もある．

このように脳の障害と実際に目にする神経心理学的症状を整理して考えると，認知症高齢者の不可解な行動にも，彼らなりの理由があることがイメージしやすい．認知症患者は，食事に

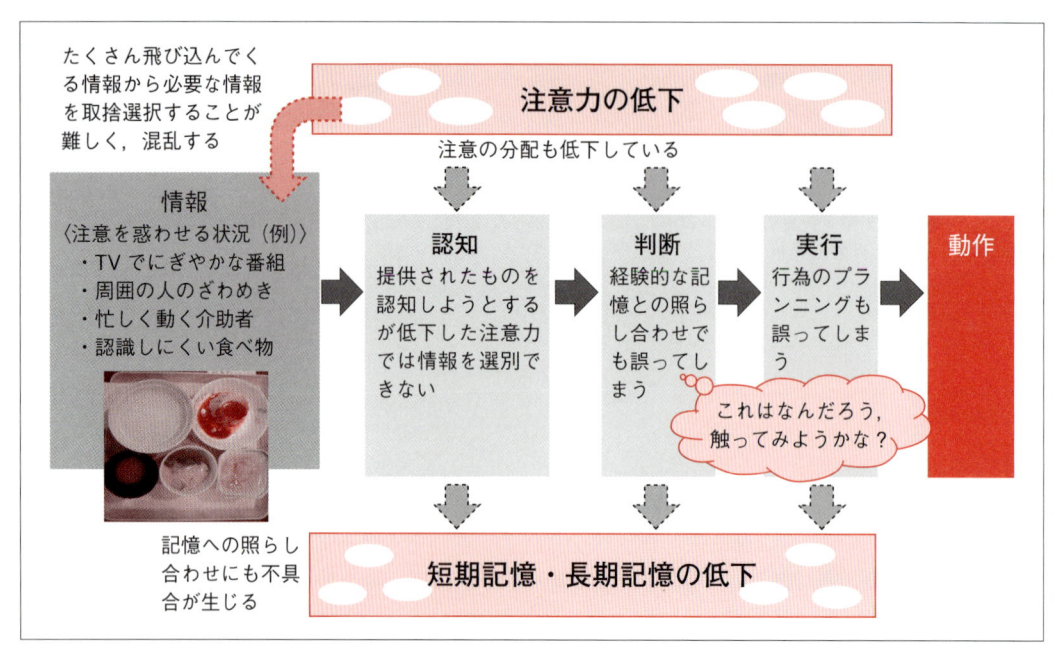

図4 注意力低下しているときの食事への混乱の例 （文献1より改変）

かぎらず故意に不可解な行動をしているわけではなく，なにか理由があってそのような行動となったものと考え，原因疾患の特徴を把握し原因を推察することが効果的なケアにつながると考えられる．

変性性認知症の食行動アセスメント

食行動のアセスメントでは，臨床的に出現している症状だけではなく，認知症原因疾患の代表的な神経心理学的症状を把握したうえで，食行動に加え日常生活全般の行動を観察し，病期を見極めアセスメントする必要がある．認知症の食べる機能は，入院・入所直後のリロケーションダメージ，精神科薬や睡眠薬など内服薬，脱水や発熱，栄養障害など全身状態の変化，他の全身疾患の増悪，さらには義歯の痛みや口腔乾燥など口腔の状態からも影響を受ける．食べる機能の変化や摂食・嚥下機能低下に気づいたら，食事の環境以外の原因がないかを探ることが必要である（**表2**）[5]．

■現在の障害を把握する

認知症患者の食行動変化と摂食・嚥下障害は"食べ方""食べた物"の問題なのか，"口腔・咽頭の機能"の問題なのかを分けて検討する．"食べ方"は薬剤や食事環境，支援の仕方で調整しうる可能性があり，"食べた物"は食物か異物かの確認，環境変化の有無の確認から，生活環境と食形態が調整可能である．疾患の特徴である症状と病期を把握したうえで，観察によって「なぜ，この時期この時間帯に，この環境で，この行動をとるのか」をつねに検証する必要がある．

異食（異物摂食）は，FTDやADでしばしばみられる．FTDで起こる異食は，脱抑制や口唇傾向，意味記憶障害の関連が考えられており，中等度から重度認知症の時期にみられる．一方ADで起こる異食は，実行機能障害が顕著となる中等度から重度認知症においてみられ，異物を食物と誤認識（失認）した結果とも考えられる．ADでは社会性や会話が保たれている

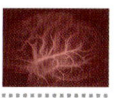

表2 認知症にかかわる摂食の困難を議論するうえでの重要な点

1	Apraxia（失行）：食具の使用方法がわからない Agnosia（失認）：食事を認識できない，なにをすればよいかわからない
2	皿から口まで運ぶ運動機能の低下 嗅覚と味覚の低下による食欲・摂取量の低下 視覚的な食物認知の困難 認知症による中枢の脳機能の低下によるコントロール障害 咀嚼・嚥下の協調性の低下と，口と歯の問題による咀嚼障害，嚥下障害 口腔・咽頭の貯留，むせ，誤嚥，低栄養の問題
3	うつ傾向，BPSD（aggression, delusions, hallucinations（攻撃，妄想，幻覚）など）に使用している精神科薬剤，somnolence（眠気），agitation（動揺）による食事への影響
4	食卓，食堂の環境：残念なことに食卓はしばしば無秩序で，混雑した，騒々しい，そして頻繁な中断か気晴らし　トレーは患者の手の届かないところに置かれている
5	文化的背景：介助者が認知症患者と異なった文化的背景をもっていると介助摂食がうまくいかないことがある．文化的背景の違いは摂食困難のアセスメントの不備ばかりか，そのアセスメントを使った介助の戦略の失敗も招く

(文献5より改変)

時期にもこういった障害が起こるため，異食行為を指摘すると，とり繕い言動や不快による易怒・不穏等のBPSDが引き起こされることも少なくない．問いただすようにするのはむしろBPSDを増加させてしまうため，自然に環境調整などでサポートすることが望まれる．認知症の進行による嚥下障害も徐々に進行している時期であり，異食や過食などで誤嚥・窒息，感染など消化管障害のリスクがある場合は，心理面に配慮しつつ安全を優先して支援する計画を立てる必要がある．

■環境を把握する

1) 食事環境や介助方法による影響

食行動変化の発症と進行にとって，認知症の重症度や全身疾患の進行と同程度に食事環境の質が重要な要素である[6]．認知症患者の食事の問題の40%は認知症の中核症状そのものによる障害ではなく，周辺症状による障害と報告されている．食行動変化の要因の検討においては，①重度の認知症，②認知症以外の全身疾患の存在，③環境が不適切で，食事の問題の半数は社会的な要因と環境要因の支援で改善可能なものといわれている[7]．われわれの検討では，食行動の困難があった認知症中等度，重度のものに対し，環境調節を中心とした介入を行うことで，食事開始，注意維持，食具使用，二次的な嚥下障害等で改善がみられた[8]．

2) 嗅覚・味覚・知覚の食事に対する影響

食事の好みや食欲には，匂いや風味，味が強く影響する．高齢者では加齢による嗅覚低下があるが，AD高齢者では，とくに「匂いの記憶」の低下があるといわれている[9]．嗅覚障害はとくに軽度AD・DLBから起こりやすく，嗅覚そのものに問題がなくても，脳での嗅覚刺激認識が障害されるといわれている[10]．DLB初期で指摘されている嗅覚低下は，嗅覚受容器や嗅球のレベルではなく，大脳皮質レベルでの障害と推測されている[11]．

匂いの感度の低下は風味障害を引き起こし，目の前に食事が配膳されたときの"おいしそうな匂い""嗅いだ匂いから湧き出る食欲"，また口に含んだときの鼻に抜ける"食事の風味""風味から湧きあがる思い出"が障害されうる．嗅覚障害は味覚の嗜好の変化にも影響し，極度に甘いものや味の濃いもの，スパイシーなものを好むようになり，さらには食への興味をなくす

一因にもなりうる[12]．

　味覚についても同様で，加齢変化によって薄い味を感じにくくなり，さらに唾液の減少により口腔内での希釈が不十分になるため，酸味・苦味を不快に感じるケースは多い．濃い甘味など強めの味のほうが"おいしく"感じるようになり[12]，逆に薄味だとおいしいと感じなくなる例は頻繁にみられる．

　また口腔・咽喉頭の知覚（温度感覚や触覚）は加齢により低下すると報告されており[13]，臨床的には認知症高齢者の触覚や温度感覚などの口腔・咽頭感覚も低下していることが推測される．口腔感覚の低下がある高齢者では，食物温度が嚥下反射の惹起時間に影響し，体温との温度差が大きい食物ほど反射が速いと報告されている[14]．低下した口腔内感覚に対して，温刺激レセプターのアゴニスト（作動物質）としてカプサイシン，冷刺激レセプターのアゴニストとしてメンソールの匂い刺激は反射改善に利用できる．同様に口腔ケアによる口腔粘膜刺激は口腔の侵害受容器に対する刺激になり嚥下反射の改善効果があるといわれている[14]．

　食事に対して，「おいしそう」「食べたいな」，食べてみて「おいしい」と感じること，また嚥下反射には，こうした匂い，スパイスの風味や味，食品のテクスチャーや温度なども密接に関わっている．これらのさまざまな機能低下があることも念頭において，少し強めの風味や味付けで感覚を呼び覚ますことも，有効な食事の支援方法の一つである．

まとめ

　変性性認知症の食支援においては，認知症の原因疾患の神経心理学的症状を把握して観察によるアセスメントと環境調整を行う．実際に口にするものと嚥下機能で結果が大きく異なることから，どういったタイミングで，どの環境の物を口にするのか，そのときの様子はどうか，のアセスメントが重要である．咽頭期嚥下障害がない患者でも，摂食行為によっては口腔内での処理が不適切であったり，飲み込むタイミングが呼吸と協調していないなどで起こる二次的な嚥下障害（誤嚥・窒息など）が起こりうることも把握した対応が重要である．

参考文献

1) 枝広あや子．特集　認知症高齢者の食べる機能の課題と対応　変性性認知症高齢者への食支援．日本認知症ケア学会誌 2014；12（4）：671-681．
2) Lechowski L, Van Pradelles S, Le Crane M, et al. Patterns of loss of basic activities of daily living in Alzheimer patients：A cross-sectional study of the French REAL cohort.Dementia and Geriatric Cognitive Disorders 2010；29（1）：46-54.
3) Leopold NA, Kagel MC. Swallowing, ingestion and dysphagia；A reappraisal. Archives of Physical Medicine & Rehabilitation 1983；64（8）：371-373.
4) Elsner R.J.F. Changes in eating behavior during the aging process. Eating Behaviors 2002；3（1）：15-43.
5) Chang CC, Roberts BL. Strategies for feeding patients with dementia. Am J Nurs 2011；111（4）：36-44.
6) Slaughter SE, Hayduk LA. Contributions of Environment, Comorbidity, and Stage of Dementia to the Onset of Walking and Eating Disability in Long-Term Care Residents. JAGS 2012；60（9）：1624-1631.
7) Slaughter SE, Eliasziw M, Morgan D, et al. Incidence and predictors of eating disability among nursing home residents with middle-stage dementia. Clin Nutr 2011；30（2）：172-177.
8) 平野浩彦（事業責任者）：平成 23 年度厚生労働省老人保健健康増進等事業　認知症高齢者の食行動関連障害支援ガイドライン作成および検証に関する調査研究報告書．地方独立行政法人東京都健康長寿医療センター研究所，2012．p14-42, 52-57．
9) Murphy C. Nutrition and Chemosensory perception in the elderly. Critical Reviews in Food Science and Nutrition 1993；33（1）：3-15.
10) Frissoni GB, Franzoni S, Bellelli G, et al. Overcoming eating difficulties in the severely demented. In Hospice care for patients with advanced progressive dementia, ed. by Volicer L, Hurley A Springar Publishing Company, 1998. p48-67.
11) Kajiyama K. Olfactory Dysfunction in Parkinson's

Disease-Usefulness of Stick-type Odor Identification Test Developed in Japan-. Acta Med. Hyogo 2009 ; 34 (1) : 61-66.
12) Easterling CS, Robbins E. Dementia and Dysphagia. Geriatric Nursing 2008 ; 29 (4) : 275-285.
13) Aviv JE, Martin JH, Jones ME, et al. Age-related changes in pharyngeal and supraglottic sensation. Ann Otol Rhinol Laryngol 1994 ; 103 (10) : 749-52.
14) Ebihara S, Kohzuki M, Sumi Y, et al. Sensory Stimulation to Improve Swallowing Reflex and Prevent Aspiration Pneumonia in Elderly Dysphagic People. J Phamacol Sci 2011 ; 115 (2) : 99-104.

COLUMN

コリン仮説とグルタミン酸仮説

これまでアルツハイマー型認知症（以下AD）の組織学的特徴が多く明らかにされているが，それらがどのような原因によって至ったのかについてはいまだ明らかにはされていない．したがって，創薬研究においてはさまざまな仮説を検証し，それにもとづき開発を進めることになる．ADの原因はすべて明らかになっていないものの，病理学を通じて，体の中で起こっている状況が少しずつわかってきているので，その状況をもとに病因の仮説を立て，治療薬開発のデザインとする．表題の二つの仮説は現在，国内で発売されている認知症治療薬の薬理効果を理解するうえで基礎となる重要な仮説といえる．AD治療薬の開発，ひいてはその病態解明において主要な仮説としては，「コリン仮説」（図1）と「グルタミン酸仮説」（図2）のほか，発症機序としてもっとも有力視されている「アミロイドカスケード仮説」が存在する．

コリン仮説

1970年代から神経伝達物質の研究が盛んに行われるようにな

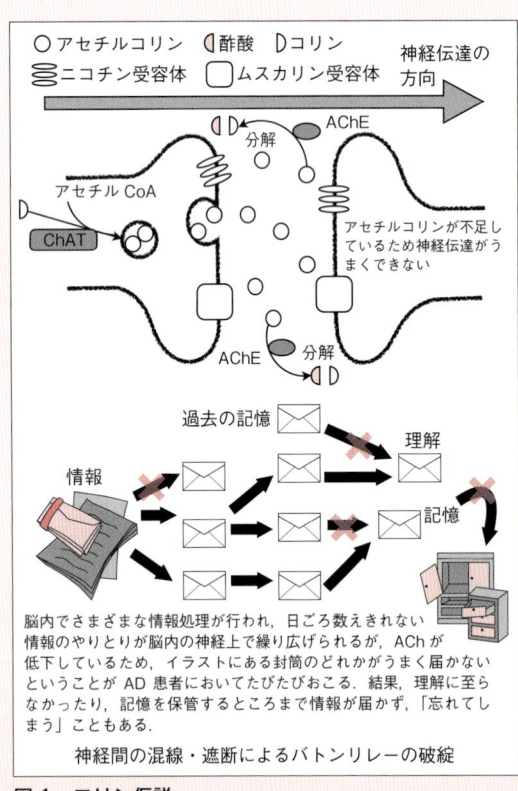

図1　コリン仮説

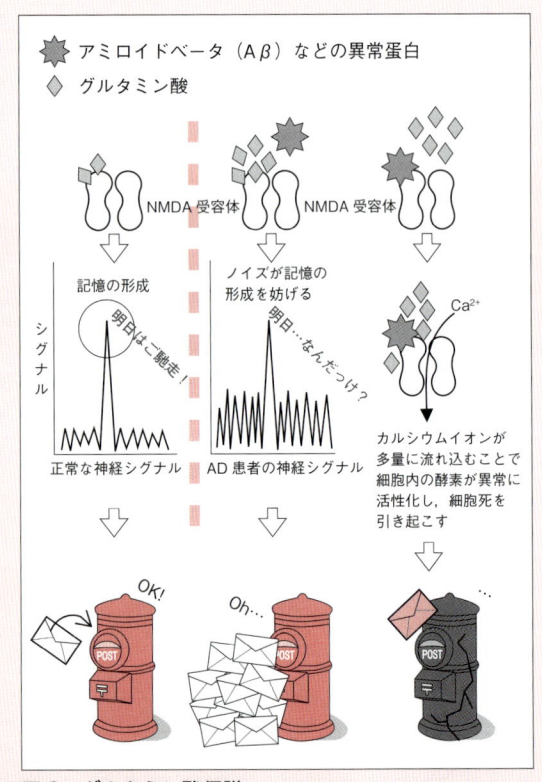

図2　グルタミン酸仮説

り，AD患者の死後の脳の研究から，記憶に関与する神経伝達物質の一種であるアセチルコリン（以下ACh）がAD患者においては減少しているということが報告された．以後も研究が続き，やがてAChが減少することにより記憶が障害されるという『コリン仮説』がADの病態仮説として提唱されるようになった．この仮説をもとに考えるのであれば，脳内のAChを増やすことができれば，記憶の改善につながると考えられる．そこで，AChを分解する酵素であるアセチルコリンエステラーゼ（AChE）を阻害する薬剤の創製をめざした結果，世界で最初に実用化に至って登場したのがドネペジル塩酸塩（アリセプト®）である．

脳神経では多数の，かつ多彩な神経細胞が高速で情報のバトンリレーを繰り返している．たとえるなら，数百，数千の手紙のやり取りを一瞬で行うことで情報管理を行っているといえる．この手紙の封筒がAChである．AD患者の脳内ではその封筒の数が低下していることがわかっており，そのため必要な手紙がすべて出せなかったり，そのやり取りがうまくいかない状態になっていたりする．その結果，与えられた情報を適切に整理できなかったり，記憶として収める脳内の引き出しに手紙を収められなかったりしており，こうして失認や記憶障害が引き起こされるのだという仮説が立てられた．AChという封筒は脳内だけでなく消化管をはじめとする末梢組織にも数多く存在するため，脳内のAChだけが増えるような薬を開発できれば…，という考えのもと現在数種の薬剤が開発されている．この封筒というのはACh以外にもブチリルコリンというものもあることがわかっている．後者の役割とAChとの関係性はいまだ解明されてはいないものの，似たような働きがあるものと解釈されており，ブチリルコリンの量も増やすように働く認知症治療薬も現在，上市されている．

情報＝手紙を伝達するための封筒が脳内において低下または不足しているために，AD患者は記憶・情報管理に障害をきたしている．これが「コリン仮説」である．

グルタミン酸仮説

上述のACh以外にも神経伝達物質は多数存在するが，そのなかの一つであるグルタミン酸の働きと，その受け取り側であるNMDA（N-methyl D-aspartate）受容体の変化に着目したのが「グルタミン酸仮説」である．グルタミン酸は脳内の主な興奮性神経伝達物質であり（これと逆の抑制性神経伝達物質にはγ-アミノ酪酸，略称GABA(γ-aminobutyric acid)がある），この受容体の一つであるNMDA受容体は大脳皮質や海馬に高密度に存在し，記憶や学習機能といった発達可塑性に関係しているといわれている．AD患者の脳内では神経細胞の脱落が認められており，これにグルタミン酸のもつ神経毒性が関与しているのではないかと考えられている．グルタミン酸はもともとNMDA受容体に結合することで興奮性の神経伝達を担うという，いわば先述したコリン仮説にも似た，封筒のような働きを担っているが，AD患者の脳内にはこのグルタミン酸が過剰に分泌されているか，その分泌量に比べてNMDA受容体の数が少なくなっており，よってNMDA受容体に結合するグルタミン酸の量が通常よりも多くなっていると考えられている．また，AD患者の脳内に沈着し病因の中核をなすものと考えられている，アミロイドベータ（以下Aβ）という異常蛋白質がNMDA受容体のグルタミン酸認識部位に結合して神経伝達を異常に活性化しているのではないかともいわれており，この両方の働きが神経毒性を誘発している可能性が指摘された．

NMDA受容体に対してグルタミン酸が多量に結合したり，Aβがグルタミン酸と同様の興奮性神経伝達として働いたりすることで，神経細胞内部にカルシウムイオンが過剰に流入し，内部の酵素が必要以上に活性化され，結果的に細胞死が引き起こされる．さらにこういった不必要な興奮性作用が，一連の情報伝達のなかでノイズのような障害をも引き起こすのではないかと考えられている．整理すると，下記のようになる．

● AD患者の脳内では，記憶や学習機能に関与している

NMDA受容体に対してグルタミン酸が必要以上に多く結合して，過剰な刺激を与えている可能性がある．
● AD 患者の脳内では NMDA 受容体に対してAβがグルタミン酸と同じ部位に結合し，不必要な興奮性刺激を与えている可能性がある．
● その結果，興奮性神経伝達がうまく伝わらないほか，過剰な興奮によって神経そのものに毒性が及んでいる可能性があり，これらが AD 患者の認知機能障害の一因と考えられる．

先述の手紙の話にたとえると，AD 患者の脳内において，手紙を受け取るポストがつぶれてしまったり，必要な情報を伝達する封筒のほかに不要な封筒も一緒にたくさん入ってしまうことで必要な情報を得ることが困難になってしまったりという，異常が生じているものと説明できる．ポストにたとえられる神経細胞にはグルタミン酸を受け取る口（ＮＭＤＡ受容体）のほか，ACh を伝達するといった別の口もあるので，このポストがつぶれるとコリン仮説で説明したように「うまく手紙が届かない」ことにもなる．

これらすべての現象がグルタミン酸というある種の物質に関連したものとして，「グルタミン酸仮説」と名づけられ，AD 患者の認知機能障害，またその進行を説明する仮説の一つとして存在している．

このグルタミン酸仮説の理解を困難にする要因の一つとして，統合失調症の病態仮説の一つとして同名のものがある．こちらもNMDA受容体の機能不全という意味では理論構造は同じとする点が多いが，AD 患者においては神経細胞の脱落があることやその背景としてAβが関与していることなどがあげられる一方，統合失調症の場合は「グルタミン酸による興奮性神経伝達」と「GABA による抑制性神経伝達」のバランスに異常が生じていることを中心とした論理であることから，グルタミン酸というキーワードを同じにするものであっても考え方に差異がある．

この仮説を知ることで直接的にケアに影響することはないかもしれない．しかし，現在この2つの仮説にもとづいて開発された処方薬が多数あり，AD 患者さんのケアのため，治療のために役立っているということを知っておくことで，目の前の患者さんが服用している薬を大事に思い，きちんと飲んでくれるようにケアしようという気持ちの，ほんの少しの後ろ盾になればと思う．

アルツハイマー病の食行動障害の概要

アルツハイマー病（以下 AD）は変性性認知症のなかでも代表的な疾患であり，健忘症状や失行がよく知られている．大脳皮質の萎縮は神経原線維変化と神経細胞脱落によるもので，記憶をつかさどる海馬周辺から側頭葉内側にはじまり，側頭頂に進行する[1]．さらに AD の進行によって視床下部や脳幹部にまで萎縮が進行すると生体維持機能や血圧や姿勢保持，呼吸，嚥下など生命維持に重要な反射も障害される．その経過は比較的典型的といわれ，経過中にほかの疾患の増悪や新たな血管病変などがなければ似通った経過となるといわれている．

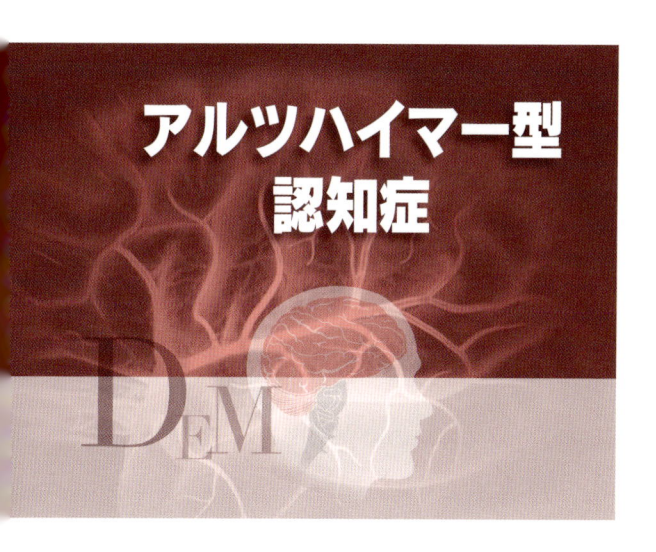

■ "環境とのかかわりの障害" と "身体機能障害"

AD の中核症状である記憶障害と失行・失認・失語，および実行機能障害は，食事行動のうち認知症高齢者本人と時間経過や食事環境，提供された食物などとの関係を把握し，適切に注意を向けることを障害する．日常生活機能の障害の経過は，前述のとおりであるが，摂食機能については中等度 AD から重度 AD にかけて Leopold の摂食・嚥下運動 5 期モデルでいう「先行期・準備期・口腔期」の障害が顕在化し，自立摂食機能の低下が進行する（p114 参照）[2]．個人差はあるものの，さらにこの時期から 1 年程度経過してから嚥下機能低下が顕在化し，それにともない栄養状態も低下する．この自立摂食機能低下と嚥下機能低下のタイムラグが，AD の摂食・嚥下障害の特徴と考えられる．すなわち認知機能障害による『環境とのかかわりの障害』と『身体機能障害』がそれぞれ顕在化する時期の間のタイムラグである（図1）[3,4]．

『環境とのかかわりの障害』の段階では，見当識障害，注意の維持・分割・転導の障害，実行機能障害，理解力の低下などで時間の感覚や食具の使い方，また食べ方がわからなくなる等の困難が生じる[5]．さらに食べている物がどういう質感のものであるか，どういった動きをしなければいけないか，食物の流れ等を予測した動きが困難となり，嚥下に適した状態までの処理が不完全なまま食物が咽頭に入ってしまう可能性が高い．この段階では，実際に咽頭反射や嚥下反射など咽頭の機能そのものに大きな問題がなくても，呼吸や会話との協調運動の障害による誤嚥が起こりやすく，いわゆる"広義の嚥下障害"が起こる状態であると考えられる．実際に嚥下造影による AD と血管性認知症（以下 VaD）の摂食・嚥下障害の比較では，AD は VaD よりも咽頭期嚥下障害が少ないが，AD では咽頭期嚥下障害出現以前に口腔期障害や大脳皮質変化が出現して結果的にむせ込みが生じると報告されている[6]．この点が脳血管障害後遺症である VaD と変性性認知症である AD の嚥下障害における大きな違いである．

AD がさらに進行すると，口腔顔面失行の進行とともに，口腔内に入った食物の咀嚼や食塊形成，移送の協調運動が不良になり，同時に徐々に咽頭の反射も低下し，『身体機能障害』が顕

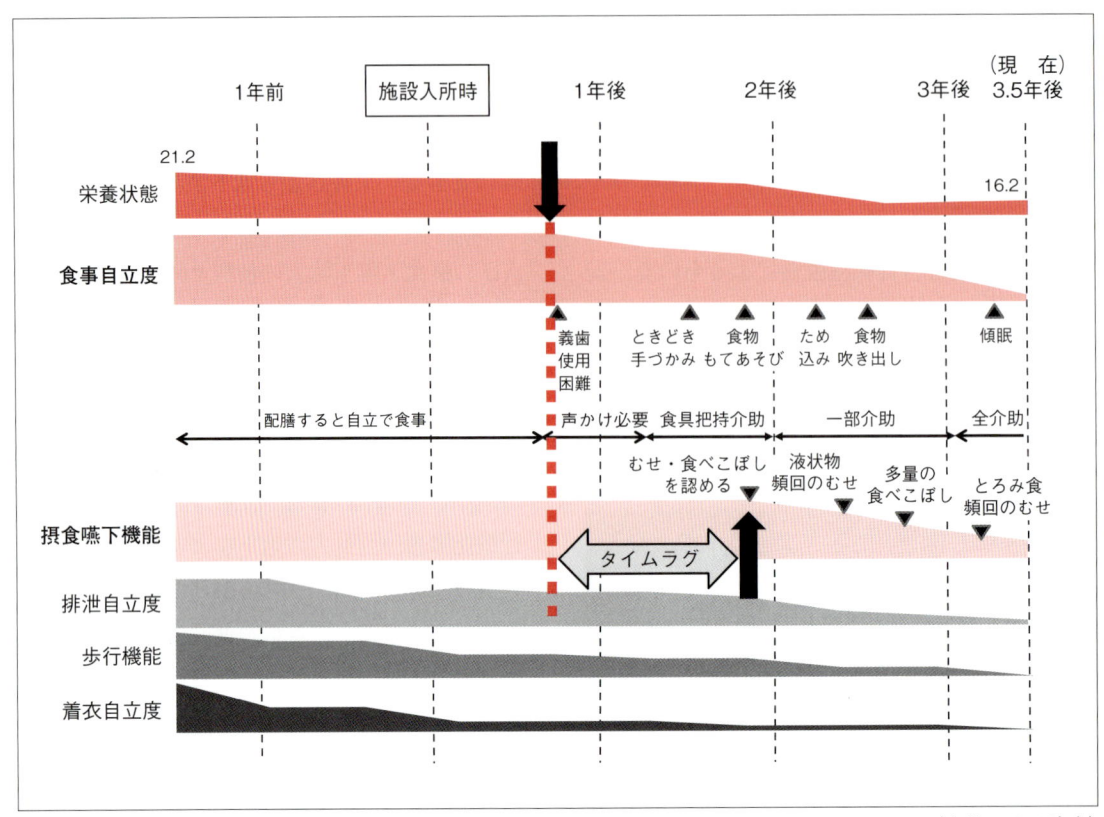

図1 アルツハイマー型認知症の進行と日常生活機能の低下例　　　　　　　　　　　　　　　　　（文献4より改変）

在化する．続いて廃用性萎縮による口腔咽頭の機能低下に加え，認知症の進行による嚥下反射や喀出反射など咽頭反射の障害が顕在化し，咽頭期障害による"狭義の嚥下障害"が生じることになる．『身体機能障害』が顕在化するこの時期では，介助摂食であっても顔面口腔の失行により開口できず，一見拒食のようにも思われる行動がみられる[7]．また食事が口腔内に入っても，咀嚼のみならず移送（送り込み）や嚥下反射も遅れ，いわゆる「ため込み」の症状がみられる．嚥下反射が遅延している間に流動食が喉頭に侵入すると，むせ込みがみられるが，さらに喀出反射が低下すると不顕性誤嚥（むせのない誤嚥），湿性嗄声，呼吸切迫がみられ発熱，肺炎のリスクが高まる．AD末期の嚥下障害は，大脳皮質の神経細胞の広範囲の死滅による皮質延髄路や脳神経核の障害による嚥下反射の遅延・消失が主体であるといわれている[8]．さらに加齢による嚥下反射の遅延や，AD含む神経変性等における嚥下反射の遅延は，知覚障害，脳内のニューロン減少，中枢神経系への求心性線維のシナプス伝導の遅延によるといわれている[9]．

加えて重度認知症においては，体温調節機構や心血管系反射の障害を含む基本的生体機能の障害が起こった結果，生体恒常性の破綻をきたしており，たとえ経管栄養で十分な栄養が補給されていたとしても十分な吸収が困難となる．こうした基本的生体機能の低下は，全身衰弱と機能障害だけでなく，認知症の進行そのものによって直接引き起こされるのではないかと考えられている[10]．

対応の要点

　中等度ADで介助摂食になるケースでは，食事を自分で開始できなかったことで自立摂食困難と判断されて，介助摂食となるAD高齢者も少なくない．こうしたケースではAD高齢者が食卓の環境や食物の位置や品数，食具の使い方に混乱することにより，食事開始への"きっかけ"をつかみ損ねていて自立摂食開始困難となっている場面も頻繁にみられる．これまでわれわれの調査ではADの自立摂食行為が困難になる要因として，"認知症重症度"や"嚥下障害"のほかに"摂食開始困難"が強くかかわっていることを報告した[11]．さらにわれわれは，自ら手を伸ばして食べる能力はあっても"きっかけ"がつかめないまますくんでしまい，食事を目の前にして行動を起こせずに食事開始困難となっていたAD高齢者に対して，自立摂取の促進を目的として食事開始を促す支援を行う介入研究を行った．食事開始への介入効果の検証において，ADの摂食・嚥下障害の初期では食物の認知から口腔内での処理にかけての"食事に対する随意的な反応"が障害されていることが強く示唆された．これらが『環境とのかかわりの障害』によって混乱をきたしている可能性から，支援に際しては介護提供者や食事提供方法も含めた食事の環境要因の調整が重要であると考えられた[12]．こういった食事開始を困難にしている要因をみすえた食事支援には，ADの神経心理学的症状を踏まえた食行動観察アセスメントが必須である．

具体的な提案

■行動開始・継続の混乱：見当識障害，失行・失認，注意の維持・分割・転導の障害

　たとえば食事を前にしてどうしたらよいかわからなくなって，困ったようにキョロキョロ周りを見回していたり，食具を逆さに使う等使用方法がわからないような様子がうかがえたなら，見当識障害や失行・失認等の困難が推察される．食事中に他のなにかに気をとられてしまう，中断中に食事で遊んでしまう等の困難があれば，注意の維持が困難であると推察される．一方，食事を配膳されたときに，食事の時間であることを認識できていない場合や，食卓周囲の別のなにかに気をとられていた場合，食事に対して注意を向ける（移す）ことが困難であるなら，注意の分割・転導の困難を疑う．ADでは初期から注意の分割と転導が障害されるといわれている[13]．

　食事を提供した際に混乱している様子であれば，食卓から食事以外の目につく物品を片づけ，柄や文字などのないシンプルな皿での提供を試みると，食事に集中しやすい（図2）[14]．他の施設利用者の声や様子に気をとられるのであれば，壁際にテーブルをおいて一人で食事するほうが，目の前の食事に集中できる．また食事の品数が多いことで混乱する様子ならば，一品料理にすることも有効である．多量の丼ものを提供することでかき込んで食べてしまう恐れのある場合は，コース料理のように一品ずつ皿を取り換えて提供するか，取り皿に少しずつつぎ足していく支援も有効である．

　またADでは社会性があるために"取り繕い"をしてしまうため，困っていることを表現するのではなく，なんとか周囲の人の模倣をして問題なくみえるようにふるまうことも見受けられる．もちろん周りを見渡し，うまく模倣して食事がはじまればそのままでかまわないが，はじめられなかった場合は，介助者が声かけによって誘導するか，食具を正しくもつように支援して適切な動きのきっかけを支援する必要がある．

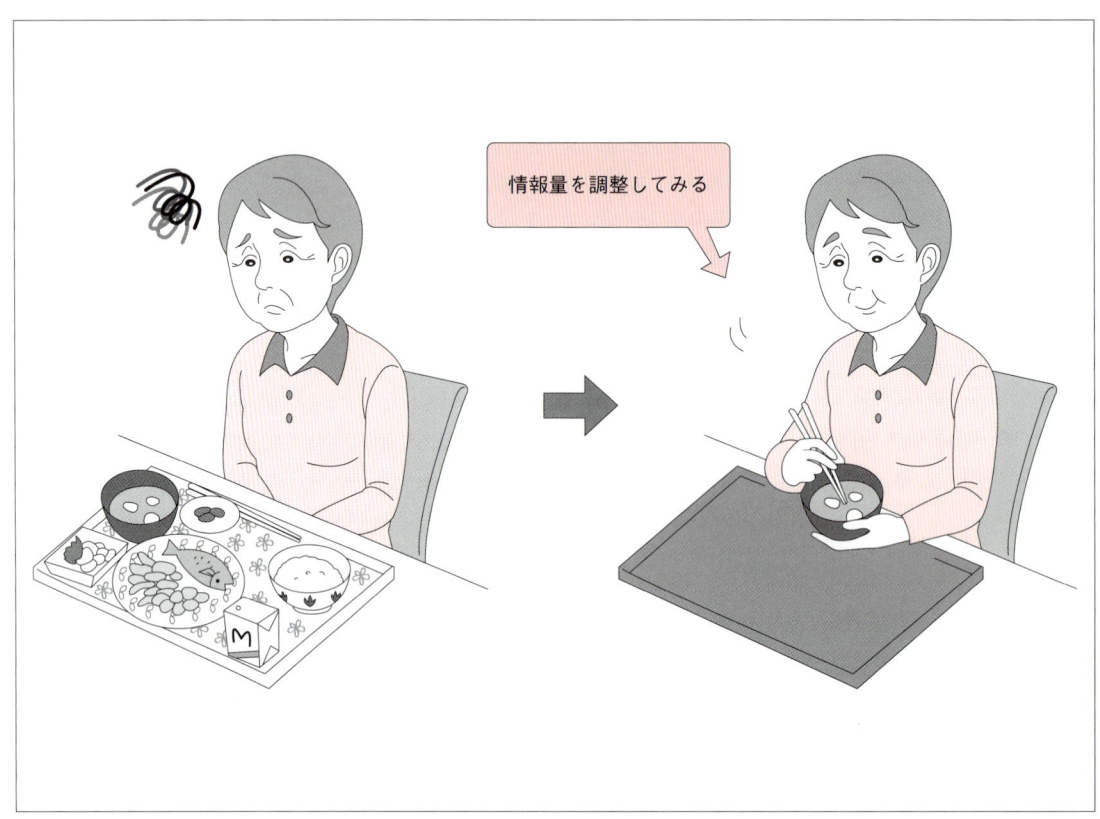

図2　華やかな柄や文字の入った食器や品数に混乱して適切な摂食行動に結びつかない

また，ジェスチャーで食べる動作を示すことにより，模倣により食事がはじめられるケースも少なくない[14]．

■**むせ：食物認識の障害，口腔の失行など**

咽頭・喉頭に問題がなくても食物の認識の間違いや注意力散漫，口腔内の舌や顎，頬の動きの巧緻性の低下の結果，思いがけずむせる場面は高頻度に認められる．食物認知が不的確であると口腔内で固形部分と水分が分離し（果物を口に入れて押しつぶしたとたん果汁があふれ出るように），その水分が思いがけず喉に流れてむせてしまうケースも少なくない．また会話しながらの摂食では，嚥下と吸気のタイミングが合わない状態になることもあり，誤って食渣を吸い込んでしまいむせることもしばしばみられる（機会誤嚥）．こういった協調運動の低下は高齢者であれば起こりうることであるが，認知症の進行による食物認知の障害や，食物処理プランニングの障害，処理過程の障害によって協調運動の低下がよりいっそう起こりやすい．これらを介助者が把握する必要があり，ADが自立摂食していても，このような機会誤嚥があることを念頭においた観察が必要である．また介助摂食しているADであれば，口腔内での処理速度・容量を越えて食物を入れてしまうと同様のことが起こりやすいため，口腔内での食物処理の様子をうかがいながら介助する必要がある．

一方，ADはじめ変性性認知症が重度になると，咽喉頭の知覚鈍麻や咽頭反射・咳反射の低下によって不顕性誤嚥（むせのない誤嚥）が起こる可能性も高い．全身的な筋肉量減少，呼吸筋の低下によって，異物喀出に有効な咳嗽を出すことができずに呼吸切迫となる（湿性嗄声・

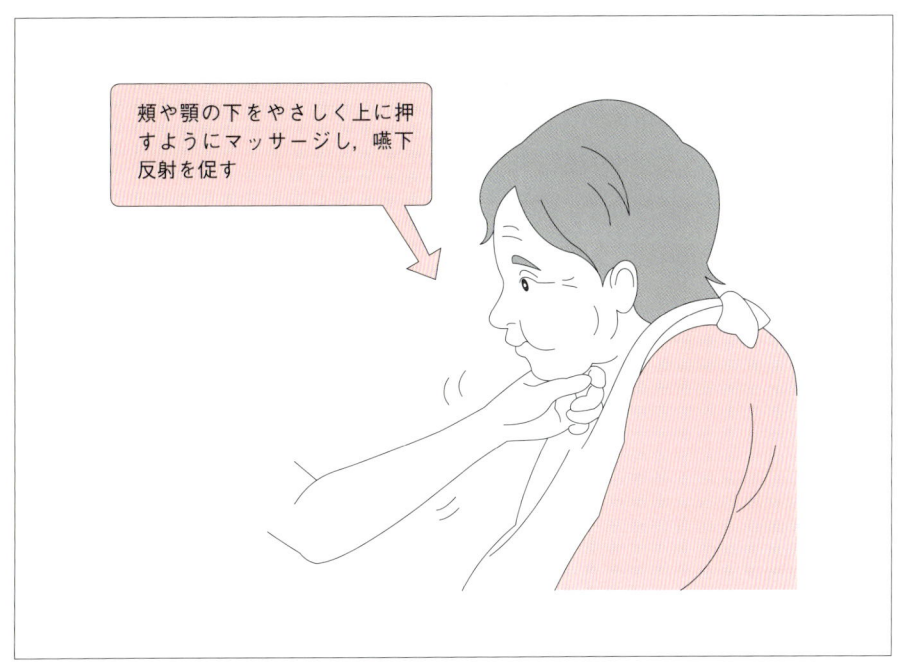

[頬や顎の下をやさしく上に押すようにマッサージし，嚥下反射を促す]

図3 口に食物をため込んでしまって飲み込まない

がらがら声で「ヴ～」とうなるなど）ケースも多い．

こういった場合，摂食・嚥下障害の専門家に相談したうえで，姿勢の改善，食具や食卓の調整，食形態の調整，ペーシングの声かけや食事の提供方法の見直し，支援の提案などが試みられる．摂食のテンポを保つために音楽やメトロノームなどを使用する例もある．

■ **詰め込み，ため込み：顎顔面口腔失行，口腔筋の機能低下，口腔の感覚の低下，嚥下反射惹起速度の低下，覚醒維持の低下など**

自立摂食困難で介助摂食が必要となった重度ADでは，口腔内の食物認知が困難になり，また嚥下反射の低下があるということを念頭に観察する．口腔内の食物を感じるための感覚や味覚が障害されていることに加えて，舌や顎，頬を動かす筋肉の力が弱く失行も出現していると，口腔内の食物を処理できずに動きが止まってしまう例も多い．こういった病期では，口腔内に食物をとり込む意志がなくても，介助スプーンが唇に近づけば反射的に開口してしまう状態になっているケースも頻繁にみられる．この際，嚥下を確認しないまま次つぎと介助してしまうと，処理可能な量を越えた食物が口腔内にたまり，いっそう嚥下反射が起こりにくくなってしまう．口腔内に食物をため込んで嚥下できずにいるようであれば，いったん口腔内の食物をかき出してしまって，呼吸を整えることも必要である．咀嚼や押しつぶし（マンチング）の動きがみられなくなったら，頬や顎の下をマッサージしたり唇や口腔内をスプーンや指で刺激すると，動きが再開する例もある（**図3**）．

食事中に覚醒が低下するケースでは，口腔内に食物が残ったまま覚醒レベルが低下することで摂食中断になる場面をよく目にする．このようなとき，口腔内に食渣があるままだと就寝中の不顕性誤嚥，さらに誤嚥性肺炎のリスクが高まるため，必ず就寝前に口腔内の食渣を取り除

く必要がある．食事中の覚醒の維持のためには，食事以外（とくに夜間）の睡眠・活動量のコントロールも重要である．しかし全体的な覚醒が低下しているステージでは，食事中の覚醒低下時に無理に摂食を継続せず，覚醒のよい時間に補助栄養を追加するか，食事時間を短縮できるように栄養補助食品の導入を検討することも必要である．

参考文献

1) 田中稔久, 武田雅俊. アルツハイマー型認知症（痴呆）平井俊策監修：老年期認知症ナビゲーター. メディカルレビュー社, 2006. p96-97.
2) Leopold NA, Kagel MC. Swallowing, ingestion and dysphagia；A reappraisal. Archives of Physical Medicine & Rehabilitation 1983；64（8）：371-373.
3) 枝広あや子. FORUM 世界的な超高齢社会へ向けての歯科医療の在り方6 認知症の摂食・嚥下障害. 日本歯科医師会雑誌 2013；66（8）：792-793.
4) 平野浩彦. 認知症患者に対する摂食・嚥下障害と口腔ケアの視点. 老年精神医学雑誌 2009；20（12）：1370-1376.
5) 枝広あや子, 平野浩彦, 山田律子, ほか. アルツハイマー病と血管性認知症高齢者の食行動の比較に関する調査報告第一報；食行動変化について. 日本老年医学会雑誌 2013；50（5）：651-660.
6) Suh MK, Kim HH, Na DL. Dysphagia in patients with dementia；Alzheimer versus Vascular. Alzheimer Dis Assoc Disord 2009；23（2）：178-184.
7) 野原幹司. 特集 認知症高齢者の食べる機能の課題と対応 認知症高齢者の摂食・嚥下リハビリテーションのポイント アルツハイマー型認知症と血管性認知症の相違. 認知症ケア学会誌 2014；12（4）：682-688.
8) Frissoni GB, Franzoni S, Bellelli G, et al. Overcoming eating difficulties in the severely demented. In Hospice care for patients with advanced progressive dementia. ed. by Volicer L, Hurley A. Springar Publishing Company, Inc. 1998. p48-67.
9) Turley R. and Cohen S. "Impact of voice and swallowing problems in the elderly," Otolaryngology-Head and Neck Surgery 2009；140（1）：33-36.
10) Chouinard J, Lavigne E, Villeneuve C. Weight loss, dysphagia and outcome in advanced dementia. Dysphagia 1998；13（3）：151-155.
11) Edahiro A, Hirano H, Yamada R, et al. Factors affecting independence in eating among elderly with Alzheimer's disease. Geriatrics & Gerontology International 2012；12（3）：481-490.
12) 平野浩彦. 平成23年度厚生労働省老人保健健康増進等事業 認知症高齢者の食行動関連障害支援ガイドライン作成および検証に関する調査研究報告書. 地方独立行政法人東京都健康長寿医療センター研究所, 2012. p14-42, 52-57.
13) Perry RJ, Hodges JR. Attention and executive deficits in Alzheimer's disease：A critical review. Brain 1999；122：383-404.
14) 枝広あや子. 変性性認知症高齢者への食支援. 日本認知症ケア学会誌 2014；12（4）：671-681.

認知症高齢者への胃瘻造設

はじめに

平成26年度からの診療報酬の改定[1]で，胃瘻造設の点数の減算などが行われたことは周知の事実である（**表1**）．胃瘻の適応を制限し，造設数を減らす介入がなされるきっかけとなったのが，認知症高齢者への胃瘻造設の問題である．

わが国では，これまでの数年間，栄養サポートチームなどによる栄養管理が普及し，浸透してきた．これによって，経腸栄養を取り入れた栄養管理が広く行われるようになった．それまでのような，末梢静脈からの点滴などでは，きわめて少量のエネルギーと水分などしか摂取できず，低栄養状態となり，感染症や，創傷治癒遷延，褥瘡などの合併症を発症することもあった．経腸栄養により，そのような症例が少なくなったことも確かだ．

しかし，そのなかで，経口摂取困難となった認知症高齢者に，経腸栄養によって栄養サポートを行い，長期間寝たきりの状態となるような事例も多々見受けられるようになった．認知症高齢者においても，胃瘻からの経腸栄養によって栄養管理を行うことは，全身状態を安定させ，肺炎などの感染症のリスクの軽減につながる一方で，本来，認知症高齢者やその家族が望んでいない延命のための処置であるという批判もあがるようになった[2]．この批判は，超高齢社会の進行にともなう医療費の増大，高齢者施設の不足などといった問題ともリンクされるようになった．

確かに，認知症高齢者が胃瘻を造設され，寝たきりのままその残りの生涯を過ごすことは，好ましいことではない．では今後，認知症高齢者が経口摂取困難となった場合，あらゆる状況で，胃瘻は禁忌となるのだろうか？　本コラムでは，認知症高齢者における胃瘻造設について，筆者なりの考えを述べさせていただきたいと思う．

診療報酬改定のめざすところとその解釈

今回の診療報酬改定で重視されている点は，胃瘻造設後にふたたび経口摂取が可能となるような

表1　平成26年度診療報酬改定における胃瘻についての取り扱いの要点

- 胃瘻造設術の手術料10070点から6070点へ減額
- 算定要件．①本人と家族への十分な説明．②造設後，他の医療機関へ紹介の場合は嚥下訓練が必須．
- 施設基準．①脳腫瘍以外の疾患での実施件数が年間50件未満．②年間50件以上の場合は，嚥下造影または内視鏡下嚥下機能評価を行っている施設．
  さらに，経鼻栄養または胃瘻の患者の全体の35%が1年以内に経口摂取が可能になるように回復させている施設．
  以上が満たされない場合，算定点数は8割（4856点）
  ※経過措置：以上は，平成27年3月31日まで，基準を満たすこと．
- 胃瘻造設時嚥下機能評価算定2500点の要件．①先の胃瘻造設時の算定ができること．②嚥下造影または内視鏡下嚥下機能検査を行うこと．
- 経口摂取回復者促進加算1850点．施設基準として，専従の言語聴覚士が1名以上配置され，年間35%以上の患者が経口摂取可能になっていること．
- 胃瘻抜去術　2000点．

（文献1より作成）

対策を行うことである．**表1**に示すとおり，造設後，他の医療機関へ紹介する場合は嚥下訓練を行うこと，年間50件を超えて造設術を行う施設では，嚥下造影または内視鏡下嚥下機能評価を行うこと，経鼻栄養または胃瘻の患者全体の35％が1年以内に経口摂取が可能になるように回復させること，専従の言語聴覚士を1名配置し，経口摂取訓練を行うことなどが求められている．

この改定によって，胃瘻造設を検討する際のハードルは確実に高くなる．これは，認知症高齢者のみならず，進行性の神経筋疾患の症例，重症心身障害児などにとっても，きわめて厳しい改定である．その結果，胃瘻造設後，胃瘻からのみの栄養摂取で生活することが予想される症例に対する適応が大幅に減少すると考えられている．とくに，認知症高齢者は，多くの場合，進行性の経過をたどることから，経口摂取が困難となり胃瘻を造設した後，ふたたび経口摂取が可能となる事例はそれほど多くないと考えられる．今後，施設基準を満たすためには，認知症の症例の胃瘻造設を行わないと明言する施設が出現する可能性もある．

しかしながら，改めて見直したいことは，経口摂取が可能となる可能性の高い症例では，これまでよりは点数は減算されるものの，胃瘻造設を行うことに対して，なんらの制約も受けないということである．認知症高齢者であっても，胃瘻を造設した後，ふたたび経口摂取が可能となる事例がないわけではない．もしも，胃瘻を造設する施設が，認知症高齢者だというだけの理由で，摂食・嚥下機能の評価も行わずに胃瘻造設を拒否したとすると，認知症高齢者に対する不当な取り扱いとも考えられなくはないのである．

胃瘻造設後の認知症高齢者の経口摂取の可能性

認知症高齢者で，胃瘻造設後，ふたたび経口摂取が可能になるのは，どんな症例なのだろう？

以前，筆者らは，胃瘻造設後の症例で，ふたたび経口摂取が可能となった事例と，不可能だった事例についての検討を行った（**図1**)[1)3)]．経口摂取が不可能だった群では，日常生活自立度でⅣ以上の症例の割合が有意に多かった．また，藤島の嚥下障害グレードでは，経口摂取が不可能だった群は，グレード2からグレード3の症例が多く，経口摂取が可能だった群

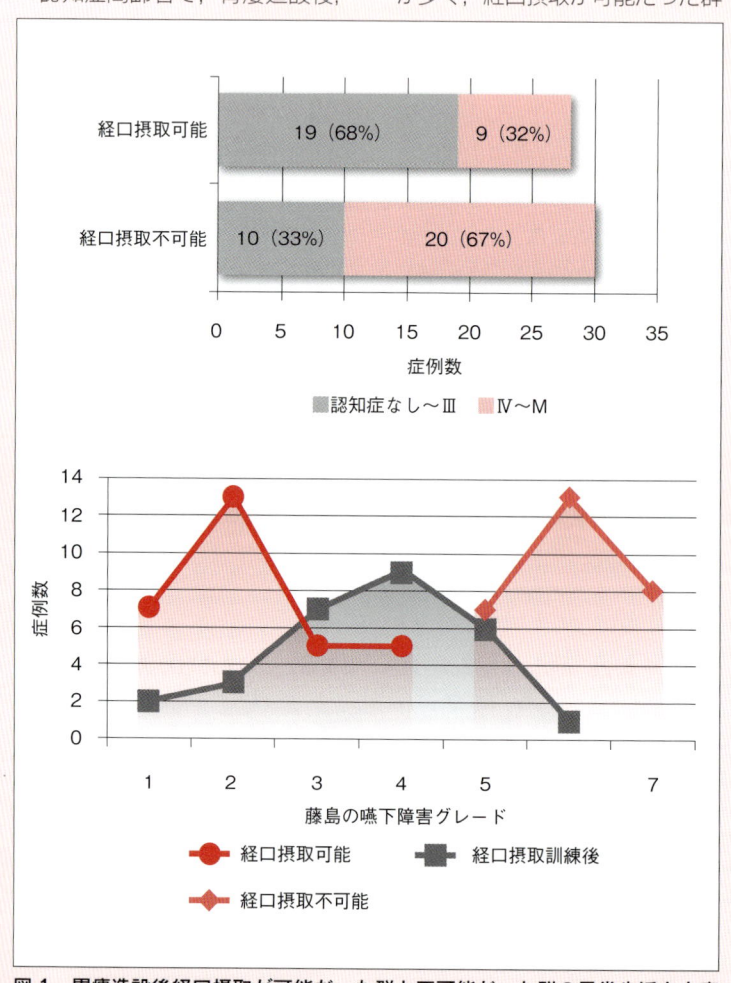

図1　胃瘻造設後経口摂取が可能だった群と不可能だった群の日常生活自立度（上）と嚥下障害グレード（下）

（文献3より）

は，経口摂取訓練開始時より，グレード4からグレード5の症例が多かった．これらの症例に対して経口摂取訓練を行うと，最終的に2～3食の経口摂取が可能となった症例が多かった．

その後，PEGドクターズネットワークが2010年に行った全国調査[4]でも，胃瘻造設時の日常生活自立度がⅡであった場合，胃瘻造設により35%において経口摂取機能が改善しているのに対して，日常生活自立度がⅢ/Ⅳであった場合，胃瘻造設により17%しか経口摂取機能が改善していないことがわかった．

これらの結果から，日常生活自立度や，経口摂取訓練開始時の嚥下機能は，胃瘻造設後の経口摂取の可否を推測する重要な指標と考えられる．日常生活自立度が維持されており，楽しみとしての少量の食物摂取が可能なレベルからであれば，胃瘻などからの経腸栄養を併用し，経口摂取訓練を続けることで，やがて1～3食の経口摂取が可能となることが予想される．

認知症高齢者では，肺炎などの急性疾患や，環境の変化などによって，一時的に経口摂取が困難になることがしばしば見受けられる．数日～数週にわたって経口摂取量が減少すると，脱水や低栄養の進行により，活動性の低下や，日常生活動作の低下を助長する．これにより，さらに経口摂取量が減少し，悪循環を形成することとなる．このような悪循環が持続すると，全身状態や免疫能も悪影響を受け，肺炎などの感染症を発症するリスクが高くなる．在宅や高齢者施設などで療養を続けていても，発熱などによって，急性期病院への入退院を繰り返すようになることもある．頻回の入退院は，急性期病院だけでなく，家族にも大きな負担となる．

このような本人，家族への多大な負担を回避し，認知症高齢者であっても，最後までその人らしい安楽な生活を送ることができるため，経口摂取が可能となるまでの期間に限定して，あるいは，経口摂取を併用しながら胃瘻を使用するという考え方について，もう一度見直す価値があるのではないだろうか？　それぞれの症例の日常生活自立度，嚥下機能，本人や家族のニーズ，社会的背景などを総合的に考慮したうえで，胃瘻造設の可否が決定されるよう，今後ますますの知見の集積が必要なのではないかと思われる．

参考文献
1) 厚生労働省．平成26年度診療報酬改定の概要．2014.
2) 石飛幸三．「平穏死」という選択．幻冬舎ルネッサンス，2012. p133-135.
3) 吉田貞夫．認知症～栄養療法の介入の実際．合田文則編．よくわかる臨床栄養管理実践マニュアル．全日本病院出版会，2009. p302-308.
4) PEGドクターズネットワーク．認知症患者の胃ろうガイドラインの作成―原疾患，重症度別の適応・不適応，見直し，中止に関する調査研究―調査研究事業報告書．2011.

レビー小体型認知症の食行動障害の概要

レビー小体型認知症（以下DLB）では中枢神経系，とくに大脳皮質を中心にレビー小体が出現した結果，うつ，幻視や認知機能の変動，パーキンソン症状，睡眠時の異常行動（レム睡眠行動障害），自律神経症状（起立性低血圧や失禁，便秘など）などの症状が起こる．見当識障害や記憶障害が少ない時期でも，後頭葉の視覚野障害などから幻視や誤認，さらには幻聴，体感幻覚が起こる[1]．脳幹網様体の障害による認知機能の変動は，理解力や判断力のよい"ON"の状態と，認知機能の低下した"OFF"の状態が入れ替わる現象であるが，病状の進行とともに"ON"と"OFF"は振り幅が減少し，しだいに全体的に認知機能が低下していく．パーキンソン症状は神経伝達物質であるドーパミンの量が正常の20％以下になると現れるといわれ，筋肉が硬くなる筋固縮（手首などの歯車様固縮など），姿勢反射障害，振戦，動作緩慢が出現し転倒しやすくなる．この認知機能の変動とパーキンソン症状により，さまざまな摂食行動の障害が起こる[2]．

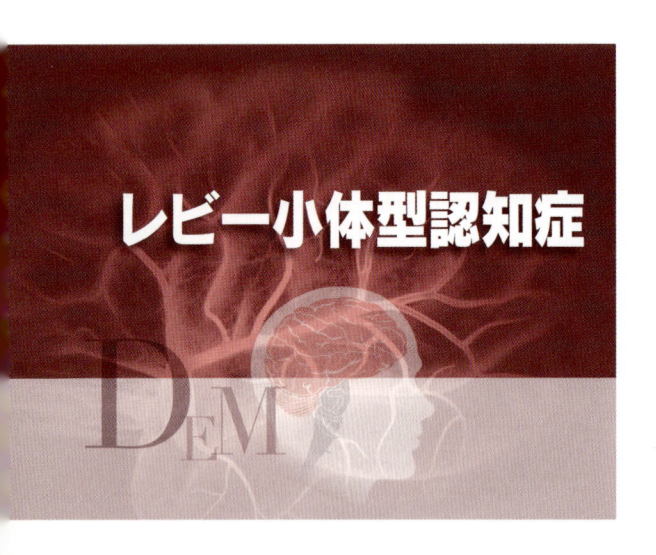

疫学ではDLBの臨床診断基準はまだ不十分であり，信頼しうる臨床的疫学研究はまだないが，剖検例における報告ではDLBの頻度は10～20数％とされている．AD，VaDとともに3大認知症といわれる[3]．DLBは非常に個人差の大きい疾患で，実際に生前にADやPD（Parkinson's disease）と診断されていたものが神経病理ではDLBである例も少なくない．しかしPDに認知症の症状が出現するもの，すなわちPDD（Parkinson's disease dementia）とDLBの症候（実行機能・視空間認知機能の低下，構成失行，運動性構音障害，動作緩慢，文章理解低下，妄想など）が類似すること，PDDに対する塩酸ドネペジルの投与により認知症症状のみならず，認知機能の変動や幻覚，パーキンソニズム，生活機能まで改善した例があることから，現在ではPDとPDD，DLBは病理的に同一スペクトラム（レビー小体病：LBD）にある疾患の臨床的表現型の違いではないか，と考えられている[2, 4]．

臨床診断でのDLBと神経病理診断でのDLBが一致しない例もあるため，神経病理で診断のついたDLBの，生前の摂食行動の障害について検討した例は数少ない．したがって臨床的なPD，PDD，DLBの比較検討を参考にすることが必要となる．臨床診断上のPDとPDDでの食行動比較においては，PDDでより注意維持の低下や具体的思考，視覚・空間認知の低下がみられ，代償行動や口腔の失認においてとくにPDとの差がみられている[5]．

対応の要点

■錐体外路症状

DLBでは，パーキンソン症状の影響により，比較的記憶や判断力が維持されている時期から嚥下障害がみられる．パーキンソン症状は

DLB の 70％に出現するといわれ，PD と同程度の出現率である[6]．パーキンソン症状を引き起こす錐体外路症状は DLB の進行と相まって進行し，上肢や口腔咽頭の摂食動作が障害され，かつ嚥下反射や喀出反射といった咽頭反射が障害されて嚥下障害が深刻になるケースも少なくない[7]．AD と比較すると，AD よりも比較的早期に重篤な摂食・嚥下障害が出現するというケースが多く，また重症度においても①食塊嚥下困難，②水分嚥下困難，③嚥下時のむせ・窒息，④嚥下時間延長（嚥下反射遅延），⑤痰がらみ，⑥食欲不振，⑦介助・観察の必要性，⑧便秘において，DLB が AD より重度に障害されると報告されている[7]．

　錐体外路症状が出現している状態は，ドーパミン不足によってサブスタンス P の分泌低下が起こり，嚥下反射や喀出反射の低下から不顕性誤嚥の可能性が増加している状態である[8]．具体的には，錐体外路症状によって，摂食・嚥下運動の口腔期から咽頭期の協調運動が障害され嚥下反射のタイミングをうまくとることが困難になる．嚥下反射のタイミングがうまくとれない状態で唾液や食物が咽頭に流れてくると，嚥下と呼吸の協調運動が困難で嚥下反射が間に合わないまま喉頭に侵入してむせ込んだり，呼吸が再開してしまい吸い込んで誤嚥してしまう状況も起こりうる．また全身的な動作緩慢と筋活動低下は姿勢保持困難を，顔面筋の運動低下は口唇閉鎖不全をひき起こし，食事中の流涎も目立つようになる．姿勢の崩れが起こりやすいうえ，上肢・手首関節の拘縮により食具の動きは緩慢となり，食具が顔まで近づかないようになると，逆に顔を食具に近づけてすすって食べてしまうなどの代償行動をとることで吸い込みが起こりやすい．さらに口腔や咽頭の筋力が低下してくると，食事の前半はうまく嚥下できていても，食事中に疲労することで，食事の後半にはうまく筋活動できずに咽頭クリアランスが低下し，咽頭残留や嚥下後誤嚥が起こりやすくなる．このように複数の症状と代償行動により，いっそう嚥下の協調運動が困難になり，むせ込みや誤嚥を生じやすくなる．PD，PDD と同様に自律神経症状として消化管蠕動運動障害，便秘などの消化器症状も出現するため，嚥下した食物の逆流がみられるケースもある．

■視空間認知障害

　DLB，PDD の視空間認知障害は，とくに立体対象物の認知（object-form）や空間運動（space-motion）で AD より重度に障害されると報告されている[9]．視空間認知障害は幻視，理性を欠いた誤認に関与し，幻視がある者にとくに複雑な図形の識別に困難があり，テレビ誤認は大きさや形態，複数図形の識別の困難との関与が報告されている[10]．

　パーキンソン症状や視空間認知障害は認知機能の"OFF"により強調され，幻視やテレビ誤認と見当識障害が複合して日常生活に支障をきたすことも多い．幻視は 60 〜 70％の DLBで出現するといわれ[6]，幻聴をともなわないリアルな幻視があるといわれている．幻視にともなう妄想やテレビ妄想など日常生活においても同様の症状があることで，生活にも困難が生じる．記憶の障害が少ない時期にこういった症状が起こることで，誤認識した内容をあとあとまで記憶していることも多く，自らも困難の自覚をもっている DLB 患者もいる．食事場面で食事に対して注意が向いていても，幻視によって食べる意欲がそがれているケースも経験する．具体的には，食器の模様や食器自体の凹凸に惑わされ，道具が変形しているようにみえて混乱する様子や，食器や食具など物体との距離がつかめず食物を口に入れられない様子，また上肢

の振戦や関節の拘縮も相まって食具をうまく使用できない場面もしばしばみられる．

■嗅覚障害

DLBは軽度から嗅覚障害があるといわれている．MMSE24点以上のDLB群（軽度認知症のDLB）でもとくに睡眠障害のあるものに嗅覚低下が指摘されており[11]，その嗅覚障害は嗅覚受容器や嗅球レベルの障害ではなく，大脳皮質レベルでの障害との関連が推察されている[12]．DLB初期の嗅覚障害は鑑別診断における臨床応用が検討されているが，こういった嗅覚障害は食事の嗜好や食欲にも影響するため，食事の提供に工夫が必要である．抑うつ症状による食思不振や視空間認知障害に対する配慮も同様で，視覚的に混乱を避けるように色のコントラストをつけた食器と食品の組み合わせや，強めの風味づけなどで工夫することも有効である．

■認知機能の変動・意識レベルの変動

DLBの認知機能の変動で「ON-OFF現象」は前述のとおりであるが，認知機能変動は日内変動のみならず日間変動や週単位での変動も報告されている[13]．軽度ではMMSEで8点差が開くほどの認知機能変動であるが，認知機能や精神症状だけでなく身体機能，運動機能にも変動の影響がある[13]．したがって食事中に"OFF"になった場合，自立摂食が止まるばかりか嚥下反射や咳出反射の低下の可能性もあると認識する必要がある．DLBでは薬剤に対する感受性が高いため内服している薬剤（とくに抗精神病薬）の影響も出やすく，また夜間のレム睡眠行動障害により日内リズムの崩れが出現しているケースもみられる．意識レベルの変動や幻視，妄想，興奮，パーキンソン症状に対しドーパミン補充療法（錐体外路症状の発症が少ないolanzapine）によりBPSDが減少し，日常生活機能の改善している時間が延長したという報告もあり，ドーパミン補充療法が錐体外路症状だけでなく精神症状の「ON-OFF現象」にも効果があると指摘されている[14]．ドーパミン補充薬の内服時間と食事時間，生活のなかでのON-OFFの様子を観察し，反応のよい時間帯に食事を提供するように日内変動のアセスメントをすることが重要である．

具体的な提案

DLBに対する支援においては，動作の障害や嚥下障害があっても記憶や理解力が維持されている時期があることを考慮し，自尊心に配慮した支援をすることが重要である．DLBの食事支援では，注意深い観察によって"できないところだけをさりげなく支援"するように心がける．

■動作の障害：パーキンソン症状（不随意運動，協調性障害などの錐体外路症状）

上肢の動き（食具の把持，口に運ぶ動き）や顔面，口腔の不随意運動，口腔咽頭の協調運動の困難によるむせ，嚥下後の嗄声（がらがら声），呼吸切迫（不顕性誤嚥の徴候）を確認する．

抗パーキンソン病薬の効果発現時間と，消失時間の様子の比較，また朝と夕方などの日内変動の観察を行うことは，パーキンソン症状の把握に有効であり，安全な摂食の支援にもつながる．PDでは安静時振戦があっても，目的動作をとる際には振戦が停止することが通常であるが，PDD，DLBで複数の投薬の影響および固縮や筋力低下の進行の程度では本態性振戦が出現しているケースもある．食事時間に振戦が強く出現すると，食事動作の障害やむせが起こることで安全に摂食することが障害されるばかりか，DLB患者に失敗感をも与えてしまう．振戦が強く出現する時間帯が把握できれば，食事

時間をずらすなどの対応を行う.

動作緩慢,筋固縮の影響による上肢の運動障害で手に持った食具がうまく口まで運べないようであれば,介助者によってDLB患者の利き手を誘導する支援も有効である.重要なのは,本人にとって"自分で食べている"感覚が得られることである.すくおうとした食具がうまく食器に入らない動作障害や,顔を無理に近づけて行うすすり食べに関しては,介助食器の応用や介助者がさりげなく食器を移動するなどの支援を行う(**図1**).

■ **認知レベルの変動**

認知機能がよいときと,覚醒はしていても認知機能が低下している時間があることを確認し,さらに食事中に認知機能の低下が起きると食事行動にどういった影響が出るかを確認する.認知機能が"OFF"の状態のときは,食事が配膳されてもまったく視線を動かすことすらしない状態になるケースもあり,介助摂食としても咀嚼はおろか口唇閉鎖や舌運動も困難な状態になりうる.前述のように,錐体外路症状や視空間認知障害は"OFF"のときに強調された症状となり,呼びかけによる改善は困難であることが多い."OFF"のときは嚥下中枢や呼吸中枢も機能低下している状態と考えられるため,DLB患者が"OFF"の時間帯は,無理に食事をさせず,覚醒状態・認知機能のよいときを見計らって食事を提供するほうが安全である[15].ふだんから生活のなかで,認知機能の変動による状態変化,DLBの進行経過による状態変化を観察して確認しておく必要がある.DLBの進行により,認知機能が"OFF"である時間が相対的に増加してくるため,食事摂取量が減少するようであれば,栄養補助食品なども応用する必要がある.

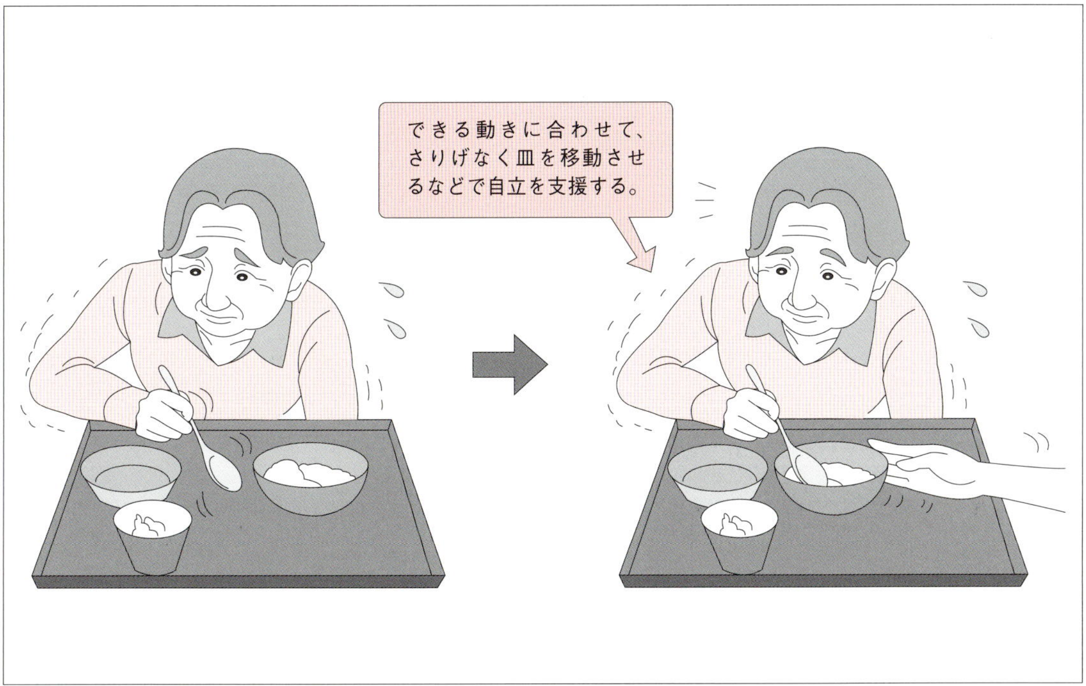

図1 視空間認知障害により,うまく食事をすくえない,食器以外の場所をつついている.
できる動きに合わせて,さりげなく皿を移動させるなどで自立を支援する.

■誤認，幻視：視空間認知機能障害

　食事中の空すくい，空振り，うまく口に運べない，なにか食事以外の物が見えて気になって食事に集中できないなどの症状の有無を確認する．視空間認知障害により，食事のなかに異物や虫が混入しているようにみえて摂食拒否するケースや，口腔内の堅い食物残渣に対し『義歯が折れて欠片が出てきた』と誤認識するなど，幻覚・妄想様の症状が食事中に起こると注意がそがれて食事に集中できなくなることもある．自験例では『食事中に目の前にお経の文面が見えて，（思わずそれを読みあげてしまうため）食事に集中できない』といった症状を訴えるDLB患者もいた．同DLB患者は，目を閉じたほうが幻視は気にならないといい，食事中に閉眼してしまうため，介助者が食事内容を解説しながら介助摂食することで対応した．食事意欲の低下が視覚情報の混乱である可能性があれば，いったん食事を下げて，新しい皿に移し替えたり，わかりやすく安心できる食事提供の仕方に工夫するなどを行い，混乱を避けるのも効果的である．自立摂食が困難でも，覚醒しており認知機能のよい時間帯であれば，介助摂食を試みる．

参考文献

1) 小阪憲司訳．レビー小体型認知症（痴呆）．（平井俊策監修，荒井啓行，浦上克哉，武田雅俊編，ほか）老年期認知症ナビゲーター．メディカルレビュー社，2006. p106-107.
2) Reilly J, Rodriguez A, Lamy M, et al. Cognition, language, and clinical pathological features of non-Alzheimer's dementias : an overview. J Commun Disord 2010 ; 43（5）: 438-452.
3) Kosaka K. Epidemiology of dementia with Lewy bodies（DLB）. Cognition and Dementia 2003 ; 2（4）: 281-284.
4) Itabashi M, Okubo T, Togashi N, et al. Markedly reduced hallucination by administration of donepezil hydrochloride in a case of Parkinson's disease with dementia. JMDD 2004 ; 14（2）: 51-55.
5) Athlin E, Norberg A, Axelsson K, et al. Aberrant Eating Behavior in Elderly Parkinsonian Patients with and without Dementia : Analysis of Video-Recorded Meals. Research in Nursing & Health 1989 ; 12（1）: 41-51.
6) McKeith I G. Dementia with Lewy bodies. British journal of psychiatry 2002 ; 180 : 144-147.
7) Shinagawa S, Adachi H, Toyota Y, et al. Characteristics of eating and swallowing problems in patients who have dementia with Lewy bodies. Int Psychogeriatr 2009 ; 21（3）: 520-525.
8) Yamaya M, Yanai M, Ohrui T, et al. Interventions to prevent pneumonia among older adults. J Am Geriatr Soc 2001 ; 49（1）: 85-90.
9) Mosimann UP, Mather G, Weanes KA, et al. Visual perception in Parkinson disease dementia and dementia with Lewy bodies. Neurology 2004 ; 63（11）: 2091-2096.
10) Mori E, Shimomura T, Fujimori M, et al. Visuoperceptual Impairment in Dementia With Lewy Bodies. Arch Neurol 2000 ; 57（4）: 489-493.
11) Miyamoto T, Miyamoto M, Iwanami M, et al. Olfactory Dysfunction in Japanese Patients with Idiopathic REM Sleep Behavior Disorder : Comparison of Data Using the University of Pennsylvania Smell Identification Test and Odor Stick Identification Test for Japanese. Movement Disorders 2010 ; 25（10）: 1524-1526.
12) Kajiyama K. Olfactory Dysfunction in Parkinson's Disease-Usefulness of Stick-type Odor Identification Test Developed in Japan-. Acta Med. Hyogo 2009 ; 34（1）: 61-66.
13) 酉川志保，原智美，松井博，ほか．Lewy小体型痴呆における症状の変動とADLについて．作業療法 1999 ; 18 : 268.
14) 長岡研太郎，江原嵩，前田潔．Dopamine補充療法が有用であったLewy小体型痴呆の3症例．臨床精神医学 2003 ; 32（2）: 209-215.
15) 園部直美，谷向知．特集認知症の摂食・嚥下障害—原因疾患別の特徴とアプローチ　レビー小体型認知症．地域リハビリテーション 2012 ; 7（6）: 453-457.

認知症とフレイルティ

フレイルティとは

近年，高齢者の医療，介護，福祉の分野において，フレイルティ（Frailty）という概念が広まりつつある．これは，もともと，Friedら[1]によって提唱された概念で，高齢者の運動能力低下，転倒・骨折などのリスクを表現する用語である[1～4]．日本語で，虚弱，脆弱性などと訳されたこともあったが，厚生労働省の日本人の食事摂取基準2015年版[5]では，「フレイルティ」とカタカナ書きされる見込みである．日本老年医学会では，「フレイル」という呼称を用いることを提案しているが[6]，まだあまり定着していない．

Friedらは，1年で4.5kg以上の体重減少，自己評価による疲労感，1週間の生活活動量から評価される活動量の低下，歩行速度の低下，握力などで評価した筋力低下の5項目のうち3項目以上に該当する場合をフレイルティと定義している（**表1**）[1～4]．Cardiovascular Health Study（1989年～）に参加した合計5,888人の高齢者で解析が行われ，この定義に該当した高齢者は，転倒，ADL低下，入院，死亡などのリスクが高く，健康障害に陥りやすい状態であると考えられた．こうした高齢者は，参加者全体の7%ほどに認められ，年齢とともに増加する傾向が認められた．評価項目5項目のうち，1～2項目に該当する場合を，プレ・フレイルティと呼ぶこともある．Friedらの研究では，約7年の観察期間で，フレイルティ，ついで，プレ・フレイルティに該当した高齢者は，いずれにも該当しなかった高齢者に比較して，生存率が低下することがわかった（**図1**）[1]．

フレイルティの特徴は，介入によりその進行を遅らせ，あるいは，状態を改善できる可能性があることだといわれている．転倒や疾患により障害を抱えてしまうと，高齢者の場合，その障害を改善させることが困難であることが多い．すなわち，障害はそのほとんどが不可逆性の変化である．しかしながら，フレイルティの段階では，適切な運動や，栄養摂取，日常生

表1 フレイルティ（frailty）の診断基準

1. 体重	1年で4.5kg以上減少
2. 疲労感	自己評価
3. 活動量	1週間の生活活動量を評価（男性 383kcal 未満，女性 270kcal 未満）
4. 歩行速度の低下	15フィート（4.57 m）を歩く時間

男性	女性
身長≦173cm　7秒以上	身長≦159cm　7秒以上
身長>173cm　6秒以上	身長>159cm　6秒以上

| 5. 筋力低下 | 握力で評価 |

男性		女性	
BMI≦24.0	29.0kg以下	BMI≦23.0	17.0kg以下
BMI24.1～26.0	30.0kg以下	BMI23.1～26.0	17.3kg以下
BMI26.1～28.0	30.0kg以下	BMI26.1～29.0	18.0kg以下
BMI>28.0	32.0kg以下	BMI>29.0	21.0kg以下

Friedらによるfrailtyの定義
以下の5項目のうち，3項目以上に該当

（文献4より，一部改変）

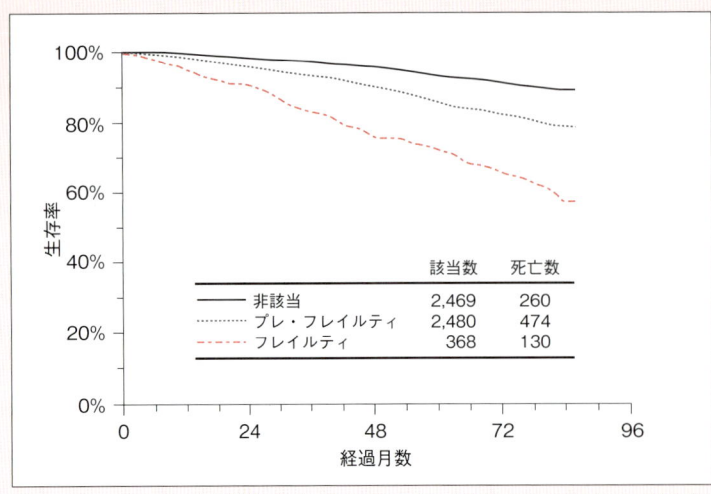

図1 フレイルティと関連リスク、死亡リスク （文献1より作図、一部改変）

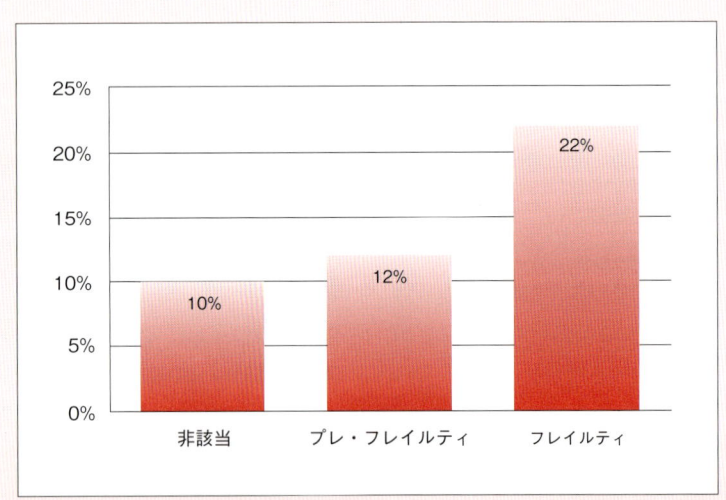

図2 フレイルティと認知障害の発症率 （文献7より作図）

活指導などの介入で、改善させることができる場合がある。すなわち、フレイルティは可逆性の変化だと考えられている。したがって、高齢者の生活の質（QOL）を改善するためには、転倒、あるいは、なんらかの疾患に罹患し、障害をもってしまう前に、そのリスク状態であるフレイルティの段階で介入することが重要なのである。

フレイルティと認知症，軽度認知障害

高齢者では、フレイルティと認知症、軽度認知障害（MCI；Mild Cognitive Impairment）が併存していることも少なくない。フランスの3都市で、6,030人の高齢者を登録して行われた4年間の縦断研究、French Three-City Study[7]によれば、全体の7％にあたる421人がフレイルティに該当した。フレイルティに該当しない高齢者では、認知障害が認められたのは10％だったのに対し、プレ・フレイルティでは12％、フレイルティでは22％が認知障害を合併していた（**図2**）。また、フレイルティ該当者は、MMSE（Mini Mental State Examination）のスコアも低いことがわかった。また、認知障害をともなうフレイルティ該当者は、4年間の観察期間で、有意に日常生活動作（ADL）や手段的日常生活動作（IADL）の低下が著しいこともわかった。

イタリアで行われたItalian Longitudinal Study[8]において、2,581人の高齢者を対象に解析したところ、認知症を発症したのは、全体のなかでは2.5％（65人）だったのに対して、フレイルティに該当した252人のなかでは6.3％（16人）とより高率であることがわかった。また、フレイルティ該当者のなかで認知症を発症した16人のうち、9人は脳血管性認知症であった。この結果から、フレイルティ該当者では、認知症を発症するリスクが高く（ハザード比1.85，95％信頼区間1.01-3.40）、とくに、脳血管性認知症を発症するリスクがきわめて高い（ハザード比2.68，95％信頼区間1.16-7.17）ことがわかった。

コグニティヴ・フレイルティ

このような現状を踏まえ、

表2 コグニティヴ・フレイルティ（Cognitive Frailty）の定義

身体的なフレイルティと認知障害を合併した状態で，つぎの両方を満たす．
1. 身体的フレイルティ（表1）に該当し，かつ，CDR（Clinical Dementia Rating）※で0.5の認知障害
2. アルツハイマー型認知症および他の認知症に罹患していない

※記憶，見当識，判断力と問題解決，社会適応，家族状況および趣味，介護状況の6項目について評価し，健康（CDR 0），認知症の疑い（CDR 0.5），軽度認知症（CDR 1），中等度認知症（CDR 2），高度認知症（CDR 3）の5段階に分類する．

（文献9より作成）

2013年，フランスのトゥールーズで開催された国際栄養加齢学術会議（IANA；International Academy on Nutrition and Aging）と国際老年学会（IAGG；International Association of Gerontology and Geriatrics）において，コグニティヴ・フレイルティ（Cognitive Frailty）という概念が定義された（**表2**）[9]．これは，身体的なフレイルティと軽度の認知障害を合併した状態とされ，なんらかの身体的な障害や，認知症を発症する以前に，高齢者の生活の質（QOL）を，身体機能や栄養のみでなく，認知機能，心理という多角的なアプローチを通して改善していこうという理念に基づいている．

わが国で行われたThe Japanese Health Research Volunteer Studyというコホート研究[10]では，多変量解析で，歩行，血圧，聴力という身体機能のほか，やはり認知機能がフレイルティとの関連性が高いことがわかった．

今後，認知症の進行防止，機能維持という観点からも，フレイルティという概念は，ますます重要となると思われる．フレイルティの評価は，**表1**に示すように，体重減少，自己評価による疲労感，活動量，歩行速度，握力の5項目である．これは，測定に多額の金額を要するような項目ではなく，高齢者施設，通所系のサービス事業所，場合によっては，訪問系の事業所においても実施可能なものである．今後，高齢者のケアに従事し，利用者が少しでも要介護状態や認知症，認知障害とならずに，いきいきと生活できることをめざすスタッフであれば，職種を限らず，ぜひフレイルティの評価を行い，障害の防止に役立ててほしいと思う．

参考文献
1) Fried LP, et al. Frailty in older adults：Evidence for a phenotype. J Gerontol A Biol Sci Med Sci. 2001；56（3）：M146-56.
2) 吉田貞夫．カヘキシア，サルコペニア，フレイルティってどんな状態？ 本田佳子編．ニュートリションケア増刊：栄養療法のギモンQ&Q100＋9：あなたの？にズバリお答えします！基礎知識編．メディカ出版, 2012. p32-35.
3) 吉田貞夫．リハビリテーション栄養総論．荒金英樹，若林秀隆編著．悪液質とサルコペニアリハビリテーション栄養アプローチ．医歯薬出版, 2014.
4) 葛谷雅文．ライフステージ別栄養アセスメント：高齢者．臨床栄養別冊ワンステップアップ栄養アセスメント応用編，医歯薬出版，2010.
5) 厚生労働省．「日本人の食事摂取基準（2015年版）」策定検討会報告書，2014.
6) 日本老年医学会．
7) Avila-Funes JA, et al. Cognitive impairment improves the predictive validity of the phenotype of frailty for adverse health outcomes：the three-city study. J Am Geriatr Soc. 2009；57（3）：453-61.
8) Solfrizzi V, et al. Italian Longitudinal Study on Aging Working Group, Frailty syndrome and the risk of vascular dementia：The Italian Longitudinal Study on Aging. Alzheimer's & Dementia 2013；9（2）：113-122.
9) Kelaiditi E . et al. Cognitive frailty：rational and definition from an（I.A.N.A./I.A.G.G.）international consensus group. J Nutr Health Aging. 2013；17（9）：726-34.
10) Nobutaka Doba, et al. A pilot trial to predict frailty syndrome：The Japanese Health Research Volunteer Study. Experimental Gerontology 2012；47（8）：638-643.

前頭側頭型認知症の食行動障害の概要

前頭側頭型認知症（以下FTD）は前頭側頭葉変性症FTLD（frontotemporal lobar degeneration），すなわち大脳の前頭葉，側頭葉を中心に萎縮がはじまる疾患群のうちの一つに分類されている．FTDは若年発症が多く，進行性の前頭葉・側頭葉変性を示し，臨床症状は高度の性格変化，社会性の喪失や注意，判断，実行機能などの能力低下で特徴づけられる．言語面では語彙数の減少から末期に至っては緘黙となり，その一方で知覚的認知力，空間見当識，目的動作，記憶は比較的よく保たれる[1]．FTDでは代表的な神経心理学的症状のひとつに過食や食行動変化の出現があげられ，過剰な運動行動（脱抑制や食欲過剰）はADやVaDに比較して頻度が高い[2]．むしろ，これら食行動変化が臨床的診断の特徴のひとつにあげられるほど出現頻度が高いといわれている[3]．

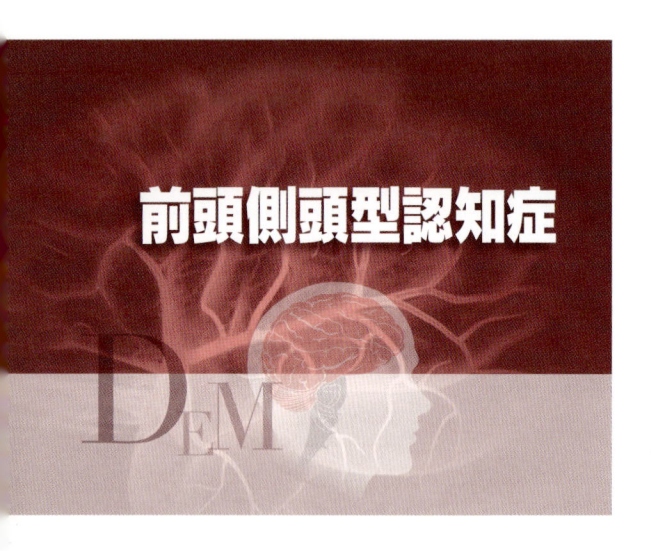

FTDに特徴的な行動変化である「習慣的行動」が食行動に出現すると「決まった食品や料理に対して固執する常同的な食行動（食習慣変化）」となる．またとくにFTDでは過食・暴食・異食など誤嚥・窒息リスクをともなう食行動変化が多いと報告されている[4]．複数の神経心理学症状が同時に関係する食行動変化が起こる頻度が高く，「注意転導性の亢進」「被影響性の亢進」「脱抑制」「口唇傾向」といった神経心理学症状から，「過食 hyperphagia」「むちゃ食い・強制食べ compulsive eating」「詰め込み食べ」「異食」「盗食」などの食行動変化が多く見受けられる[3]．FTDでは神経心理学症状に関連した食行動変化には，クリューヴァー・ビューシー症候群（Kluver-Bucy-syndrome）の出現も報告されており[5]，前頭葉，側頭極，扁桃体の変性の関与が指摘されている[6]．

対応の要点

FTDは若年発症であることもあり，会話が困難になってからも知覚や運動機能，視空間認知機能，手続記憶が保たれていることが多く，歩行をはじめ日常生活行動がある程度可能である．このような症状は，FTDがADと異なり行為自体の解体がないことや，本質的には記憶が保たれていることと解釈されている[7]．生活ケアの支援には，常同行動や被影響性の亢進などの特徴的な行動を利用することが可能である．

FTDの日常生活行動の変化は，進行経過において動的な様相（過食，多動など）と静的な様相（無為・無動など）のバランスに変化がみられる．常同行動は，自発性の低下や無関心が前景に立つ前に，FTDのほぼ全例に認められる．食行動変化についても進行に順番がみられることが多く，病初期では食欲亢進，嗜好の変化が出現するが，徐々に食習慣変化，続いて常同的食行動が出現する．進行すると脱抑制や口唇傾向が出現することが多く，食行動変化によるむせや広義の嚥下障害がみられるようになる．さらに進行すると自発性の低下が進んで脱抑制

が目立たなくなり，無為に過ごす時間が増え，食事の場面でも嚥下せずに長い間もぐもぐと噛み続け（保続），場合によってはつぎの食事まで噛み続けることもある[7]．さらに進行すると狭義の嚥下障害が出現し，口腔内に食事が入っても，送り込みなどの動きが出なくなり，嚥下反射の遅延によるため込みがみられ，誤嚥リスクの高い状態になる．

FTDの常同行動による食行動変化によって食品嗜好が変化し食習慣変化が起こると，体重増加，糖尿病増悪のリスクがある．欧米のFTD例でのとくに高脂肪food，糖類の過食は体重増加を引き起こすが，欧米人に比較すると日本では文化背景的な影響もあり，日本のFTD例の体重増加は軽度といわれている[8]．

目につく食物をどんどん食べてしまう，といった過食や，急いで口に運ぶ詰め込み食べは，被影響性の亢進の影響や口唇傾向の影響と考えられる．口腔内での処理が不完全なままにつぎつぎと食物を口に詰め込む，詰め込み食べのケースは，誤嚥・窒息リスクが高く注意を要する．しかし若年発症であるFTDは，詰め込み食べをしている時期に器質的な嚥下障害がないことも多く，問題になるのは，食べるスピードや一度に口に入れる分量などの"食べ方"である．

施設や病院においても「口唇傾向」「注意転導性の亢進」「被影響性の亢進」が強く影響すると，他患や生活環境に関連した，いわゆる「異食」「盗食」などの食行動変化が顕著になる．他患の食べている食事や残飯，準備中の料理などを食べようとする症状は本人に悪意がなくても「盗食」と呼ばれてしまっているが，さらに進行すると調理前の食材や手に届く観葉植物の葉やボールなどいろいろな物（非栄養物）を，手当たり次第口にいれる「異食」が出現する．進行したFTDでの異食は，食物に関する意味記憶障害の影響もあるといわれ[9]，"食べるつもりで口に入れた"異食と，"口に入れてなめていたら，結果的に飲み込んでしまった"異食に遭遇する．いずれにしても異食の可能性がある患者は，靴下や布団の綿，壁紙，観葉植物，紙，玩具なども異食の対象になるため，室内の備品にも留意しなければならない．その場合，咀嚼できるとは限らず，自身の歯を脱臼させ飲んでしまうケースもある．窒息，消化管障害，衛生面の問題や他患への影響にも配慮が必要である．

進行期に自発性の低下が目立ってくると，食事時，食物をずっと咀嚼し続け，嚥下しないまま口腔内にため込んでしまうようになる．促さなければつぎの食事がはじまるまで口腔内に残りつづけることもある．こうした"飲まずに噛み続ける"状態は，咀嚼運動や咽頭期嚥下機能そのものの問題ではなく「保続」「自発性低下」と口腔期の協調運動低下による症状と考えられる[10]．器質的な嚥下障害がなくても，口腔内につねに食物が入っている状態は口腔内の感染症（う蝕や歯周病，粘膜炎など），誤嚥のリスクが高い．さらに進行すると，「無動」の影響もあり，介助しても口が開かない，口腔内に食事が入っても口唇が閉じない，噛まない，口腔が動かない，ため込む，といった症状となる．協調運動をうまく引き出せば嚥下反射が起こることもあるが，ため込んでいる食物が咽頭残留したまま覚醒レベルが低下すると，嚥下反射が遅延し誤嚥性肺炎のリスクが高まる．

支援に際しては，FTDで食行動変化が問題となるステージには会話が障害されていることが多く，とくに異食の原因を会話により聞き出すことは困難であり，説得も効果的ではない．FTD患者の行動変化に関しては，観察的なアセスメントが重要である．一方FTDではエピソード記憶が保たれていることを利用し，ケア

スタッフとの馴染みの関係をつくることが比較的容易であることは支援に利用できる．担当のケアスタッフとも比較的短期間に関係が形成されることも多く，スタッフの名札の漢字が読めたり，覚えることも容易で，自発語が少なくなっても担当のスタッフの名前を呼ぶことがある．馴染みのスタッフの簡単な指示や言葉・ジェスチャーなどの視覚的な誘導で支援することが効果的である．また常同行動を利用して適応的な習慣に定着させるためには，維持されている手続記憶を利用しつつ失敗のないような段階づけが必要で，雑音や刺激のない環境を設定し，脱抑制の対象になるものを付近から取り除くなど環境整備・調整による支援が有効である．易怒性の亢進で興奮がみられた際は，その場とは無関係な新奇な刺激を与えると，興奮の対象から比較的容易に注意をそらせることに成功することもある[10]．

具体的な提案—窒息リスクと利用者間トラブルの対応

■同じような行動を繰り返す：習慣性行動，常同行動

どのような食習慣変化があるかを観察し行動パターンをつかむことで，支援の方法に大きな示唆が得られる．具体的には家庭生活のなかにおいて「毎日同じものを買ってきて強迫的に毎日同じ時間に食べている，止めると暴力的になる」「冷蔵庫を開けたらプリンばかり大量に出てきた」「無茶な早食べをする」などである．また地域生活のなかにおいて「目についた食物を手にとって食べてしまう（スーパーマーケットや路面店で会計前の商品を食べる）」など，脱抑制の影響も出現し，在宅介護において社会生活を送ることが困難になり，窒息リスクも高くなる．FTDは行動ルートや行動範囲が比較的決まっているケースが多いことから，地域生活においてはあらかじめ行動範囲の店などに連絡をしておき，大金は持たせないなどの対応を行う．

作業療法による行動変容を計画する際は，前頭葉障害へのケアとして，手続記憶や知覚・運動機能・視空間認知機能などの脳後方部の諸機能が保存されていることが利用できる．作業に没頭させるために最初は雑音や刺激のない環境を設定し，他患の様子に注意がそがれないような個別作業がよく，脱抑制の対象になるものを付近から取り除くなどの環境調整を行う[10]．

■目についた物を食べてしまう：口唇傾向，脱抑制，注意転導性の亢進

食事の際は，過食，むちゃ食い，早食べ，詰め込み行為がないか，隣人の食卓に手を伸ばして食べようとすることがないか，を確認する．また食事中に別の物に気をとられて立ち去ってしまったりしないか，どのような物に気をとられるか，という行動に注意して観察をする．具体的には「"いただきます"の挨拶を待たずに，配膳されるとすぐに早食いする」「飲み込まないままに，スプーンに大盛りの食物を自分で口に詰め込む（food gorging）」「残飯や他人の食物をとって食べてしまう」「スプーンを使えるのに手で食べる」などである．他の施設利用者と不和が生じるケースも少なくなく，FTD専用スペースを作成し配慮を行う施設もある．隣人の食物に手を出さない工夫としては，食事後の間食としてカット野菜などのヘルシーでリーズナブルな食品をテーブルに置いておくなどして，周徊中につまめるようにしておく，という支援方法もある（図1）．

FTDの食事ケアでは，ときに安全を優先する必要がある場面も起こりうる．食事については勢いのある詰め込みで窒息リスクがある場合

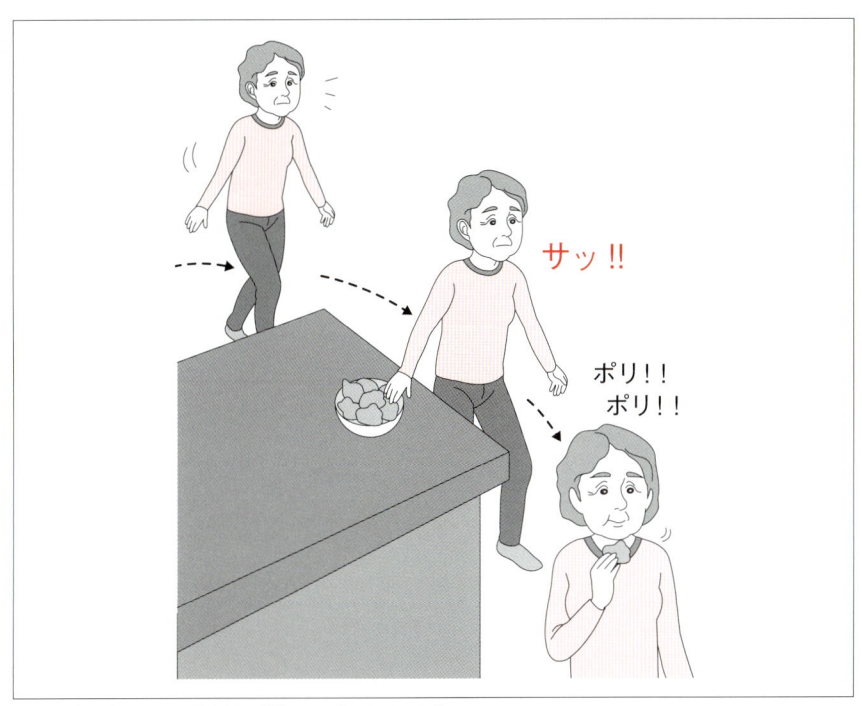

Part 3 認知症の原因疾患に基づく対策

図1 食べ物をみると思わずとって食べてしまうFTD
周徊ルートに"つまんで食べてもよい食べ物"を置いておく

は，小皿に分けて少しずつ食事提供するなどの工夫や，自立摂食可能であっても一時的に食形態を落とし介助摂食にして，摂食スピードのコントロールを行う必要がある．摂食スピードのコントロールのために介助摂食にした場合でも，時間経過によりFTDが進行することで自立摂食時の勢いが緩徐になって"半年後再アセスメントをしたら，食べるペースが低下し自立摂食でも問題ないスピードになった"という事例もあるため，時期をみて再アセスメントを行う必要がある．

また食事以外の時間では，食物以外の異物や調理前の食材を口に入れるなどの症状を確認する．口唇傾向や被影響性の亢進が強く影響すると，「手の届くところにある観葉植物の葉，花や壁紙，布団，石鹸，紙，玩具などいろいろな物体を，手当たり次第口にもって行き，食べようとする」などの行為が出現することも時折みられ，窒息，衛生面の問題を配慮し，環境の調整は必須である．治療行為中に薬剤やカルテなどの紙をとって食べようとするケースもあるため，手の届くところにある物は口に入れることを想定して観察をすることが重要である（図2）．

■開口困難，飲まずに嚙み続ける，ため込んでしまう：無為，無動，保続

進行すると，自発性の低下と相対的に，無為・無動の時間が増加する．自発性の低下の進行により，食物をずっと咀嚼し続け嚥下しないまま口腔内にため込んでしまうようになる．促さなければ半日でも嚙み続けるケースもある．無理に口腔や喉を触ったり大きな声で話しかけると興奮や抵抗を引き起こすこともあるため，被影響性の亢進を利用して自然に水の入ったコップを口元に持っていくと飲水行為が促され，同時に食物を嚥下することが可能となるケースもある．

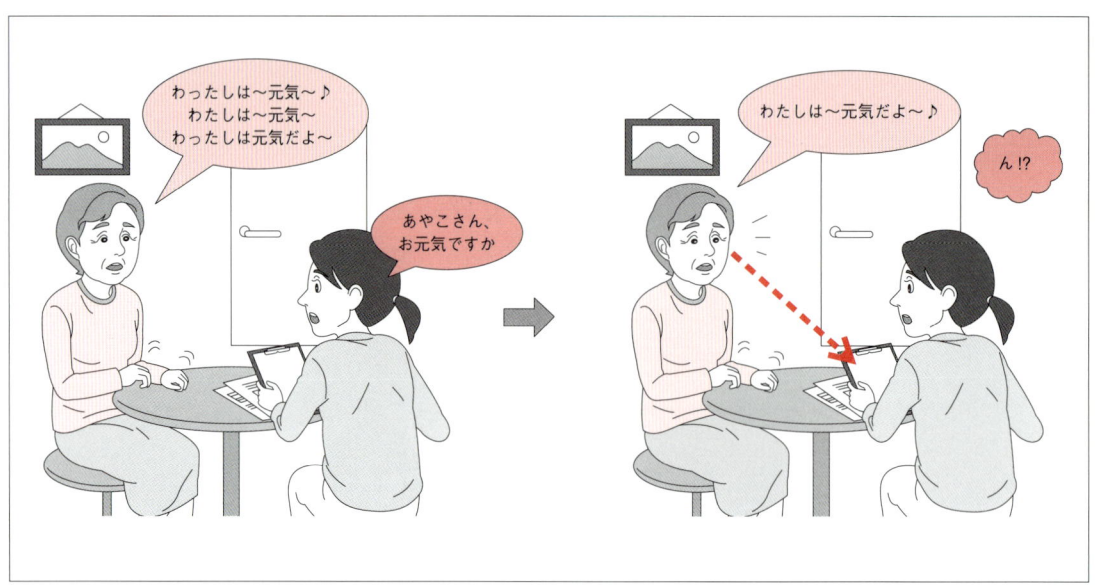

図 2-1 被影響性の亢進や使用行動がある FTD
視界に入った気になるものを思わず手にとってしまう．

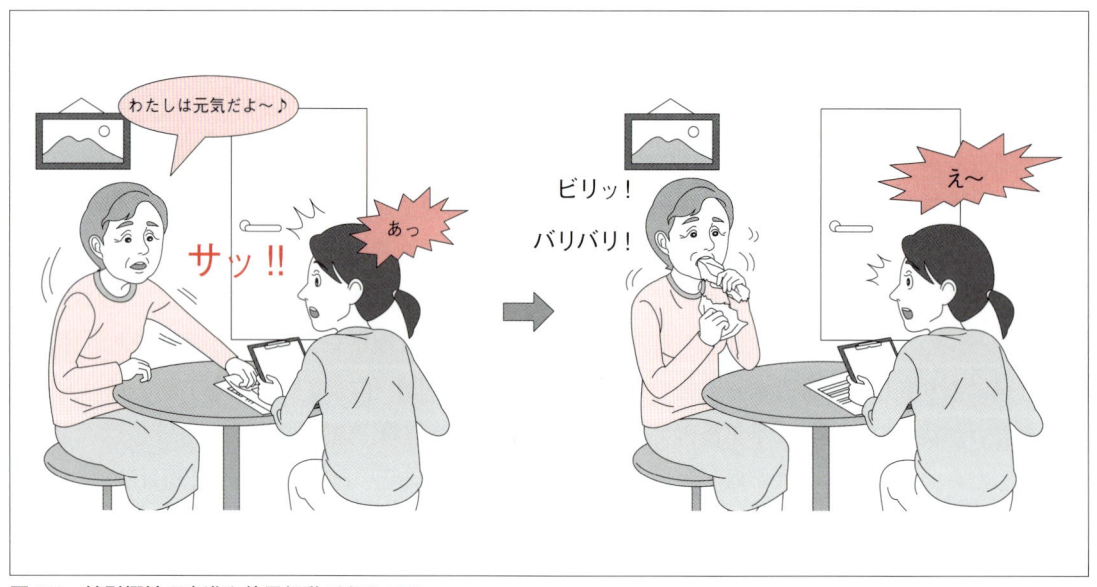

図 2-2 被影響性の亢進や使用行動がある FTD
さらに口唇傾向があると，食物かどうかに限らず口に入れてしまう．
あらかじめそうした傾向があることを把握して，手にとりそうな物は手の届かないところに置くなどの工夫が必要である．

　さらに摂食行動についても無動の状態で，自立摂食が困難であれば介助摂食とするが，こうした時期では嚥下反射も遅延しており，むせや誤嚥のリスクが高いことを念頭に介助する．無動の多い時期では，たとえ口腔内に歯があったとしても，咀嚼運動を適切に行えず，舌と口蓋（上あご）で押しつぶして食べている状態となっていることも少なくない[11]．提供する食事は常食よりも，ペースト食などの飲み込みやすくとろみのある食形態に調整する必要がある．

口腔内にため込んでいるまま覚醒レベルが低下するようであれば，よりいっそう誤嚥性肺炎のリスクに配慮する必要があるため，スポンジなどで口腔内の食渣を回収してから入眠させることが重要である．こうした時期は無動，ため込みにより食物摂取量の低下も予想されるため，栄養介入が必要となる．

参考文献
1) 池田 学．前頭側頭型認知症の食行動変化．(池田学編) 専門医のための精神科臨床リュミエール12；前頭側頭型認知症の臨床．中山書店，2010. p146-153.
2) Srikanth S, Nagaraja AV, Ratnavalli E. Neuropsychiatric symptoms in dementia-frequency, relationship to dementia severity and comparison in Alzheimer's disease, vascular dementia and frontotemporal dementia. Journal of the Neurological Sciences 2005；236 (1-2)：43-48.
3) Neary D, Snowden JS, Gustafson L, et al. Frontotemporal lobar degeneration：a consensus on clinical diagnostic criteria. Neurology 1998；51 (6)：1546-1554.
4) Langmore SE, Olney RK, Lomen-Hoerth C, et al. Dysphagia in patients with frontotemporal lobar dementia. Arch Neurol 2007；64 (1)：58-62.
5) 品川俊一郎．前頭側頭型認知症の食行動変化．(池田学編) 専門医のための精神科臨床リュミエール12；前頭側頭型認知症の臨床．中山書店，2010. p155-161.
6) Ikeda M, Brown J, Holland AJ, et al. Changes in appetite, food preference, and eating habits in frontotemporal dementia and Alzheimer's disease. J Neurol Neurosurg Psychiatry 2002；73 (4)：371-376.
7) 池田学．アルツハイマー型痴呆と関連疾患の最新知見 第3部 非アルツハイマー型変性痴呆の最近の話題 前頭側頭型痴呆の臨床症状と現在の治療・ケア．老年精神医学雑誌 2003；14 (増刊)：45-53.
8) Shinagawa S, Ikeda M, Nestor PJ, et al. Characteristics of abnormal eating behaviours in frontotemporal lobar degeneration：a cross-cultural survey. J Neurol Neurosurg Psychiatry 2009；80 (12)：1413-1414.
9) 織田辰郎．前頭側頭葉変性症 (FTLD) の診断と治療—前頭側頭型認知症・意味性認知症・進行性非流暢性失語—．弘文堂，2008. p8-24.
10) 繁信和恵，池田学．特集 認知症の長期ケアにおける進歩 前頭側頭葉変性症のケア．老年精神医学雑誌 2005；16 (10)：1120-1126.
11) 枝広あや子．特集 認知症高齢者の食べる機能の課題と対応 変性性認知症高齢者への食支援．日本認知症ケア学会誌 2014；12 (4)：671-681.

COLUMN

認知症関連薬と転倒のリスク

認知症治療薬の種類

認知症のうち「アルツハイマー型認知症」については，コリンエステラーゼ（以下，ChE）という物質を阻害することにより，認知症の進行抑制が認められることから，認知症治療薬が世の中に登場した．しかし，治療初回より治療域の濃度を服用させてしまうと嘔気・嘔吐の副作用率が高く（ドネペジル塩酸塩（アリセプト®）で1～3％未満），低用量より段階的に増量していくという漸増法の用法・用量設定となっている．肝代謝である．その後，ChE阻害薬は軽度・中等度の進行抑制薬として位置づけられ，新機序のNMDA受容体アンタゴニストであるメマンチンが登場し，中等度～高度の進行抑制としての治療薬として適応が通った．メマンチン（メマリー®）は，他の薬剤とは異なる腎排泄型の製剤である．代謝・排泄は，薬剤にとって非常に効き具合が変化する要素となり，これについては後述する（ここでは吸収は省き，代謝と排泄にウエイトをおく）．その他にも内服だけでなく，現在はリバスチグミン（イクセロンパッチ®，リバスタッチ®）を成分とした貼付剤が開発され，内服拒否傾向にある患者や介護者が背部に楽に貼付でき，油性ペンで書き込めるため管理しやすいといったメリットもある．貼付剤もChE阻害薬であり，軽度～中等度が適応となる．これも腎排泄型である．ChE阻害薬の安全性や忍容性は報告されている．

認知症治療薬の副作用 — 転倒のリスクを考えてみよう

薬剤の使用により転倒転落を引き起こす可能性のある要因として，以下のことが想定される．
① 眠気・ふらつき・めまい・注意力低下・失神・せん妄などの精神症状による障害
② 失調・脱力・筋緊張低下・パーキンソン様症状，錐体外路症状などの運動症状の障害

認知症治療薬を**図1**に示す．先述したように，ChE阻害薬とNMDA受容体アンタゴニストがあり，ChE阻害薬のなかには肝代謝と腎排泄型がある．それ自体の転倒転落の副作用率は，承認時はアリセプト®は0.1～1％未満と低く，レミニール®に関しても2.3％（17/431例）とそれほど高値ではないことがわかっている．ChE阻害薬は，どちらかというと作用機序的に消化器症状などの別の副作用がきつい．しかし，NMDA受容体アンタゴニストであるメマリー®については，腎排泄型であると同時に中等度～高度に対する認知症への適応とい

認知症治療薬
- ChE（コリンエステラーゼ）阻害薬
- NMDA受容体拮抗薬

認知症行動異常改善薬
- セロトニン・ドパミン遮断薬（SDA）
- 多元受容体作用抗精神病薬（MARTA）
- ドパミン受容体部分作動薬（DPA）

図1　認知症関連薬

うこともあり，民医連の副作用モニターでの発表では，腎機能障害の合併症ありの転倒転落率は18％，合併症なしでは7％と，合併の有無により転倒転落が大きくかかわってくることがわかっている．これは，腎機能障害があると5人に1人は転倒転落するという，非常に危険性が高いことを意味している．また，メマリー®をアリセプト®に追加した症例で，4週以内のめまい・ふらつきの訴えが多いことが国内臨床試験からわかっている．「メマリー®とアリセプト®を一緒に飲んでいたら，ふらついて転倒するかもしれない」という認識をもつことが必要である．どれも，該当薬剤を服用中止，または減量することによって症状は減退していくので，現場でそのような状態に気づいたら，率先して主治医へ報告するとよい．

関連薬を用いている場合

先述した進行抑制を主としたものを除き，認知症をもつ方は徘徊や不穏といった行動，あるいは奇声・興奮状態といった精神症状をともにする場合など，認知機能以外の症状をともなっていることが多い．そのため，認知症治療においては1種類だけという方は少なく，降圧剤，抗不安薬，抗精神病薬，抗うつ薬，脳梗塞治療薬なども服用していることが多い．大量に服用されている方については，薬剤の相互作用にも留意が必要となる．

降圧剤：認知症患者では降圧剤を服用している場合も多い．降圧剤により，起き上がろうとして「ふらっ」と倒れこむときがあり（起立性低血圧），上体を起こす際に注意が必要である．また，多くの降圧剤でめまいの副作用があり，これらにも注意が必要である．

抗精神病薬：抗精神病薬には近年，さまざまな系統が出ており，半減期も長時間タイプが登場してきた．抗精神病薬では上記に示した起立性低血圧も起きる可能性がある．添付文書などに記載のある「明記」された転倒・転落のリスクのある薬剤（**図2**）には，メマンチン（メマリー®：NMDA受容体アンタゴニスト），ガランタミン（レミニール®：ChE阻害薬），パリペリドン（インヴェガ®：セロトニン・ドパミン遮断薬（SDA）），クエチアピンフマル酸塩（セロクエル®：多元受容体作用抗精神病薬（MARTA））が該当する．しかし，直接の記載がなくても，ヒスタミン受容体拮抗薬（H_1 blocker）では眠気・傾眠といった副作用からの転倒が危惧されること，半減期が長く効果時間が長いと薬剤が残ってしまい，それによる行動抑制がかかったままふらつきとなり転倒してしまうケースも現場では考えられ，半減期の長い薬剤は覚えておく必要がある．

向精神薬マニュアルでは，セロクエル®が傾眠作用がいちばん強いとされており，また，別の文献でも同様の記載がある．

そのほか，転倒／骨折率はリスペリドン群（リスパダール®）3.56％，オランザピン群（ジプレキサ®）2.84％，クエチアピン群（セロクエル®）4.34％という比較検討もあり（老年精神医学雑誌），現場ではもっと注意喚起が必要であると考えられる．また，半減期の長さでは，リスペリドンは主代謝物（パリペリドン）にも活性があるため，非常に長い効果を示すことを覚えておくとよ

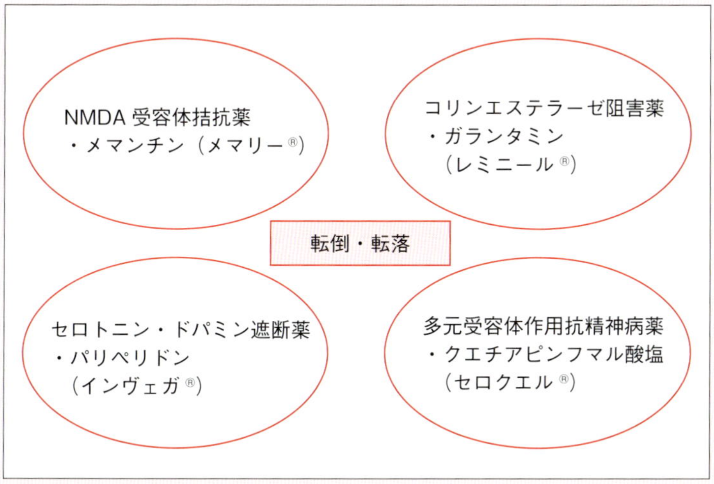

図2　転倒・転落のリスクがある薬剤

- NMDA受容体拮抗薬・メマンチン（メマリー®）
- コリンエステラーゼ阻害薬・ガランタミン（レミニール®）
- セロトニン・ドパミン遮断薬・パリペリドン（インヴェガ®）
- 多元受容体作用抗精神病薬・クエチアピンフマル酸塩（セロクエル®）

→ 転倒・転落

い.

　高齢者への投与を時間別に分けて検討したところ，抗精神病薬の夜間使用の有無による骨折の頻度の差はないが，日中にも使用していた7症例中6例に骨折があったとされている．日中のみの症例に転倒はなかったということから，日中＋就寝前などの投与でコントロールされている場合は日中に注意が必要である．

　また，抗精神病薬のなかではアリピプラゾール（エビリファイ®）のみ，転倒骨折頻度が1.6％と他に比べ低かった．

参考文献

1) 浦部晶夫，島田和夫，川合眞一編．今日の治療薬2013 解説と便覧．南江堂, 2013. p799-921.
2) 融 道男．向精神薬マニュアル．医学書院, 2008. p42.
3) 武田俊彦．リスペリドン，ペロスピロン，クエチアピン，オランザピンはどこが違うのか．臨床精神医学 2005；34（4）：405-414.
4) Zhong K. Neuropsychopharmacology 2004 29 (Suppl.1) S130 Quetiapine for the treatment of agitation in elderly institutionalized patients with dementia ; a randomized, double-blind trial.
5) 角 徳文，繁田雅弘．I．エビデンスに基づく薬物治療 向精神薬のエビデンス．老年精神医学雑誌 2013；24（5）：457-463.
6) 宇田川充隆．高齢者への睡眠薬や抗精神病薬と骨折．臨床精神医学 2012；41（4）：433-438.
7) 東京都病院経営本部．医療事故予防マニュアル「医療行為別シリーズNO.3」転倒・転落防止対策マニュアル（予防から対応まで）平成21年3月改定．
8) 全日本民医連薬剤委員会．副作用モニター情報（390）メマンチン塩酸塩（メマリー錠）の副作用第2報．
9) 添付文書（アリセプト®，メマリー®，レミニール®）．

Part 4

アプローチの実際
──認知症の人の
食事摂取量改善の試み

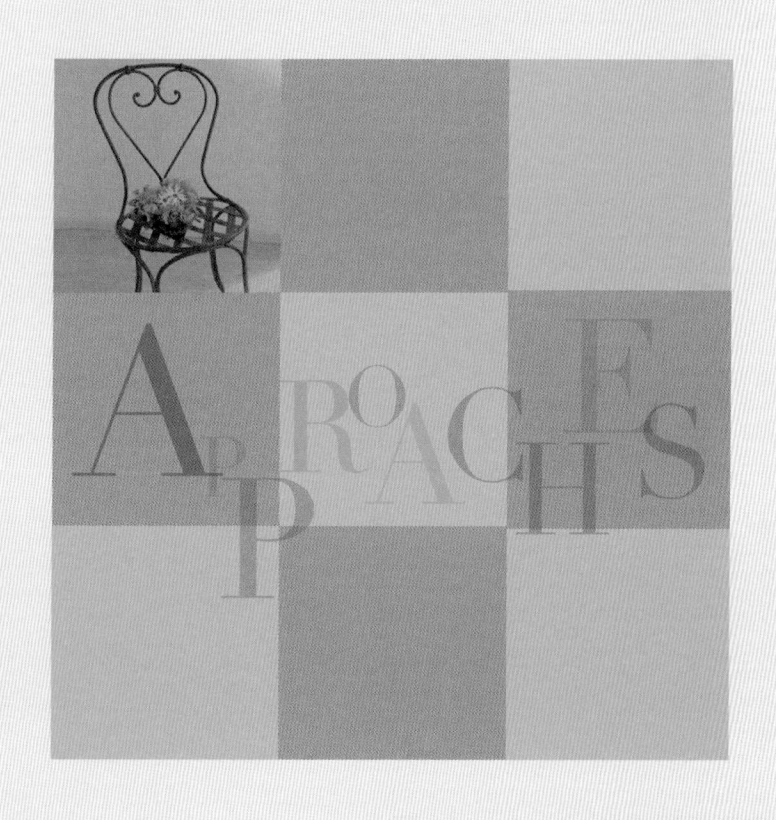

誤嚥性肺炎のリスクと対策

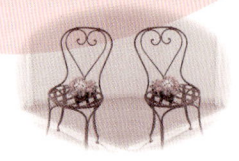

はじめに

近年,わが国では急速な高齢化が進んでおり,2050年には人口の約4割が高齢者になると推測されている[1].そして,高齢化とともに急増している疾患のひとつに,認知症があげられる.

全国の精神科病床入院患者の疾患別内訳で認知症患者の割合を比較すると,平成8年の約2万8千人に対し,平成20年では約5万1千人と,約10年間で2倍近く急増している[2].認知症患者は認知機能の低下とともに,食行動や摂食嚥下機能に障害をきたすことも少なくなく[3],その結果,経口からの食事摂取量が低下したり[4],食物を誤嚥する危険性も高くなる[5].したがって,認知症患者では誤嚥性肺炎等を発症する頻度が非常に高くなると考えられる.

そこで本稿では,筆者らの経験等も交えながら認知症患者の誤嚥性肺炎のリスクと対策について示す.

嚥下障害の観察ポイントと対策

誤嚥性肺炎は,主に摂食嚥下状態が低下することで,食物の誤嚥,細菌を含む唾液の誤嚥,そして胃食道逆流による胃内容物の誤嚥等によって発症することが多い.

したがって,誤嚥性肺炎を予防するためには食事中の観察のみならず,日常の生活状況等についても観察することが必要である.**表1**に嚥下障害が疑われる患者の観察ポイントについて示す.

発熱や肺炎,食事中もしくは食後のむせ,夜間の咳き込み,および低栄養状態等を示すような場合,嚥下障害が引き起こされている可能性も否定できない.このような場合,反復唾液飲みテスト,水飲みテスト,およびパルスオキシメーターによる血中酸素飽和度測定等,簡便なスクリーニング検査で嚥下状態を評価することも必要である.さらに,嚥下内視鏡検査や嚥下造影検査等も実施し,より正確に摂食嚥下状態を評価することで,個々に応じた形態での食事提供も可能となる.

また,摂食嚥下状態は加齢や不適切なケア等によって,その機能が低下する場合も少なくない.**表2**に認知症患者の摂食嚥下状態を低下させる要因について示した.

認知症患者では,加齢による味覚閾値の上昇が摂食嚥下状態の低下に結びつく場合もあるため,少し濃い目の味つけや,「温かい」「冷たい」をはっきりさせた食事等を提供することが改善につながる場合もある[7].さらに,正しくない

表1 嚥下障害が疑われる患者の観察ポイント

・発熱があった
・食事中もしくは食後にむせが多い
・食後嗄声がある
・夜間に咳き込む
・脱水,低栄養状態である
・偏食がある
・食事時間が1時間以上かかる
・口腔内に食物が残っている

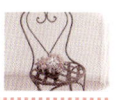

表2 認知症患者の摂食嚥下状態を低下させる要因

加齢による影響	・味覚（塩味・苦味）の閾値の上昇 ・残存歯数の減少（咀嚼による食塊形成困難） ・唾液腺の萎縮 ・嚥下反射の惹起遅延 ・嚥下反射運動の速度低下 ・安静時の喉頭低位化 ・呼吸と嚥下の協調性を損なう ・咳嗽反射の低下 ・多くの薬物を使用 ・気づかれていないラクナ梗塞
介護者による不適切なケアや影響	・楽でない姿勢のままの食事開始 ・口腔内が乾燥，ネバネバしている状態のままの食事開始 ・痰がからむ，喉でゴロゴロなっている状態での食事開始 ・疲れてきて姿勢が保てなくなっても食べさせ続ける ・口腔内に食べ物があり飲み込もうとしているときに話しかける ・食後の口腔ケアが不十分なまま臥床させる

（文献6より）

姿勢での食事摂取等，不適切なケアによって，摂食嚥下が障害されている場合もある．少なくとも食事摂取中は頸部が前屈位になるようなポジショニングとすることも，誤嚥防止につながる[7]．

また，口腔内を清潔に保つことは，誤嚥性肺炎の予防にきわめて有効である[8]．積極的な口腔ケアを実施し[9]，誤嚥性肺炎のリスクを軽減させることも重要である．

認知症症状と抗精神病薬

認知症患者では，記憶障害，失語，失認等を含む中核症状が特徴として認められる．また，攻撃性や不穏等の行動異常，そして不安や幻覚等の心理症状といった周辺症状 behavioral and psychological symptoms of dementia (BPSD) も高い頻度で認められる[10]．

近年，この BPSD に対してハロペリドール等の定型抗精神病薬や，リスペリドン等の非定型抗精神病薬等を用いることの有効性が知られてきている[10]．しかし，これら抗精神病薬の過量服薬は，誤嚥性肺炎等の危険因子になりうるとの報告もある[11]．認知症患者で嚥下障害が認められる場合は，抗精神病薬服用の有無について確認しておく必要もある．

抗精神病薬と誤嚥性肺炎

長嶺[12]は，50代の慢性期統合失調症患者を対象に，抗精神病薬と，咳嗽反射や嚥下反射をコントロールする神経伝達物質の一種であるサブスタンスP濃度との関連について報告している．その結果，定型抗精神病薬であるハロペリドール服用者ではサブスタンスP濃度が低下していたと報告している．

したがって，認知症患者においても BPSD 等で，ハロペリドールを含む抗精神病薬を用いて治療している場合は，サブスタンスP濃度低下によって誤嚥性肺炎のリスクが高くなっている可能性も否定できない．

対策として，抗精神病薬等を服用している認知症患者では，摂食嚥下状態に応じた食事形態の配慮も必要であると考えられる．また，前述した嚥下障害が疑われる患者の主な観察ポイント等も参考にし，誤嚥性肺炎の早期発見に努めることも重要である．

肺炎と低栄養

筆者[13]らは以前，入院している高齢精神疾患患者52例（認知症患者7例含む）を対象に，食事摂取量からみた低栄養と肺炎の関連について検討した．なお，調査項目である食事摂取量は肺炎発症1カ月前のデータを参照し，Body Mass Index (BMI)，および血清アルブミン値に関しては肺炎発症時のデータを参照している．

その結果，食事摂取量の比較では，非肺炎発症者の体重1kgあたりエネルギー摂取量が29.4 ± 4.2kcal/kg，たんぱく質摂取量1.2

表3 肺炎発症者の食事摂取の特徴

疾患名	特徴
認知症	脳梗塞後後遺症，食事中のむせ込みあり．途中で食事を終えることが多くなり，結果食事摂取量減少し，肺炎発症．
統合失調症	糖尿病・胃切除歴あり．食事摂取量は概ね良好であったが，落ち着きなく多動的．話しながらの食事摂取多く肺炎を繰り返す．
そううつ病	食事摂取量は概ね良好．咽頭炎後，肺炎発症．食事摂取量は安定し，Alb3.5g/dl以下になることはなかった．
統合失調症	妄想による拒食で食事摂取量低下．肺炎発症後，PEGを増設するが，自己抜去を繰り返す．その後，呼吸状態悪化し永眠．
統合失調症	主菜の食べこぼし多く，むせ込みあり．イレウス傾向となり食事摂取量低下とともに肺炎発症．
認知症	認知症状悪化とともに拒食傾向となる．半年間で体重が5.0kg減少し，その後，肺炎発症．
統合失調症	食事中に奇声発生し，怒ることも多く食べこぼし多いため，食事摂取量減少．被毒妄想も加わり，さらに食事摂取量減少し肺炎発症．
統合失調症	妄想により食事摂取量にムラが多い．胆道感染・膵炎により一般科病院へ転院．治療後拒食となり肺炎発症．
うつ病	おかずは2/3程度摂取するが，主食は数口しか摂取せず．転倒し，骨折後食事摂取量さらに低下し，肺炎発症．
統合失調症	呑気症．食事中も常に吹きつけるような呼吸を繰り返す．イレウス傾向とともに食事摂取量低下し，肺炎発症．

特徴：妄想による拒食3例，イレウスによる摂取量低下2例，食事中のむせ込み2例

（文献13より改変）

± 0.2g/kgであったのに対し，肺炎発症者ではエネルギー摂取量25.5 ± 4.3kcal/kg，たんぱく質摂取量1.0 ± 0.2g/kgと，肺炎発症者で食事摂取量の低下が認められた．また，肺炎発症時の栄養指標比較では，非肺炎発症者のBMI22.0 ± 3.4kg/m^2，血清アルブミン値3.7g/dlであったのに対し，肺炎発症者ではBMI18.6 ± 3.2kg/m^2，血清アルブミン値3.3 ± 0.6g/dlと，肺炎発症者ではBMI，および血清アルブミン値の低下が認められた．

さらに，筆者らは肺炎発症者の食事摂取量低下要因についても調査した．**表3**には，肺炎発症者の食事摂取の特徴について示した．

認知症患者では，食事中のむせ込みや，認知症症状悪化にともなう食事拒否等が特徴として認められた．

したがって，たんぱく質を含む食事摂取量低下が低アルブミン血症（血清アルブミン値3.8g/dl未満）[14]の主因と考えられ，その結果，肺炎発生頻度が高まっていると推測された．

対策として，認知症患者では低栄養予防のためにもたんぱく質を含む食事摂取量を定期的に評価し，不足分を補うことも必要である[15,16]．

その他，高齢者の栄養状態を評価する簡易栄養状態評価表 Mini Nutritional Assessment（MNA®）評価ポイントが低い者では，肺炎発生頻度が高いとの報告もある[17,18]．BMIや血清アルブミン値といった栄養指標の評価に加えて，MNA®の評価等も組み合わせることで，より効率的に認知症患者の低栄養状態を抽出し，肺炎発症を予測することが可能と考えられる．

低栄養と食事摂取量評価

一般的に認知症のない高齢者であっても，低

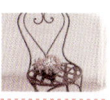

アルブミン血症等を含む低栄養状態を認めることは多い．そして，その原因は消化吸収能低下ではなく，加齢にともなうたんぱく質や脂質等の食事摂取量低下，および消化吸収率が良好な肉類や鶏卵等といった動物性たんぱく質の摂取量低下が主因であると考えられている[19]．

田中[20]らは，動物性たんぱく質摂取量を年代別に比較した結果，40代以下に対し70代および80代では5g程度低下していたと報告している．すなわち，肉の摂取量で換算すると，1日で豚もも肉なら20～30g程度，鶏もも肉なら30～40g程度，肉類の摂取量が減少していると推測される[21]．消化吸収率が高い肉類を認知症患者の嗜好や摂食嚥下状態に応じて調理し，提供することで食事摂取量を増加させることも低栄養改善には有効であると考えられる．

また，鶏卵を用いて食事中のたんぱく質摂取量を増加させることで，高齢者の血清アルブミン値が増加したとの報告もある[22]．鶏卵は消化吸収率が97％とたんぱく食品のなかでもっとも高く[23]，かつ安価な食材であり，さらには比較的嚥下しやすい卵豆腐やプリン等といった料理にも使用することができる．

したがって，日々の食事に鶏卵を1～2個組み入れてたんぱく質摂取量を増加させることも，低栄養改善方法のひとつと考えられる．

おわりに

臨床の場では，認知症患者が食事を拒否することで食事摂取量が低下し，低栄養状態へと陥っていく場面を数多く経験する．そして，そのつどおにぎり，経口補助食品，そして認知症患者が生まれ育った地域の郷土料理等を提供することで，少しでも食事摂取量を増やすことができないか試行錯誤する．

あるとき筆者らは，拒食を繰り返す認知症患者が「仕事もしていないのに食事は食べられない」「お金がないから食事を食べられない」と口にしたのを聞いたことがある．もしかすると，仕事もせず食事を食べることが申し訳ないという思いや，お金に関する不安等を抱いている場合もあるのかもしれない．

認知症患者は，食事拒否等によって低栄養状態が引き起こされ，その結果，肺炎等を発症することが少なくない．これらを未然に防ぐためには，摂食嚥下状態，薬剤の影響，および食事摂取量の評価等に加え，認知症患者の手を握り肩にそっと手を寄せて，安心感を与えながら接していくことも必要であると考える．

参考文献

1) 国土交通省 国土審議会政策部会長期展望委員会．「国土の長期展望」中間とりまとめ概要．http://www.mlit.go.jp/report/press/kokudo03_hh_000032.html
2) 厚生労働省社会援護局 障害保健福祉部．精神・障害保健課．自殺・うつ病等の現状と今後のメンタルヘルス対策（2011）．http://www.mhlw.go.jp/bunya/kenkou/hoken-sidou/dl/h22_shiryou_05_01.pdf
3) 品川俊一郎．認知症における食行動異常―疾患別にみた特徴．臨床栄養 2012；120：256-257．
4) 宮岸隆司，東琢哉，赤石康弘，ほか．高齢者終末期における人口栄養に関する調査．日老医誌 2007；44：219-223．
5) 大類孝，古川勝敏，新井啓行．認知症の重症化に伴う医学的諸問題 誤嚥性肺炎の診断と治療と予防．日臨 2011；69：522-526．
6) 佐々木雅也．ナース・介護スタッフ・管理栄養士のための栄養管理これだけマスター．メディカ出版，2009．p86-92．
7) 山脇正永，小谷泰子，山根由起子，ほか．認知症患者の摂食・嚥下リハビリテーション．（野原幹司編）．南山堂，2011．p69-92．
8) Yoshino A, Ebihara M, Fuji H. Daily oral care and risk factors for pneumonia among elderly nursing home patients. JAMA 2001；286：2235-2236.
9) 小山珠美．経口摂取につながる口腔ケア．臨床栄養 2013；123：824-828．
10) 日本神経学会「認知症疾患治療ガイドライン」作成合同委員会編．認知症疾患治療ガイドライン 2010．医学書院，2010．
11) Wada H, Nakajoh K, Satoh-Nakagawa T, et al. Risk factors of aspiration pneumonia in Alzheimer's disease patients. Gerontology 2001；47：271-

12) 長嶺敬彦. 精神科の誤嚥性肺炎, これが新常識 抗精神病薬とサブスタンスｐに注目. 精神看護 2008；11（4）：94-103.
13) 石岡拓得, 三上恵理, 柳町悟司, ほか. 食事摂取量からみた高齢精神疾患患者の低栄養と肺炎の関連について. 消化と吸収 2012；35：324-331.
14) 中村光男, 田中光, 三上恵理, ほか. 高齢者における栄養管理の実際―特に低アルブミン血症に関して―. 日高齢消会誌 2008；10：13-22.
15) 石岡拓得, 加藤望, 葛西亜紀, ほか. 認知症などで理解力の乏しい患者の外来栄養食事指導. 臨床栄養 2013；123：564-566.
16) 石岡拓得, 佐藤史枝, 三上恵理, ほか. 精神科病院における入院時の低栄養発生状況について. 栄養―評価と治療 2013；30：31-33.
17) Cabre M, Serra-Prat M, Palomera E, et al. Prevalence and prognostics implications of dysphagia in elderly patients with pneumonia. Age Ageing 2010；39：39-45.
18) 吉田貞夫, 城間かおり, 島田有紀子, ほか. Mini Nutritional Assessment（MNA®）と高齢者の肺炎発症のリスク. 静脈経腸栄養 2011；26：288.
19) 田中光, 丹藤雄介, 今昭人, ほか. 食事摂取量からみた高齢者の消化吸収能の問題点. 老年消病 2008；20：63-69.
20) 田中光, 中村光男, 松本敦史, ほか. 高齢者における消化吸収能とその問題点. 消化器科 2008；46：148-154.
21) 石岡拓得, 佐藤史枝, 三上恵理, ほか. 高齢精神疾患者におけるサルコペニア評価と食事摂取の特徴. ヒューマンニュートリション 2014；27：22-27.
22) 田中光, 丹藤雄介, 松川昌勝, ほか. 鶏卵摂取により高齢者の血清アルブミン値を改善させる試み. 消化と吸収 2008；31：70-75.
23) National Research Council. Recommended Dietary Allowances, 10th ed. National Academy Press, 1989.

認知症高齢者の摂食嚥下評価と食事介助

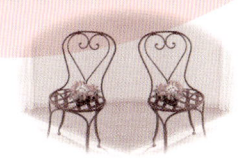

認知症高齢者の食事場面では，「口を開けない」「口にため込んで飲み込まない」「自分で食べない」「食事に集中できない」「食べるペースが速い」などが多くみられる．これらに共通していることは，嚥下をするまでの過程で起こっている問題である．摂食・嚥下の5期で考えると，認知症高齢者は，先行期，準備期，口腔期にまつわる問題を抱えているととらえることができる．また，介助者が言語で指示誘導することに対する理解がむずかしいことが多いため，嚥下評価，食事介助においても，患者の特徴をとらえた対応が求められる．

摂食嚥下評価

食事開始の有無，どのような食事形態から開始するかなどの総合的判断をするために，嚥下評価は不可欠である．安易な食事開始は，リスク管理の視点で考えても無責任で危険な行為である．当院では食事を開始する際には，反復唾液嚥下テスト，改訂水飲みテスト，フードテストを併用しながら嚥下評価を行うようにしている．しかし，認知症がある患者さんや高次脳機能に問題がある患者の場合は，指示理解が困難な場合が少なくないため，その人の認知状況に応じた対応が必要となってくる．**表1**に一般的に用いられる嚥下評価と認知症患者への留意点を示す．

嚥下評価において大切なことは，点数評価することだけにとらわれるのではなく，認知症患者の良好な機能やその人の強みを引き出そうとする視点をもつことである．評価者は自分の枠に患者を入れ込んで評価しようとするのではなく，患者の状態をよく観察し，その人に合わせた嚥下評価ができる工夫が必要である．

たとえば，「水やお茶を口に入れても嚥下しない患者さんにみそ汁や炭酸飲料を用いてみる」「スプーンでは口を開けない患者さんに食べ物を持ってもらう」などが有効なこともある．また，自分の経験だけでは対応困難な患者さんでも，他の人が評価するとうまくいく場合もある．

図1～3に，認知症患者への嚥下評価として有効だった方法をそれぞれケースにまとめた．

食事介助
●食事環境の調整

食事（食べる行為）は，「食物の認知→食事開始（食べはじめる）→食事遂行（食べ続ける）」の3つの連続性から成り立っている．この食べる行為をスムーズに行うための土台として食事環境を調整することが重要である．

食事環境には，物理的なものと人的なものとがある．認知症患者の場合，この両方の影響を受けやすいため，食事をする場所や配置，介助者の対応を工夫する必要がある．患者に対する適切な配慮ができている環境は，認知症患者の食べる力を高める．一方，患者に対する配慮に欠けた無意識的な対応や環境設定は，認知症患

表1 一般的な嚥下評価と認知症患者への留意点

名称	目的	方法	判定/評価基準	認知症患者への留意点
反復唾液嚥下テスト (RSST)	患者に空嚥下を反復してもらい,嚥下反射の随意的な惹起能力を評価する.	口腔内を湿らせた後に空嚥下を30秒繰り返す.	30秒で2回以下が異常	・言語での指示理解ができない患者には,実施できないことが多い.
改訂水飲みテスト (MWST)	冷水3mlを一口で嚥下,送り込み,嚥下反射惹起までの時間,むせの有無,咽頭残留の有無や程度などを評価する.	・3mlの冷水もしくは冷茶をシリンジまたはスプーンで口腔前庭に入れ,嚥下反射誘発の有無,むせ,呼吸の変化などを頸部聴診法を使用し評価する. ・3mlの冷水の嚥下が可能な場合は,さらに2回の嚥下運動を追加して評価する. ・評価が4点以上の場合は,最大3回まで施行し,もっとも悪い点数を記載する.	1. 嚥下なし,むせる and/or 呼吸切迫 2. 嚥下あり,呼吸切迫 3. 嚥下あり,呼吸良好,むせる and/or 湿性嗄声 4. 嚥下あり,呼吸良好,むせない 5. 4に加え,空嚥下が30秒以内に2回可能	・シリンジを用いると怖がったり,なにを飲むのかわからない場合は,ティースプーンを用いたほうがよい. ・見せずに,いきなり口中に入れると驚いたり,怖がることがあるため,言語での説明とコップに入った水を見せるなど聴覚・視覚へ働きかけながら行う.
フードテスト (FT)	送り込み,嚥下反射惹起までの時間,むせの有無,口腔内残留,咽頭残留の有無や程度などを評価する.	・ティースプーン1杯(3〜4g)のゼリーもしくはプリンを嚥下させて,その後の状態を観察する. ・可能な場合には,さらに2回の嚥下運動を追加して評価する.	・MWSTの評価基準に加え,口腔内残留の有無を観察する ・口腔内残留ありは3点 ・口腔内残留なしは4点	・MWST同様に,聴覚,視覚,嗅覚への働きかけ,手に持たせるなどのアプローチを組み入れるとよい.

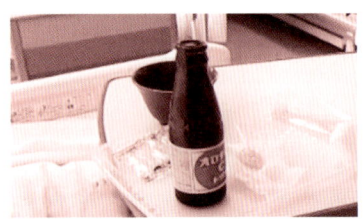

冷水,冷茶は口にため込み,嚥下反射が起こらない.そこで,炭酸飲料を使用し嚥下評価
娘さんの情報では,「毎日お風呂あがりに炭酸飲料を飲んでいた」とのこと

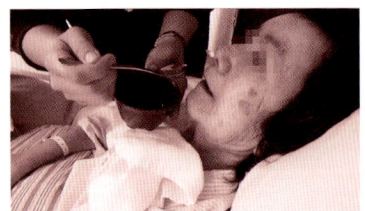

コップに移し,患者の正面で見せながらスプーンですくう.
見せることを意識した介助を行う.ベッド角度は重力を利用した30度で頸部をやや前屈位にしたポジションにする.

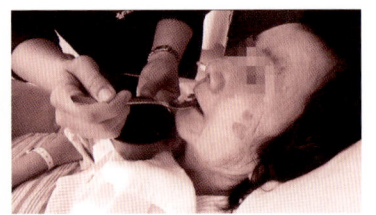

スプーンの背を下口唇に接地し,これから口に入ることを認知させる.
いきなり口中に入れるのではなく,口唇で知覚させることがポイント.

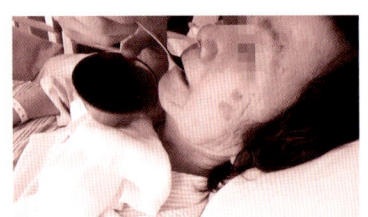

口腔前庭に速やかに注ぎ込む.
液体は早期咽頭流入を防ぐために,舌上ではなく舌と前歯の間に注ぎ込むことがポイント.

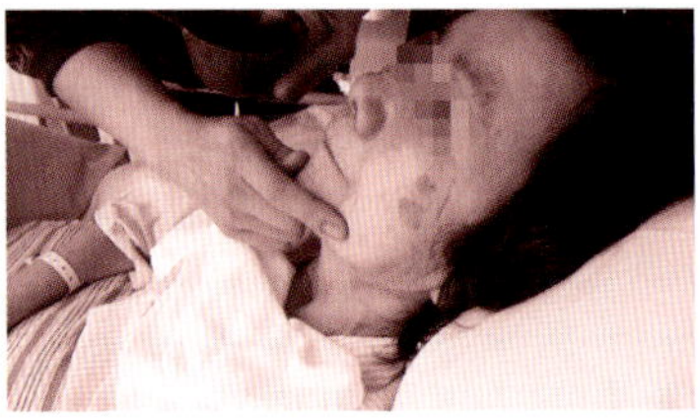

開口したままでいるとむせやすいため,口唇閉鎖をアシストする.
口唇閉鎖のアシストは,下顎に介助者の第3指を固定し,第1指と第2指で口角を優しく持ちあげる.

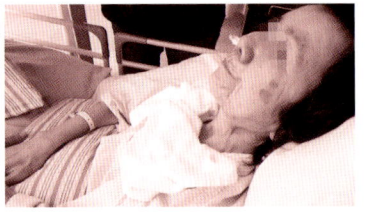

開口閉鎖をアシストしたことで,液体の送り込みがスムーズに行え,嚥下反射につながる.
嗜好を考慮した炭酸飲料の味覚刺激がスムーズな嚥下反射につながった.

図1 認知症患者への嚥下評価-1
(冷水,冷茶は口にため込んでしまい嚥下しないケース,炭酸飲料が有効だった例)

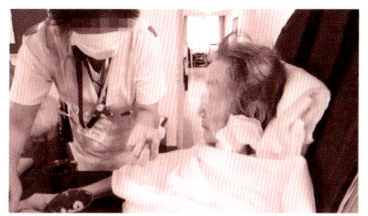

Part 4 アプローチの実際—認知症の人の食事摂取量改善の試み

スプーンでゼリーを介助しても、口を開けてくれず、怒り出してしまう。そこで、スナック類（口に入れて唾液でとけて甘くておいしい）を使用。見せてなにを食べるか認知させる。

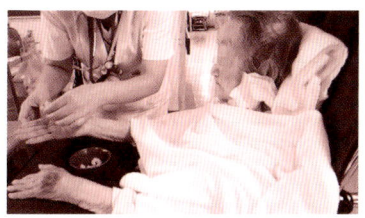

見せた後、患者の手にスナック類を持たせる。持たせるときはつかみやすいように、患者の第1指と第2指で挟んで持てるように手を添えながら介助する。

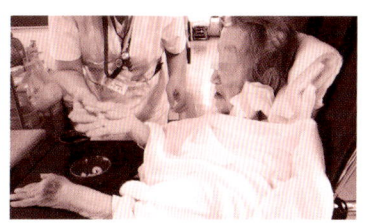

患者が自分で持ち、なにかを確認しているときは、急がせず待つ。そして患者の手に介助者の手を添わせ、口へ持っていくように誘導する。手に持つ、見ることで、食物への認知が高まる。

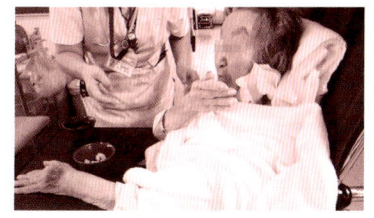

患者自らで口に持っていけるところまで手を添えて誘導し、タイミングよく手を離して見守る。
口にうまく入らないときは、介助することも必要。

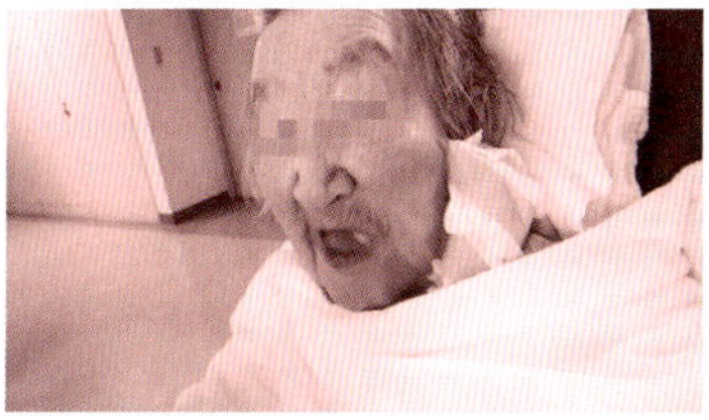

口に入れたら、舌の動き、咀嚼の状態を観察する。スプーンの介助では、口をまったく開けなかった患者が、リズムよく舌を動かし咀嚼している。唾液が分泌され、飲み込みやすい食塊になる。

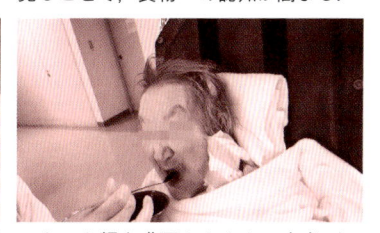

スナック類を嚥下したあと、患者が口を開けたタイミングで口中の残留の有無を確かめる。
つぎにとろみのついたお茶をスプーンで介助し、液体の嚥下も評価する。

図2　認知症患者への嚥下評価-2
（スプーンでゼリーを口に運んでも口を開けないケース、スナック類が有効だった例）

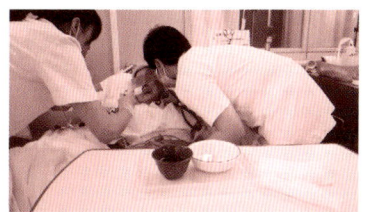

評価者二人がそれぞれに声をかけるため、患者の注意が定まらない。そのため、目線はゼリーに向かず、食べ物の認知ができない。

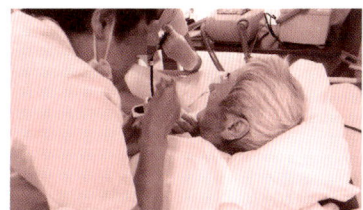

ゼリーをすくうことに夢中になって、自分の手元ですくっており、患者が食べ物の認知ができていない。また、もう一人が患者に声をかけてしまうため、ますます注意がそれてしまう。

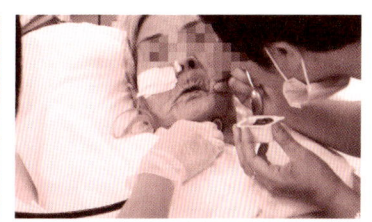

二人で患者に触っているため、飲み込むことに集中できない。なおかつ、食べたゼリーを見せずに話しかけているため、ますます患者は混乱してしまう。

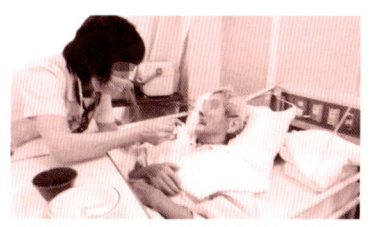

評価者は一人で、患者の目線に位置し、カーテンを閉めて患者の視覚情報を制限し、集中できるようにする。
目線の位置でゼリーをすくうことで食べ物への認知が高まる。

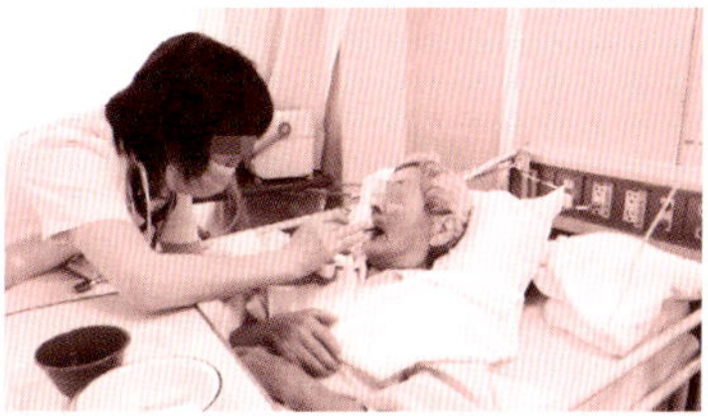

右側からの介助なので、右手でスプーンを持って、正面からスプーンが口へ入るように介助する。「見て」「食べますよ」「お口開けて」を動作に合わせて的確に指示することが大切。

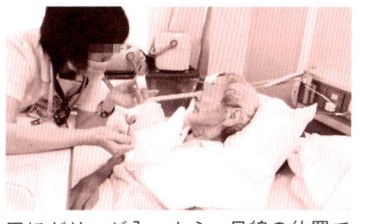

口にゼリーが入ったら、目線の位置でゼリーカップを見せて、なにを食べているかを引き続き認知させる。視覚情報を持続的に与えることで、注意が食べることに向いてくる。

図3　認知症患者への嚥下評価-3
（注意が分散し嚥下に集中できない例、人的環境を配慮することで評価可能だった例）

者の食べる力を阻害することになる．

　認知症患者の場合，食事に集中できない，食事動作が続かないなどの問題が見受けられる．これらは，食事環境を整えることによって改善することが多くある．図4に食事の中断要因（リズムの乱れ）とアプローチのポイントを示す．

● 食事介助のポイント

　認知症患者への食事介助を行うときに大切なことは，患者の行動をよく観察することである．そして，観察した状態からアプローチの方法を検討し，食事介助を行う．「○○さんが，食べてくれない」と患者のせいにしているだけは，解決策を見出すことはできない．自分自身の介助方法やかかわり方をふり返り，アプローチの方法を再検討することも必要である．表2に，認知症患者の食事介助の要素とアプローチのポイントを示す．

1）食べたいと思える環境づくりに留意する

　認知症患者の食事介助では，患者自身が食べたいと思え，食事動作へと続くような環境づくりに専念することが，アプローチの第一歩といえる．おいしいと知覚できる食物や本人の嗜好を取り入れた食べ物を食事に取り入れる．また，おいしいと思える演出やもりつけも大切なポイントである．味覚，嗅覚，視覚への働きかけとともに，その人の記憶（食生活史）に刻まれた食事を再現することも効果がある．

　また，認知症になると摂食中枢である視床下部の機能が低下する．そのため，満腹・空腹の指令が正しく起こらず，慢性的に食欲がわかなかったり，口に食べ物を入れられてもおいしさ

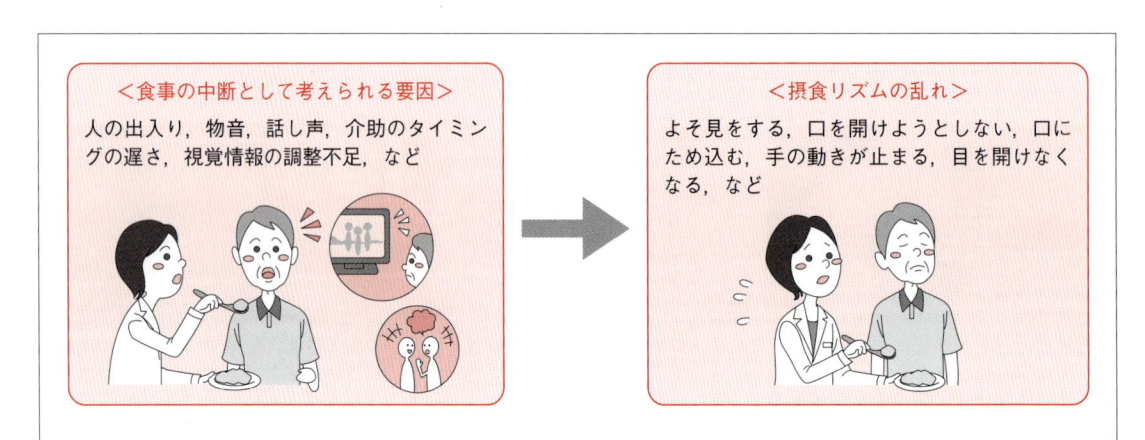

＜食事の中断として考えられる要因＞
人の出入り，物音，話し声，介助のタイミングの遅さ，視覚情報の調整不足，など

＜摂食リズムの乱れ＞
よそ見をする，口を開けようとしない，口にため込む，手の動きが止まる，目を開けなくなる，など

＜アプローチのポイント＞
・食事に集中できるよう，人の出入りの少ない静かな場所を選ぶ．
・安定した安楽な姿勢をとる．
・食べ物（食事トレイ）は，患者の前に配膳し，不必要なものは片づける．
・介助者は途中で変わったり，立ったりせず，食事介助に集中する．
・患者の両手を使うように，動作をアシストしながら介助する．
・食事中は，周囲に視線が向かないよう，つねに器の中身を見せながら介助する．
・口に運んだら，つぎをすくって嚥下を待ち，介助のタイミングを患者に合わせる．

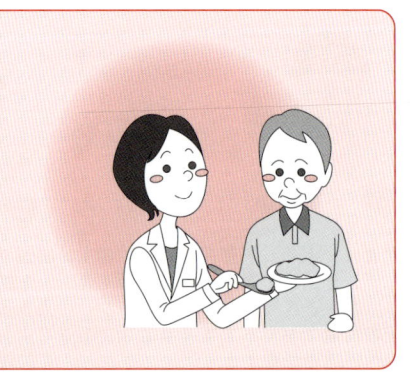

図4　食事の中断要因（リズムの乱れ）とアプローチのポイント

表2 認知症患者の食事介助の要素とアプローチのポイント

食事介助の要素	アプローチのポイント
1. 食べたいと思える環境づくり	・おいしいと知覚できる食物や本人の好物を提供する. ・見た目にもおいしさを演出したもりつけや照明を工夫する. ・おいしい食事をともに堪能できる仲間や家族との語らいの場をつくる.
2. 食事行為のはじまりを支える働きかけ（手や道具を用いた食事摂取）	・目で見たり，手で持たせ，食事動作へとつなぐ働きかけをタイミングよく行う. ・感覚情報ならびに，本人の食べたいもの（好物）をタイムリーに提供する.
3. 親しみをもって根気強くかかわる姿勢	・目線を合わせながら，笑顔で語りかけ，ゆったりとした気持ちでかかわる. ・心身の状態を総合的に勘案し，満足を得られるように留意する. ・すぐに諦めるのではなく，アプローチを繰り返し，最良の方法を探す. ・つねに自分自身の介助技術をフィードバックし，つぎに生かす姿勢をもつ.

を感じないため，飲み込む行為に至らないことが往々にある．とくに，活動性が低下し，体格も小さい高齢者はボリュームのある食事を朝・昼・夕の3回食べることはなかなか困難である．3食のなかの1食だけの摂取量をみて不足を補うのではなく，一日のなかでどれくらい食べられるのか，個別に応じて食事回数を2食として，おやつで栄養価の高いアイスクリームやカステラなどを提供していくことで，徐々に摂取量が増えていく場合もある．なによりも，本人の嗜好にあわせ，見た目にもわかりやすい食べ物，味がはっきりしているもの，口当たりがよくおいしいものを取り入れると効果が期待できる．

2）食事行為のはじまりを支える働きかけをする（手や道具を用いた食事摂取）

全介助の患者であっても，患者自身の手や上肢を動かすことを大切にした食事介助を行う．人間の手は「突き出した脳」とも呼ばれている．とくに，箸を使う指先の巧緻動作は，前頭葉のなかでももっとも高次な働きをする前頭前野に支配を受けており，脳機能を総動員する役割をもっている．手指の円滑な運動は大脳皮質体性感覚入力系と運動野からの運動出力系の2つと関係している．食べる動作としての手からの運動や感覚入力を行うことで，過去の記憶情報とを統合して時間的にうまく組み立てられた適切な行動のプログラムをつくりだすことができる．手や道具を使うことで，脳に一連の食べて飲み込む動作を想起させることができるので，手でつまむ，箸を使うなどの捕食動作の行為を誘導するとよい．目で見せて，手に持たせ，食事動作へとつなぐ働きかけをタイミングよく，ていねいに患者にあわせて行う．こうした介助を根気強く行うことで，徐々に自分で食べようとする動作が生まれ，自力摂取へとつながるケースもある．また，五感を総動員しながら，見る，手に持つ，においを嗅ぐ，味わうなどの援助を単発的に行うのではなく，自分で選ぶという選択性や意図性を誘導するような組み合わせも大切である（図5）．

3）親しみをもって根気強くかかわり，心身の状態を勘案して援助する

認知症患者への食事介助は，患者と介助者の毎日の積み重ねが，食べる方向へと向かう道標を見出すことにつながる．相手に親しみをもち，穏やかな気持ちと笑顔で接し，あきらめずに根気強くかかわることが重要である．目線を合わ

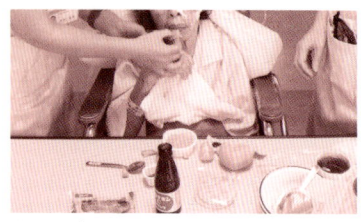

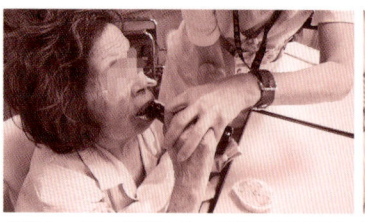

実物の食べ物をみせて触らせる（みかんゼリーの場合は実物のみかんをみせる）

意識レベルが良好で，口腔咽頭周囲に運動麻痺がない場合，座位をとれる場合は直接手を用いて捕食をアシスト（炭酸飲料）

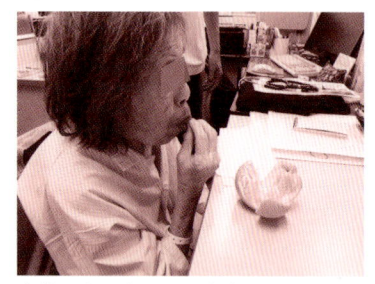

自分でむいたみかんを食べることで一連の動きを想起できる

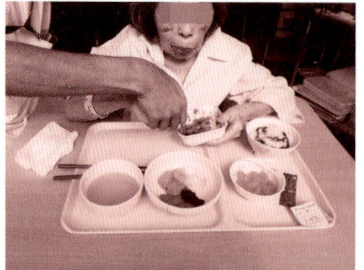

両手を使って食べられるような食物形態とテーブル，摂食用具，捕食アシスト

広いテーブルを使用し箸操作ができるような食物形態の調整と動作アシスト

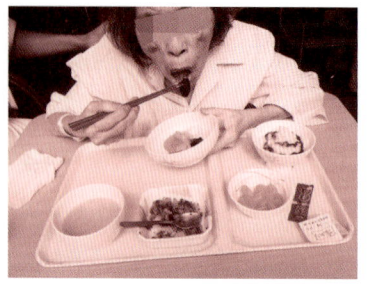

図5　自分の手を使えるようアシスト
実物の食べ物をみせて触らせる（みかんゼリーの場合は実物のみかんをみせる）

せ，必要時手を添えたり，声をかけるなどのアプローチを繰り返す．また，自ら食べる行為が出てくるまで根気強く待つ姿勢も大切である．加えて，食事は，その日の体調，排泄，疲労（入浴や検査など），心理面，嗜好によっても，影響をきたしやすい生活行動である．身体が不調な状況になっていないか全身状態を観察し，摂取量を日々確認していく．そのうえで，食事に関する満足においても関心を寄せて「どんな食べ物だったらおいしく食べてもらえるだろうか」と創意工夫してみることも大事である．とくに，認知機能が低下し，低栄養をきたしている高齢者は，高カロリーのゼリーよりも，のりのつくだ煮や漬物を提供することで，味覚的，心理的な満足度を高め，食欲が増し活動性が高まることもある．嚥下機能が低下しているからといって，日々かわりばえのしないゼリーやペースト類では食欲は低下していく一方である．

次頁のコラムで紹介した患者さんから，"おいしいと思えるものを提供することの大切さ"を教えていただいた．

参考文献
1) 山田律子．認知症の人の日常生活における困難とケアのポイント①：食事のケア．看護技術 2007；53(12)：1051-1057．
2) 野原幹司編，山脇正永，小谷泰子，ほか．認知症患者の摂食・嚥下リハビリテーション．南山堂，2011．p61-91．
3) 中山孝子．痴呆性高齢者の食事行動に関するアセスメントと効果的介入．老年看護学 2002；7(1)：61-69．
4) 小山珠美監修．ビジュアルでわかる早期経口摂取実践ガイド．日総研，2012．p181-219．
5) 小山珠美，芳村直美監修．実践で身につく！摂食・嚥下障害へのアプローチ―急性期から「食べたい」を支えるケアと技術―．学研メディカル秀潤社，2012．p144-154，232-275．
6) 日本摂食・嚥下リハビリテーション学会eラーニング対応第4分野　摂食・嚥下リハビリテーションの介入Ⅱ直接訓練・食事介助・外科治療．医歯薬出版，2011．p72-91．
7) Jacqueline Kindell 著，金子芳洋訳．認知症と食べる障害―食の評価・食の実践―．医歯薬出版，2007．p53-72．

COLUMN

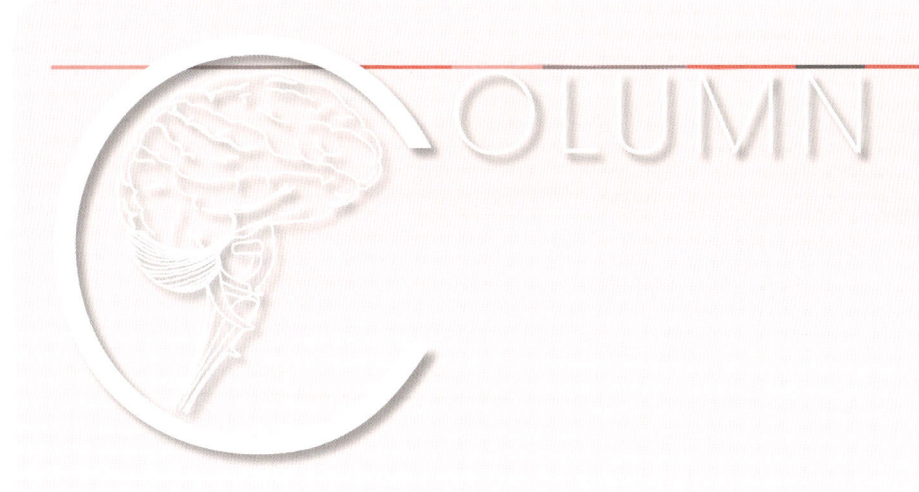

　90歳代で認知症を有しているAさん．食欲低下，低栄養，覚醒不良でゼリー食が提供されていましたが，摂取量は1〜2割程度で，口を開けない，飲み込まないという状態でした．歯は右下顎に犬歯が1本のみでしたが，歯ごたえがあって香りがよくて味がしっかりしているものがいいのではないかと考えたひとりのナースが，味と香りがよい軟らかせんべいを持参してくれました．

　「一緒に食べましょうね」とベッドの角度をあげ，Aさんの右手にせんべいを持たせ，私たちも一緒にバリバリとせんべいをベッドサイドで食べました．Aさんは手に持ったせんべいを，たった1本の歯と歯茎で頬張り，もぐもぐと上手に咀嚼し食べはじめてくれました．よほどおいしかったのか，目を見開いて私たちに笑顔で頭を下げてくださいました．それまでまったく発話がなかったAさんでしたが，せんべいを持ってきたナースを指さし「あの人にお礼をいって」と声を出してくれました（図6-1〜4）．一枚のせんべいが奇跡を起こしたそんな感動の場面でした．その後，Aさんはたくあん漬をしゃぶったりしつつ，お粥やペースト食が半分程度食べられるようになり，離床も進み退院の運びとなりました．退院後は施設で自力摂取ができるようになるまで回復しました．

　この認知症高齢者のAさんから学ぶべきことは「もっと私の食べたいものをわかって！」ということではないでしょうか．細やかな栄養管理や嚥下機能のみにとらわれることなく，食することの楽しみとおいしさを共有できるような食支援が大切だと教えていただいたように思います．

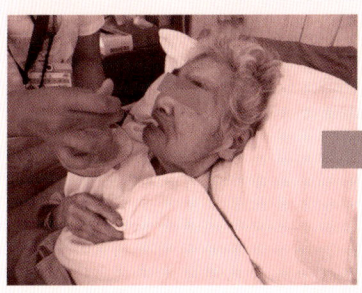

ゼリーを見せて捕食を誘導するが開口しない…

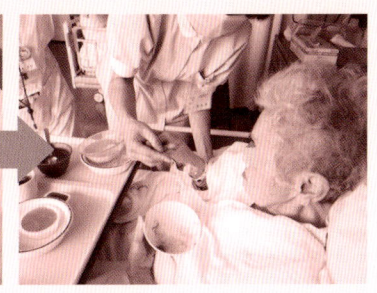

ベッドのリクライニング角度を高くする
左手にお椀を持ってもらう
右手にスプーンをもち捕食をアシストする

図6-1　Aさんへの対応（1）
⇒両手を使って食べる動作を誘導する

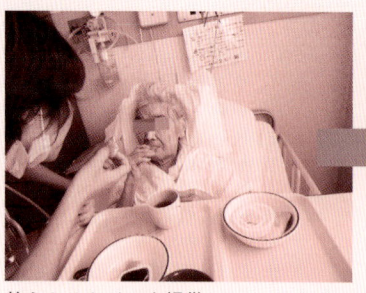

軟らかせんべいを提供
おいしそうに手で持って左下顎の犬歯
1本で噛む動作が出現

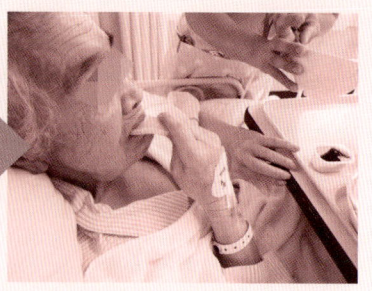

手でたくあん漬を持って，なめてもらう
たくあん漬の味と香りが食欲を増す

図6-2　Aさんへの対応（2）
⇒味や香りのよい食べ物を噛んだりなめたりしてもらう

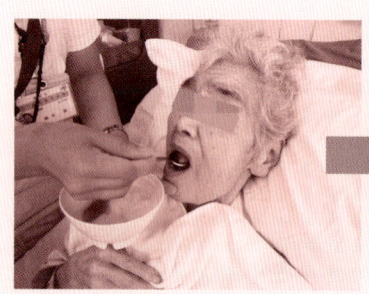

大きな口を開けてお粥を食べることができた

「ありがとう」と笑顔で発話もできた

図6-3　Aさんへの対応（3）
⇒味や香りのよい食べ物を噛んだ後はお粥も食べられる！

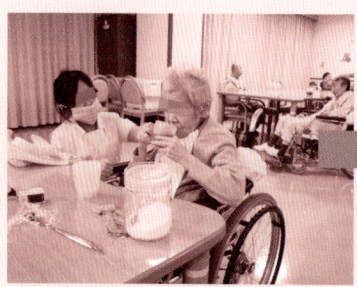

せんべいにて咀嚼嚥下を再評価し食事形態のステップアップ
ストローとコップ飲みを指導

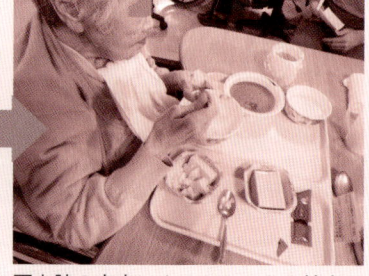

両上肢の安定によるセルフケア拡大と摂食時間の短縮
咀嚼できる食物形態を追加

図6-4　Aさんへの対応（4）
⇒離床し活動性を高め自力摂取へ

食事拒否をする認知症患者に経鼻経管栄養と経口を併用し，食事摂取改善がみられた症例
―チーム医療における精神科栄養士の役割

はじめに

食事を生活行動としてとらえると，①食事準備（献立を考案し，食材・器財を準備し，調理・もりつけに至る一連の行為），②食欲（対象者の食べたいという欲求），③摂食動作（食物を認知・選択し，口腔まで運ぶ一連の動作），④咀嚼・嚥下機能（口腔へ取り込んだ食物を体内へと送り込む要素），⑤栄養状態（生命活動に不可欠な栄養素やエネルギーの摂取状況の評価）の要素がある[1]．認知症では各要素のなかで，さまざまな食行動異常が生じる．結果として食行動関連障害（以後，食行動障害）が起こってくる．

4大認知症（アルツハイマー型認知症・レビー小体型認知症・前頭側頭葉型認知症・脳血管型認知症）において，それぞれのタイプにより食行動異常の出現に特徴がある[2]．食事場面での食行動異常については，①食べはじめることができるのか，②食べ続けることができるのか，③食べ方が以前から変わっていないか，を評価する必要がある．食行動異常への介入において，看護師は，身体機能的・精神症状的両面から評価し，栄養士は疾患をもった方（ここでは認知症）の食事面からの栄養指導として介入していくことになる．

本稿では，拒食を主訴として入院してこられた認知症患者の食行動異常に対して看護師と栄養士が連携して食事支援をし，改善を試みた例を通して栄養士のチーム医療でのかかわりを考えてみた．

症例

患者：Aさん，70代前半女性
疾患名：レビー小体型認知症（DLB）疑い
既往歴：特記なし
現病歴：希死念慮があり，線路に飛び込むといったり，テーブルの上にノミがみえると大量の殺虫剤を振りかけたり，気分の波が激しい症状があった．便秘で腹が張ると訴え，箸を持ったまま1～2時間お膳の前に座ったまま手をつけず，薬も飲まないため，介護する夫が疲れ果てて入院となった．
入院時検査：空腹時血糖104mg/dl，Alb 4.3g/dl，BMI22.5，MMSE22/30点 138.5cm　42.85kg　BMI22.5
その他：入院時食事形態　粥常1,600kcal，食事自力摂取　自力歩行可　嚥下機能良好でむせなし．

食行動の変化と食事提供の工夫
（表1）

1）経過

入院～2週目：

Aさんは入院当初，食事摂取に時間を要したものの，食事を拒否されるまではなかったが，入院後2週間経過する頃にはほとんど食事を

表1 食事提供内容と経口摂取状況の推移

	食事形態（調理）	経口摂取状況
1日目	粥常 1,600kcal	5割
8日目		3割
10日目		3割
14日目	粥きざみ 1,600kcal 1/3量+ムースアガロリー（160kcal）	1割
19日目	粥ミキサー 1,600kcal 1/3量+ムースアガロリー（160kcal）	1割
28日目	昼そうめん+笑顔倶楽部（200kca）3本/日+朝プロッカ（80kcal）+朝夕ゼリー	1割
30日目	経管栄養：MA-R 2.0 アセプバッグ（400kcal/200ml）×3p/日+嚥下ピラミッドL0のゼリー（プロッカ）（80kcal）3個/日	2口～10割
37日目	経管栄養：メディエフバック（400kcal/400ml）×2p/日+経管栄養：笑顔倶楽部（200kcal/125ml）+プロッカ（80kcal）3個/日	2口～10割
46日目	【アプローチ1日目】粥少量とねり梅を提供.	1割未満
	経管栄養+粥少量とねり梅継続	1割未満
58日目昼	【アプローチ2回目】粥他数品提供	7割
58日目夕	粥きざみ 1,600kcal オール1/3+毎食ねり梅+豆腐様強化食品トウフィール 1/3個（約60kcal）+プロッカ3個/日+笑顔倶楽部1本/日+昼のみ通常献立のミキサー食に準じたデザート提供	7割
65日目	粥きざみ 1,600kcal オール1/3+トウフィール 1/3個+プロッカ3個/日+昼のデザートは継続	4割
68日目	高血圧 1,600kcal 粥きざみオール1/3+トウフィール1/3個+プロッカ3個/日+昼のデザートは継続	7割
75日目	高血圧 1,600kcal 粥きざみオール2/3+プロッカ→カップアガロリー（160kcal）へ 3個/日	7割
79日目	粥きざみ 1,600kcal オール2/3→常きざみ全量　カップアガロリー2個/日→1個/日へ	7割
80日目		10割
83日目	常きざみ 1,600Kcal で退院	10割

摂取しなかった．入院14日目に病棟より連絡あり，同日の栄養士初回面談．食事を目前にしても動きはなく，栄養士から「こんにちは」と声かけしても目線表情も動かず，じっと一点を見つめたままであった．看護師が食事を口に運んでも，口をつぐんで拒否した．その後面談を重ね，食事形態を変更し付加食を提供し，そのほか湯気・香り立つ食材・温覚を刺激する目的でそうめんの提供を試みたが，摂取せず．

30日目：経管栄養施行

食事形態や食事量・付加食品変更等を行ってきたが，食事摂取状況に変化がなく，体重が3.75kg減少．Alb3.5g/dlと低下し，生命危機の可能性が出てくることから，主治医の指示にて経鼻経管栄養を施行．その間栄養士はベッドサイドにて動作の変化・表情等を観察し，簡単な質問をするなどしてコミュニケーションを図った．看護側においては，本人が膨満感を強く訴えていたため，栄養剤の変更を行い，投与回数を少なくした．また，家族の意見より，ズボンの腰のゴムの締め付けに過敏があることにより膨満感を感じるのではと，ゴムをゆるめに調整した．経管栄養施行中も食べる機能を保持するため，硬さ・凝集性に配慮した嚥下訓練（L0

ゼリーのブロッカを3個/日提供．摂取量には変動があったが，誤嚥兆候なく摂取できていた．

46日目：昼食時　1回目の食事提供検討

家族からの情報にて本人から粥・梅干しの希望あり．3回目経鼻チューブ交換時に，梅のペースト（以下ねり梅）と粥の少量提供を試みたが，一口しか摂取せず．その後経管栄養を再開し，昼のみ粥とねり梅を継続して提供．経管栄養と経口を併用したが，食事量は改善せず，毎回一口程度しか摂取されなかった．

58日目：昼食時　2回目の食事提供検討

経鼻チューブの自己抜去もなく，表情の動きあり，少しずつ疎通性がでてきた．そんななか，経鼻チューブ4回目交換時に2回目の食事提供を試みた．食事内容は，これまでの検討の結果，嗜好や食べやすさ，見栄えを配慮し，お粥・ねり梅・豆腐のあんかけ・シューマイ・フルーツデザート（刻み）・ケーキなど，限られたなかからではあるが，食器を工夫して提供した．（図1）．看護側では少量ずつ摂取を継続できるようにと，栄養科から提供した小皿に取り分け少しずつ提供した．栄養士も立ち会ったが，視覚刺激への過敏性を考慮し，われわれスタッフは離れたところから観察した．一度スプーンを置くこともあったが，その後ふたたび摂取し続け，ケーキのみ残してあとは完食された．その日を境に経口摂取のみで7割ほど摂取するようになった．その後，主治医の指示にて経管栄養は抜去したままで経口摂取へ切り替えとなった．

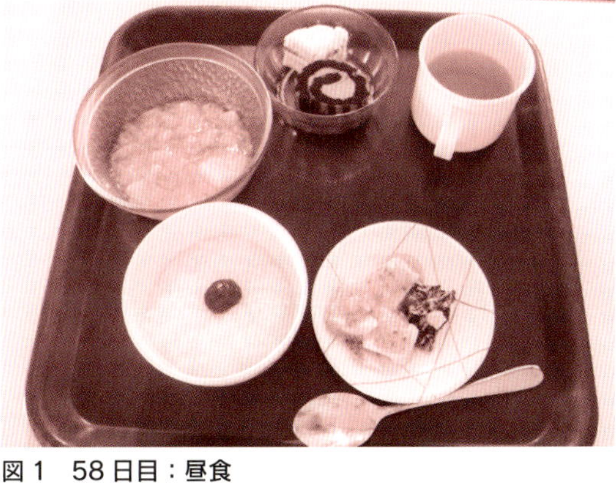

食事量低下：

経口摂取開始から数日後，食事量が低下した．スタッフ間ミーティングにて間食の高カロリードリンクが膨満感を起こしていると考え中止した．ねり梅が塩辛いとの訴えがあり中止．その後，常食が辛いと訴えるので高血圧食に変更し，付加食として提供していた豆腐様強化食品を残されていたため中止した．また，80kcalゼリーは摂取していたが，エネルギー増量目的で，160kcalの似た風味のゼリーに変更した．希望，要望に合わせ，膨満感の軽減に努めた．その間，食事量が徐々に回復していった．回復過程では，患者との会話も増え，嗜好について自ら話すようになったため，嗜好を聞き取り，反映した．79日目には退院が近づき，付加食を徐々に減らし，ご主人が準備する食事または配食サービス利用となるため，嗜好に合わせて提供していた高血圧食（塩分6g）から常食に変更し，粥きざみの食事形態を普通食に近づけていった．また，オール1/3量から全量摂取できるようにするため，徐々に食事量を増量した．取り分け用小皿は継続して提供した．退院前の最後の面談時には感謝の言葉が聞かれるようになった．

83日目：

普通食を10割摂取できるようになり自宅へ退院．

退院後365日目（1年後）：

夫と二人暮らし．訪問看護実施．配食サービスを利用し，食事を問題なく摂取している．電

図1　58日目：昼食

話にて栄養士との会話．「食事は食べています」と本人談．

2）拒食の原因
うつ病性の昏迷と考えた．食行動動作がわからなくなり，箸を持たせても一口食べて中断してしまい，食行動の継続が困難であった．「お腹は減っているが，食べられない」といわれるので，積極的な拒食ではない．

3）経管栄養の使用
本人に説明して同意を得られた．誤って自己抜去する可能性があれば抑制を行うことも考慮したが，そのようなことはなく，抑制なしで自己抜去なく経過した．また，経管栄養導入前は栄養士からの面談，スタッフ間ミーティングも何度も行い，経口摂取継続への試みを十分に行い，ご家族にも経管栄養での誤嚥性肺炎などのリスクも説明して了解してもらった．薬物も経管で投与できるようになり，確実な薬物治療効果が得られ，症状改善に貢献した．

栄養士のかかわり（図2）

1）患者情報の把握と素早い対応
患者との面談前には，カルテや看護師より，生活歴・病歴・患者の様子や食事摂取状況（量だけでなく，なにを好んで摂取し，なにを残すかなど）を把握し，その後なるべく早く面談した．そのときの様子を看護師へ報告した．その際，今後の食事内容を医師や看護師と検討し，栄養科にて調理師と検討．医師へ指示を仰ぎ，食事内容を変更するという流れをとった．ときには食事直前にも看護師から患者の要望が伝えられ，急遽食事内容の変更をすることもあった．

2）面接時の注意点
面接姿勢は患者の目線で行うように，腰をかがめ行った．面接頻度は，なるべく初対面時には短めに話を終え，数日内に再度ベッドサイド

初回栄養面談
場合によっては顔合わせのみ行う

相談・指導により状況をみて面談のタイミングを計る

嗜好調査 — 面談 — 目標設定

推定必要エネルギー摂取量

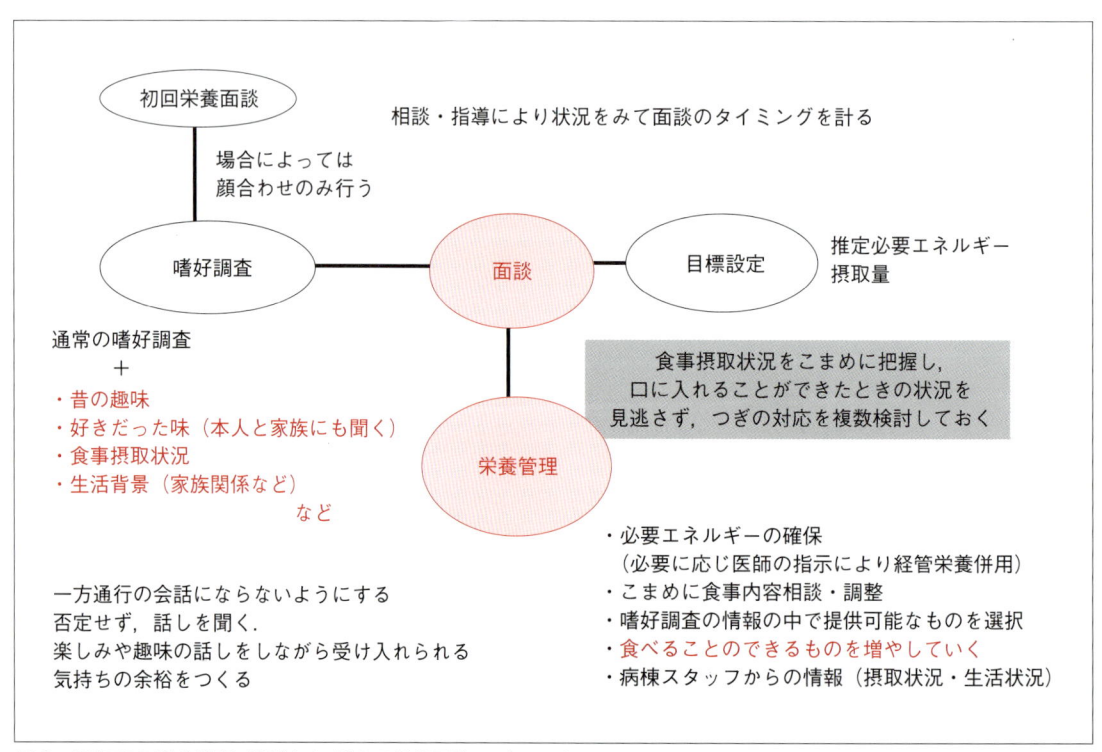

通常の嗜好調査
＋
・昔の趣味
・好きだった味（本人と家族にも聞く）
・食事摂取状況
・生活背景（家族関係など）
など

食事摂取状況をこまめに把握し，口に入れることができたときの状況を見逃さず，つぎの対応を複数検討しておく

栄養管理

一方通行の会話にならないようにする
否定せず，話しを聞く．
楽しみや趣味の話しをしながら受け入れられる
気持ちの余裕をつくる

・必要エネルギーの確保
（必要に応じ医師の指示により経管栄養併用）
・こまめに食事内容相談・調整
・嗜好調査の情報の中で提供可能なものを選択
・食べることのできるものを増やしていく
・病棟スタッフからの情報（摂取状況・生活状況）

図2 認知症の摂食障害（拒食）に対する栄養面談アプローチ

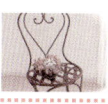

に訪問するようにした．短時間でこまめに面接するように心がけた．質問内容は，シンプルに言葉数少なくして，簡単な「こんにちは」「調子はどうですか」などの言葉で会話を切り出し，答えがなるべく幅広く，多く返ってくるように傾聴に努めた．食事の話を避けるようなときには，世間話を取り入れ気分転換を図り，よい雰囲気作りをめざした．家族面接においては，家族から食事の嗜好や昔の嗜好を聞き取った．嗜好だけでなく，生活の様子・生活背景・昔の趣味を聞いておくと話題を作りやすい．家族から聞いた話と患者が話した内容が違うときも，あえて修正はしなかった．

食事に対する不快な感情をみせる場合は話題を変えて昔の話を聞いた．反応があった場合はその話題を積極的に持ち出し，本人が楽しい感情を思い出すようにした．

●摂取目標と必要量

食事提供するにあたって推定必要エネルギー量の把握はしておくが，まずは経口摂取を忘れないことを目標にし，できるだけ口から食べることをめざした．今回の症例においては，経口にて必要エネルギー量を確保するのが困難であったため経管栄養で推定必要エネルギー量を確保し，その間も経口摂取を併用した．経口からの食事へ移行した後は，食べることができる量を増やし，食事形態もこまめに変更し，つぎのステップとして推定必要エネルギー量を経口摂取できるようにめざした．その後は自宅退院であったため，自宅で作成可能な普通食に近づけるように目標を変更していった．

考察

1）栄養士のベッドサイドでの面談：

看護師は病棟にて患者の日常を観察できるのに対し，栄養士はふだん病棟にいることがないため，患者にとって第三者的な位置づけで接することができたのではと考える．また，栄養士という立場ではあるが，面接についてはあえて食事から焦点をそらし，まず傾聴から入ることによって，食行動に移ることができない患者のハードルを少しずつ下げることができるのではないだろうか．食べることができないことに焦点を当てるのではなく，趣味や昔の話を入れながら短時間でも頻回の面接を行ってコミュニケーションを図った．その後，徐々に嗜好調査をしながら楽しい食事に焦点を当てることにより，本来の食事の楽しさを感じてもらうことにつながると考えた．

2）食事の工夫：

認知症では感覚（視覚・味覚・嗅覚・温覚・触覚）障害が起こりやすく，幻視，味覚異常，嗅覚異常，知覚異常などが起こりやすいといわれている．またその異常も認知症の病状変化とともに変化していくといわれているので，患者の感覚を注意深く観察しておく．それを踏まえながら食事形態，色，味，香り，食感などを工夫して，患者の摂取量をみながら細やかな工夫を重ねていく．Aさんは普通食の塩分量でも塩辛く感じていたため，血圧は正常であったが減塩食である高血圧食へ変更し，食行動が改善したときに普通食に戻した．味覚過敏があったとも考えられる．

また，看護師が患者の目の前で小皿に取り分けてあげたのも摂食へのハードルを下げたのかもしれない．その他の工夫としては，経管栄養を開始した後も，主治医の判断もあり嚥下機能を維持するために嚥下訓練にも用いられるゼリーを併用し続けたことも，その後の経口摂取へスムーズに移行できた要因であると考える．

認知症の症状としての食行動障害にはピークがある．そのタイミングを見計らい経鼻チュー

ブを離脱して経口摂取へ切り替えるチャンスをうかがい，経管栄養開始から4週目に離脱成功した．経鼻チューブ交換時にそれまでの食事工夫を総括した食事を提供し，視野内にスタッフの姿が入らないようにした．主治医・看護師は，DLBの感覚過敏を考慮して視覚刺激の低減を図っていた．栄養士としても看護側と連携をとりつつ，患者の食事に対する五感を推しはかりながら患者の嗜好に合わせる食事の提供を行った．食事内容の変化を正確に把握するために食前食後のお膳をカメラにて撮影記録し，閲覧できたことも，多職種で同情報を共有でき，その後の食事内容変更時に役立った．

3）看護スタッフとの連携：

経口摂取へのアプローチ開始当初は少量しか摂取していなかったので，少量でも栄養価の高い食物を提供した．視覚刺激に関する対応に重点がおかれていたので，食器の色，柄，大きさなどを話し合って決定した．栄養士側の対応は，病状観察を主とする看護スタッフの対応とは違う視点や立場で接したことで，別のアプローチができたと思われた．また，連携を密にすることによって，患者にとって的確な食事形態の変更が実現できた．

まとめ

1. 看護スタッフと連携をとりながら，認知症の食行動上での認知障害の特徴をふまえて食事の提供を行った．
2. 経管栄養で推定必要エネルギー量を確保し経口摂取への変更には，病状を観察しながら経鼻チューブ交換時のタイミングでのアプローチが重要であった．
3. 看護スタッフとは別に個別面談をもったことで，医療チームの一員としての栄養士の役割が果たせた．
4. 認知症の食行動障害においては，嚥下機能に焦点が集まる傾向にあるが，食行動全般に注意を払い，観察を行うことが重要である．

謝辞

医療法人山田会八代更生病院　院長および主治医宮本憲司朗先生はじめ，同院栄養科上村玲子科長ならびに栄養科スタッフ一同，宮田栄子看護部長，服部礼看護科主任，当症例にかかわった第三病棟スタッフの皆様に深く感謝申し上げます．

参考文献

1) 池田学．認知症．中公新書，2010．p60-61．
2) 山田律子，萩野悦子，井出訓，ほか編．生活機能からみた老年看護＋病態・生活機能関連図．医学書院，2008．p17．
3) 吉田貞夫編．静脈栄養・PEGから経口摂取へ．学研メディカル秀潤社，2011．
4) 小山珠美監修．ビジュアルでわかる早期経口摂取実践ガイド．日総研出版，2012．
5) 山田律子．認知症の人の日常生活における困難とケアのポイント①；食事のケア．看護技術2007；53（12）：39-45．
6) 服部礼，松田祐司．食行動障害をもつ認知症患者に対する看護～チーム医療を通して～．精神保健2012；(57)：79．
7) 臨床栄養2011；119（4）．
8) 臨床栄養2010；117（2）．
9) 二田口佳子．食行動障害へのチーム医療でのかかわりを通して～栄養科からの視点で考えたこと～．精神保健2012；(57)：112，図3．

APPROACHES

嚥下食，介護食でも，視覚を生かし，食材の写真を見てもらうことで食事摂取量アップ
―特別養護老人ホーム ありあけの里での取り組み

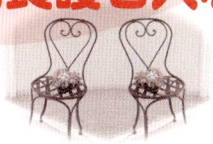

はじめに

　沖縄県浦添市に，ユニークな取り組みを行って，認知症高齢者の食事摂取量を改善させている施設があると聞いて，取材させていただいた．ありあけの里は，定員入所数110名の特別養護老人ホームである．ここでは，平成22年5月から，嚥下食，介護食でも，なるべく普通食の見た目に近い状態で提供するとともに，普通食の写真を管理栄養士が撮影し，「フードピクチャー」として，嚥下食，介護食を摂取する入所者に供覧することによって，食事摂取量を改善させている．

　認知症高齢者では，摂食・嚥下障害を合併している場合も少なくない．その場合，食材を咀嚼しやすい軟らかさに調整したり，食塊を形成しやすく，誤嚥を起こしにくい形状に調整する必要がある．こうした過程で，もともとの食材の形状が残らないミキサー食のような食事を提供する施設も少なくない．認知症高齢者は，ミキサー食のような食事から，もとの食材を想起することが困難なため，食欲不振，拒食などを呈することもある．

取り組みのきっかけ

　管理栄養士の上間鈴美さんがこの施設に赴任した当時，ミキサー食が提供され，食事を拒否する認知症高齢者がみられた．とくに，味覚が維持されている入所者の場合，じゃがいも，にんじん，しいたけなど，さまざまな食材を一緒に煮てミキサーした食事は，みかけも悪く，不快な味に感じるらしく，吐き出してしまうこともあったという．上間さんは，このような食事を自分でも実際に食べてみた．香り，味ともに満足できるものではなく，とても食べにくい．「管理栄養士として，こんなものを入所者の方にお出ししてもいいのか？」と悩んだ．そんな思いがある一方で，ふだん食事に対してあまり反応を示さなかった入所者が，好物の沖縄そばなどを提供すると，食欲が増し，しっかり食べてくれるといった場面に遭遇することもたびたびあった．このような経験から，香り，食感，味わいのほか，見た目など，まさに五感を生かした食事が，認知症高齢者の食欲を改善させ，しっかり食事を摂取してもらえる秘訣なのではないかと考えるようになった．

　上間さんは，医師の金城聡彦先生にも相談してみた．食事は，入所している高齢者に対するもっとも重要なサービスである．認知症高齢者の食事摂取量を改善させるために，視覚，記憶を活用し，「見た目のおいしさ」をとり戻してもらう．嚥下食，介護食では，軟らかさ，食塊形成，付着性といった物理的な食べやすさも重要だが，味付けは基本的に普通食と同じにし，できるかぎり普通食と同じ味わいに仕上げる．かつおだしの香りと旨味などを活用し，食欲を改善させるという大きなコンセプトがまとまっ

た．入所している高齢者の方がたがこれまでの人生で食べ続けてきた「沖縄の家庭の味」を彷彿とさせる嚥下食，介護食は，こうしたコンセプトから生まれたのである．

嚥下食，介護食の見直し

ありあけの里では，もともと「嚥下食」として，食材を刻んでとろみをつけた食事が提供されていた．これを，食材の形態を残したまま，スプーンや舌でつぶせるくらい軟らかく食べやすいものにすることにした．また，もともと「介護食」として提供されていたミキサー食には，スルーパートナーなどの増粘剤，固形化剤を追加し，成形して提供することにした[1]．ミキサー後に加熱処理を行うことによって，衛生面にも配慮できると考えた．

それから数カ月，研究，試作の繰り返しの日々がはじまった．通常の調理に加えて，食材によっては，圧力鍋を使用することによって，嚥下食で目標としたスプーンや舌でつぶせるくらいの軟らかさを達成することができた．スチームコンベクションオーブンを導入することで，こうした作業をより効率よくできるようにもなった．野菜などから出る水分で，食材を軟らかく炊きあげる「ンブシー」という沖縄伝統の調理法[2]も応用した．介護食では，固形化する際の増粘剤やゲル化剤などの組み合わせも検討した．気の遠くなるくらい多くの組み合わせのなかから，なんとか，食材にもっとも適した組み合わせを見つけ出すことができた．

調理スタッフとの協力

こうして完成したレシピを，調理スタッフに確実に伝え，目的にかなった食事に仕上げてもらう必要がある．上間さんは，3カ月以上もの間，調理場で，調理スタッフと一緒に作業を行った．一般的には，これまでの調理作業にさらに手間が加わることで，現場から不満などがあがることも予想される．上間さんは，調理スタッフ一人ひとりに，「もしあなた自身が施設の入所者で，施設の食事がおいしくなかったら，どう思う？」と問いかけた．できた料理は，調理スタッフと一緒に味見した．また，入所者が食事をとる食堂スペースのカウンターに調理スタッフを配置し，配膳，下膳を行ってもらうことで，入所者の表情や，残食の量などから，入所者の反応を感じてもらうようにした．

ありあけの里の食事風景

実際に，ありあけの里の食事風景を見学させていただいた．ありあけの里では，入所者の約8割が認知症高齢者である．入所者の平均年齢は88歳で，かつての長寿県沖縄を象徴するかのごとく，100歳を越える入所者もいる．数年間という長い年月を過ごされる入所者も少なくない．介護依存度の高い，要介護4〜5の高齢者が全体の6割以上を占め，入所者全体の約半数で食事介助が必要である．普通食を提供されている利用者が20％前後，嚥下食を提供されている利用者が50％前後，介護食を提供されている利用者が20％前後，残りの10％の入所者は胃瘻や経鼻胃管などからの経腸栄養を行っている．

廊下を通り，食堂スペースに入ると，ちょうど昼食の時間で，かつおだしの香ばしい香りが漂っている．カウンターには寸胴鍋が置かれ，湯気がたっている．今日のお昼のメインは，沖縄そばだ（**図1**）．ありあけの里の沖縄そばは職員の昼食としても提供され，口の肥えた職員ですら唸るほどのおいしさだ．普通食が食べられる入所者は，おいしそうに沖縄そばをすすり，嚥下食（**図2**）が提供される入所者は，軟らか

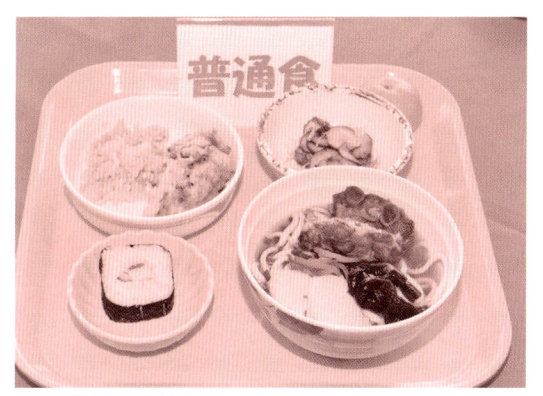

図1　沖縄そばがメインの昼食メニュー

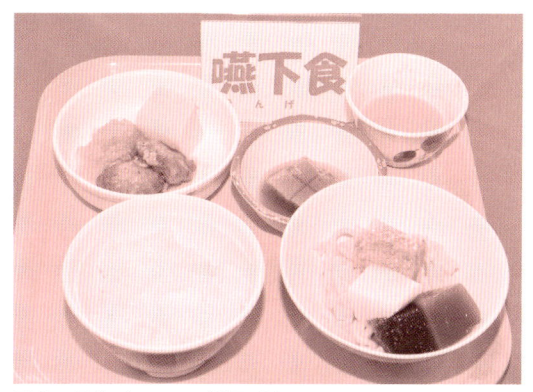

図2　昼食メニュー（嚥下食）

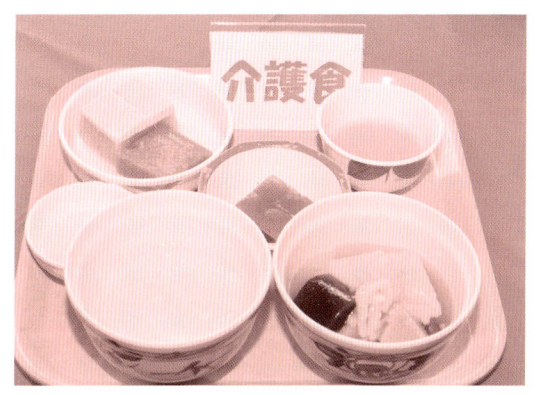

図3　昼食メニュー（介護食）

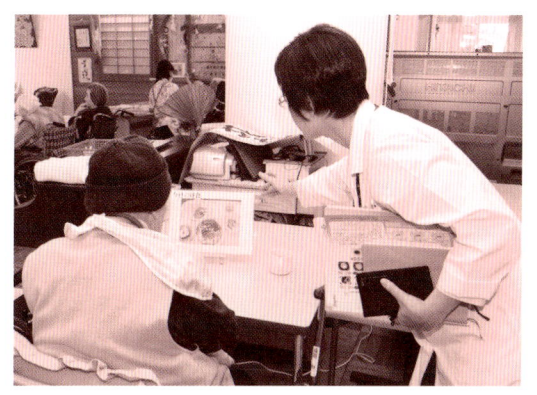

図4　フードピクチャーを見せながら献立の説明をする

くゆでられた沖縄そばを，箸で少しずつ食べている．介護食（**図3**）では，麺を10cmほどに切ってから，スチームコンベクションオーブンで形状がなくなる極限程度まで軟らかくして供食している．

　上間さんは，介護食を食べている入所者に，おかずのフードピクチャーを見てもらいながら，「なにが好きですか？　このなかで食べたいものはありますか？」と声をかける（**図4**）．

　介護食の場合は，食材によって，どうしてももとの形状を再現できず，ムース状，ゼリー状になる場合もある．ときには，フードピクチャーを供覧して説明しても，ムース状，ゼリー状の食事に違和感を唱える入所者もいるそうだが，「これは，フランス料理風なんですよ」などと説明すると，「おいしい」といって食べてくれるのだそうだ．実際に筆者も試食させていただいたが，確かに，料亭やレストランでも通用するくらいのおいしさだった．

取り組みの効果

　ありあけの里では，今回紹介した取り組みを行って，経口摂取量が改善したり，血清アルブミン値などが改善した症例を少なくとも十数例は経験しているという．また，こうした取り組みによって，血清アルブミン値が3.5g/dl以下の中等度〜高リスクの症例の割合が減少し，3.6g/dl以上の低リスクの症例の割合が増加した（**図5**）．

　今後は，ぜひ，食品の形態やフードピクチャーなど，視覚を活用したアプローチで，どのくらい食事摂取量が改善するのか，また，どのよ

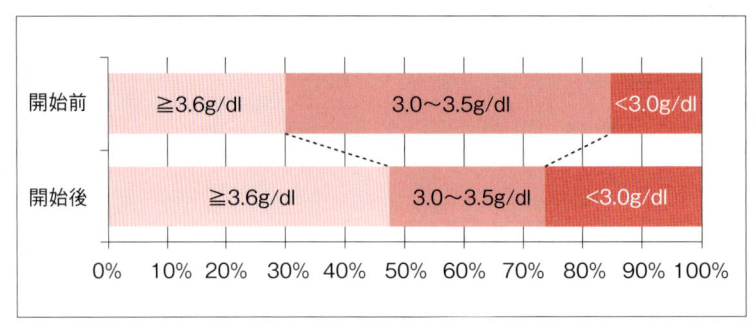

図5 「フードピクチャー」法開始前と開始後の血清アルブミン値の分布の推移

取材を終えて

　今回の取材によって，食品の形態や，フードピクチャーなどを用いて視覚を活用することで，認知症高齢者の食事摂取量を改善させる可能性があることが実感できた．また，そのために工夫された，とても完成度の高いレシピに強い感銘を受けた．

　こうした取り組みを続けてこられたのは，ひとえに，上間さんはじめ，スタッフの皆さんの熱い思いと，強い責任感があったからにほかならない．

　ありあけの里では，こうした取り組みのほか，ファストフード店などと協力して，認知症高齢者と家族が一緒に楽しめる食事などにも取り組んでいる．認知症高齢者の摂食障害を克服するきっかけとなる，さまざまな先進的な取り組みを続けているありあけの里の皆さんに，心からエールを送りたいと思う．

参考文献
1) 清水依理子監修．長続きするおいしい介護食 和食を中心に200レシピ．成美堂出版，2005．p8-32．
2) 尚　弘子．暮らしの中の栄養学―沖縄型食生活と長寿．ボーダーインク，2008．p8-36．

さくいん INDEX

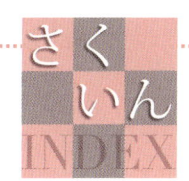

あ

アパシー…75
アミロイドベータ…121
アルツハイマー型認知症…98
アルツハイマー病…106, 113, 123
異食…116, 141
胃瘻造設…129
うつ病…90
エピソード記憶…61
嚥下障害…150
嚥下調整食…7

か

開眼アシスト…45
覚醒不良…44
覚醒レベル…127
仮性認知症…90
環境とのかかわりの障害…123
帰宅願望…61
嗅覚障害…134
局在病変型血管性認知症…108
グルタミン酸仮説…121
軽度認知障害…138
血管性認知症…105, 123
幻覚…41
幻視…35, 77, 133
口腔顔面失行…35
口腔機能…102
口腔ケア…87

さ

抗コリン作用薬…81
抗精神病薬…147, 151
誤嚥性肺炎…72, 150
コグニティヴ・フレイルティ…138
コリンエステラーゼ…146
コリン仮説…120

さ

錯視…41
視空間認知障害…24, 133, 136
失語…123
失行…123
失認…123
周辺症状…61, 151
常同行動…140
食行動変化…140
食事介助…158
食事環境…155
身体機能障害…123
錐体外路症状, 133
摂食嚥下評価…155
摂食困難…93
摂食障害…108
前頭側頭型認知症…68, 140
前頭側頭葉変性症…98
せん妄…34

た

唾液腺マッサージ…87
食べこぼし…71
腸閉塞…80
低栄養…151

な

ディスキネジア…51
デザート…20
ドライマウス…85

な

なめらか食…15
脳血管性認知症…98

は

肺炎…151
徘徊…61
パーキンソン症状…132, 134
皮質下性血管性認知症…108
皮質性血管性認知症…107
非ステロイド性抗炎症薬…82
不顕性誤嚥…126
フレイルティ…137
フードピクチャー…169
変性性認知症…113
便秘…79
ポジショニング…77

ま

味覚障害…42
無気力…75
むせ…126
妄想…41

ら

レビー小体型認知症…98, 132

欧文索引

A
AD…98, 113, 123

B
BPSD…61, 75, 151

C
ChE…146

ChE 阻害薬…146

D
delirium…34

DLB…98, 132

F
FAST…100

FTD…140

FTLD…98

L
Leopold の摂食・嚥下運動 5 期モデル…114

M
MCI…138

N
NINDS-AIREN…105

NSAIDs…82

P
Parkinson's disease dementia…132

PDD…132

V
VaD…98, 105, 123

W
World Alzheimer Report…110

【編者略歴】

吉田　貞夫
（よしだ　さだお）

1991年	筑波大学医学専門学群卒
1997年	筑波大学大学院博士課程医学研究科卒．医学博士． 日本学術振興会特別研究員．
2000年	廣橋第一病院
2004年	北中城若松病院
2012年	沖縄リハビリテーションセンター病院内科，九州歯科大学非常勤講師
2014年	沖縄メディカル病院内科，金城大学客員教授
2015年	沖縄メディカル病院あがりはまクリニック院長
2016年	沖縄メディカル病院副院長

認知症の人の摂食障害　最短トラブルシューティング
食べられる環境，食べられる食事がわかる　ISBN978-4-263-70629-9

2014年9月5日　第1版第1刷発行
2017年8月25日　第1版第4刷発行

編　著　吉　田　貞　夫
発行者　白　石　泰　夫
発行所　医歯薬出版株式会社

〒113-8612　東京都文京区本駒込1-7-10
TEL．(03) 5395-7626（編集）・7616（販売）
FAX．(03) 5395-7624（編集）・8563（販売）
http://www.ishiyaku.co.jp/
郵便振替番号 00190-5-13816

乱丁，落丁の際はお取り替えいたします　　印刷・木元省美堂／製本・愛千製本所
© Ishiyaku Publishers, Inc., 2014. Printed in Japan

本書の複製権・翻訳権・翻案権・上映権・譲渡権・貸与権・公衆送信権（送信可能化権を含む）・口述権は，医歯薬出版(株)が保有します．
本書を無断で複製する行為（コピー，スキャン，デジタルデータ化など）は，「私的使用のための複製」などの著作権法上の限られた例外を除き禁じられています．また私的使用に該当する場合であっても，請負業者等の第三者に依頼し上記の行為を行うことは違法となります．
JCOPY ＜(社)出版者著作権管理機構　委託出版物＞
本書をコピーやスキャン等により複製される場合は，そのつど事前に(社)出版者著作権管理機構（電話 03-3513-6969，FAX 03-3513-6979，e-mail：info@jcopy.or.jp）の許諾を得てください．